Santé globale

Médecine à travers les siècles

Collection dirigée par le Docteur Xavier Riaud

L'objectif de cette collection est de constituer « une histoire grand public » de la médecine ainsi que de ses acteurs plus ou moins connus, de l'Antiquité à nos jours.
Si elle se veut un hommage à ceux qui ont contribué au progrès de l'humanité, elle ne néglige pas pour autant les zones d'ombre ou les dérives de la science médicale.
C'est en ce sens que – conformément à ce que devrait être l'enseignement de l'histoire –, elle ambitionne une « vision globale » et non partielle ou partiale comme cela est trop souvent le cas.

Dernières parutions

Michel A. GERMAIN, *Les pionniers de la microchirurgie*, 2025.
Hubert JOHANET, *La chirurgie cœlioscopique Histoire d'une révolution*, 2025.
Jacques VASSAULT, *Contribution à l'histoire de l'asile d'aliénés d'Évreux. Tome IV : Les situations*, 2025.
Jacques JAUME, *Georges Simenon, Maigret et la médecine*, 2025.
Wies DULFER, *Ethnomédecine et soins oculaires modernes au Tchad. Une croisade contre la cécité*, 2025.
Xavier RIAUD, *Histoire de la dentisterie vétérinaire*, 2025.
Xavier RIAUD, *Histoires de l'art dentaire*, 2025.
Patrick Albert POGNANT, *René Crevel. À poumons perdus*, 2025.
Georges TRAVERT, Aleksander EDELMAN, et Isabelle SERMET-GAUDELUS, *La fatalité de la mucoviscidose sera-t-elle vaincue ? Histoire et succès*, 2024.
Patrice PINET, *Christoph Wilhelm Hufeland, hygiéniste, professeur de médecine et premier médecin à la cour de Prusse. 1762-1836*, 2024.
Françoise GUILLON-METZ, *Des diabétiques célèbres. De l'Antiquité à nos jours*, 2024.
Xavier RIAUD, *Expérimentations nazies bucco-dentaires. Éthique médicale et histoire*, 2024.
Mathilde HAGELSTEIN, *Henri Petit, dentiste nancéien pendant la Grande Guerre*, 2024.
Michel A. GERMAIN, *Cancers et reconstructions médico-chirurgicales à travers les siècles*, 2024.
Xavier RIAUD, *Cowboys, Indiens et... dentistes. Une autre façon de voir le Far West*, 2024.
Patrick Albert POGNANT, *Joë Bousquet. Histoire d'un calvaire médical*, 2024.
Patrick Albert POGNANT, *Antonin Artaud. La mise en échec de la médecine*, 2024.

Sylvie Mas

Santé globale

Des soins de santé primaires
à la santé intégrative

L'Harmattan

5-7, rue de l'École-Polytechnique - 75005 Paris
www.editions-harmattan.fr
ISBN : 978-2-336-53227-1
EAN : 9782336532271

Sommaire

INTRODUCTION

Considérant que la segmentation de la planète en États souverains et indépendants était à l'origine de nombreuses guerres, le monde a été reconfiguré après la Seconde Guerre mondiale avec l'installation de grandes instances supranationales : le conseil économique et social de l'Organisation des Nations Unies (ONU) institua l'Organisation mondiale de la santé (OMS) comme l'unité fonctionnelle spécialisée en santé humaine. Le postulat initial, selon lequel la paix à l'échelle planétaire serait conditionnée par la santé des populations, fut transcrit dans le préambule de la Constitution de l'OMS en 1946 : « la santé de tous les peuples est une condition fondamentale de la paix du monde et de la sécurité ; elle dépend de la coopération la plus étroite des individus et des États. » Dès lors, en tant qu'autorité directrice et coordinatrice, la mission de l'OMS sera de « recouvrir les divisions politiques d'un tissu d'activités et agences internationales, dans lesquelles et grâce auxquelles les intérêts et existences de toutes les nations seraient progressivement intégrés. »[1] Cette vision du monde, marquée par la notion de *processus d'intégration* en tant que « technique organisationnelle à plusieurs dimensions non hiérarchisées »[2], consolidera la Gouvernance globale[3] en venant se superposer à l'héritage de l'hygiène publique de la première moitié du XXe siècle.[4] Si l'objectif initial visait d'abord la sécurité sanitaire, on observera un glissement d'abord discret vers la sphère économique à partir de 1968[5], puis ouvertement en 1974 lors de l'Assemblée générale des Nations Unies, avec l'adoption à l'unanimité de la résolution préconisant un nouvel ordre économique international. Cette résolution sera traduite ainsi dans le champ sanitaire : « le principal objectif social des gouvernements et de l'OMS dans les prochaines décennies devrait être de faire accéder d'ici l'an 2000 tous les habitants du monde à un niveau de santé qui leur permette de mener une vie socialement et économiquement productive. »[6]

---

[1] D. Mitrany, *A Working Peace System*, Chicago, Quadrangle Books, 1966

[2] « L'intégration est une technique organisationnelle à plusieurs dimensions non hiérarchisées, ayant pour objectif la continuité des interventions dans les différents niveaux du champ sanitaire et social. » OMS, 2008, *Integrated Health Services : What and Why ?*

[3] *Global Governance Commission,* 1992

[4] Bureau sanitaire panaméricain fondé en 1901 (qui reste donc un bureau régional de l'OMS), puis l'Office international d'hygiène publique créé en 1907, centré sur les épidémies, lui-même relayé par l'Organisation d'hygiène de la Société des Nations à partir de 1923.

[5] « La santé est part intégrante du développement économique et social, dont l'être humain est le seul vrai moteur. Sans l'homme, le développement n'a pas de raison et san la santé le développement ne saurait trouver son assise ». Dr M. Cau, 2ème directeur général de l'OMS. Cité par Beigbeder, Yves. *L'Organisation mondiale de la santé.* Graduate Institute Publications, 1995

[6] *Millenium Development Goals.* https://www.un.org/millenniumgoals/

C'est le début d'une contradiction croissante entre l'idéal initial de la santé comme moyen de la paix et de la sécurité dans le monde, et l'évolution prescriptive des stratégies successives de l'OMS mettant la santé des populations au service de l'économie. On peut déceler ce glissement dans la multiplication des procédures de quantification et l'instauration d'indicateurs, aux fins de mesurer l'efficience et la performance des systèmes de santé sur le « capital humain » : la *Santé globale*[7], élaborée par les Nations Unies en coordination avec la Banque mondiale et l'Organisation de coopération et de développement économique (OCDE), symbolise les objectifs de développement économique assignés à « la santé pour tous en 2000 ». On retrouve cette stratégie dans l'énoncé fondateur des soins de santé primaires lors de la conférence d'Alma Ata en 1978 :

> « Les soins de santé primaires sont des soins essentiels fondés sur des méthodes et des techniques pratiques, scientifiquement valables et socialement acceptables, rendus universellement accessibles à tous les individus et à toutes les familles de la communauté avec leur pleine participation et à un coût que la communauté et le pays puissent assumer à tous les stades de leur développement, dans un esprit d'auto-responsabilité et d'autodétermination. Ils font partie intégrante tant du système de santé national, dont ils sont la cheville ouvrière et le foyer principal, que du développement économique et social d'ensemble de la communauté. »[8]

Conçu comme le « premier niveau de contact des individus, de la famille et de la communauté avec le système national de santé », le principe des soins de santé primaires a été interprété de multiples façons et, de l'aveu récent de l'OMS, « il a pu prêter à confusion »[9] ; au point qu'en France, les professionnels de santé comme les autorités sanitaires ont assimilé les soins de santé primaires aux soins primaires (ambulatoires), ce qui n'est pas exact. Cependant, et sans jamais s'y référer, toutes les stratégies de transformation du système sanitaire ont visé à se conformer à ce principe opératoire depuis la loi Hôpital Patients Santé Territoires (HPST) en 2009, entrainant une restructuration itérative du système de *soin* en système de *santé*. En réponse au virage épidémiologique (augmentation des maladies chroniques et en santé mentale, vieillissement de la population, y compris médicale), les soins de santé primaires sont déclinés en plusieurs composantes : intervenant « tout au long de la chaîne de soins allant de la promotion de la santé et de la prévention des maladies au traitement, à la réadaptation et aux soins palliatifs »[10], ils offrent des services de santé complets

---

[7] Fassin, Didier, "That Obscure Object of Global Health". *Medical Anthropology at the Intersections: Histories, Activisms, and Futures*, edited by Marcia C. Inhorn and Emily A. Wentzell, New York, USA: Duke University Press, 2012, pp. 95-115

[8] Declaration of Alma-Ata: *International Conference on Primary Health Care*, Alma-Ata, USSR, 6-12 September 1978

[9] OMS, *Soins de santé primaires*. 15 novembre 2023

[10] Ibid.

et « intégrés » qui recouvrent des déterminants de la santé plus larges mettant « l'accent sur la santé et le bien-être physiques, mentaux et sociaux »[11] avec l'objectif d'offrir des soins « en fonction des besoins de santé tout au long de la vie, et non pas simplement de traiter certaines maladies données. »[12]

L'introduction de la notion de « besoins de santé » traduit le projet d'enserrer les soins primaires (premier recours, en ambulatoire) dans les fonctions « essentielles » de la santé publique, cette dernière infusant toutes les politiques grâce à des « technologies appropriées » (les systèmes d'information interopérables et les données massives), « dans une approche pangouvernementale et pan-sociétale à l'horizon 2030. »[13] Ce changement d'échelle de la santé publique s'appuie sur la définition de la santé - « état complet de bien-être physique, mental et social, [qui] ne consiste pas seulement en une absence de maladie ou d'infirmité » - parachevée en 2005 par la Charte de Bangkok, laquelle déploie la promotion de la santé comme « un concept positif et complet de santé comme déterminant de la qualité de vie, qui recouvre également le bien-être mental et spirituel. »[14] Clôturant la totalité du champ de la santé à l'horizon 2034[15], l'OMS convoque à nouveau son *processus d'intégration* en tant que « technique organisationnelle », en étirant ses bords des soins de santé primaires aux « médecines traditionnelles », des « thérapies complémentaires » à la « médecine intégrative », et de la « santé intégrative » à la *Santé globale* et *One Health*[16].

Pour comprendre l'impact de l'implémentation des soins de santé primaires dans notre système sanitaire, il convient de l'inscrire dans la globalisation du monde et dans le déploiement de différentes notions onusiennes : la première partie de cette étude s'emploie à les expliquer et les déplier (chapitres I et II), afin d'en examiner les conséquences sur l'organisation des soins (chapitre III). Il en ressort un certain nombre d'injonctions contradictoires auxquelles sont soumis tant les soignés que les soignants (chapitre IV). Les injonctions à la bonne santé et à l'émancipation vis-à-vis des professionnels de santé, dans un face-à-face de plus en plus réglé par les lois du marché, affectent d'autant plus leurs relations lorsque les usagers dénoncent un déficit du *care* : parmi d'autres explications possibles, notamment la perte du lien récurrent avec le médecin de

---

[11] Ibid.

[12] OMS, *Cadre opérationnel pour les soins de santé primaires*. Genève, 2020

[13] OMS, *Rapport de situation final sur la réalisation des priorités en matière de renforcement des systèmes de santé dans la région européenne pour 2015-2020*. Genève 2021

[14] OMS, *Sixième conférence internationale de promotion de la santé*, Bangkok, 2005

[15] *WHO Tradional Medicine Global Summit 2023* : Gujarat Declaration

[16] Alliance quadripartite : la FAO, l'Organisation mondiale de la Santé (OMS), l'Organisation mondiale de la santé animale (OMSA) et le Programme des Nations Unies pour l'environnement (PNUE), mars 2022 : « "Une seule santé" est une approche intégrée et unificatrice qui vise à optimiser la santé des personnes, des animaux et des écosystèmes, et à trouver un équilibre entre ces dimensions. Elle utilise les liens étroits et interdépendants qui existent entre ces domaines pour créer de nouvelles méthodes de surveillance des maladies et de lutte contre celles-ci. » https://www.who.int/fr/news-room/fact-sheets/detail/one-health

famille, ce déficit pourrait expliquer les recours croissants à des techniques de soin non académiques (chapitre V). Choisir les soins de santé primaires comme angle d'analyse, se présente alors comme l'opportunité de problématiser les nombreuses dimensions qu'ils recouvrent. D'une part, dans l'exercice médical du quotidien, ils dévoilent l'approfondissement du conflit éthique entre soin à la personne et action de santé publique (à visée populationnelle) dans l'unité de temps et de lieu de la consultation en médecine générale. D'autre part, ils permettent de cerner les multiples « crises de la médecine » : épidémiologique avec l'augmentation des maladies chroniques, des souffrances psychiques et du vieillissement de la population ; managériale avec les transformations successives de l'organisation des soins ; « à ses frontières épistémiques »[17] dans son incapacité à soulager des pathologies médicalement inexpliquées ; dans son périmètre d'intervention et d'autonomie, puisque la santé devient un thème transversal pour « toutes les politiques » depuis la pandémie de Covid-19 et la menace environnementale.

L'OMS, en enjoignant ses États membres à inscrire les pratiques complémentaires dans le cadre opératoire des soins de santé primaires, réactualise un questionnement nécessaire sur le statut des « soins de santé » lorsqu'ils sont élargis au bien-être, y compris spirituel, ainsi que sur le statut des praticiens en thérapies complémentaires - terme retenu dans cette étude comme convention d'écriture pour les distinguer de ce qui relève à ce jour de la médecine conventionnée, c'est-à-dire un choix institutionnel, politique et socio-économique de prise en charge financière des « besoins de santé ». Cependant l'instance onusienne s'est affranchie d'une réflexion sur le statut épistémique et historique de modèles de soins hétérodoxes à la médecine académique. La deuxième partie explore cette impulsion intégrative, en commençant par l'analyse approfondie de la déclaration du Gujarat en 2023[18] sur les « médecines traditionnelles, les thérapies complémentaires et la médecine intégrative » et sa répercussion sur le positionnement des sociétés savantes françaises (et autres groupes d'intérêt) qui se sont emparées du domaine (chapitre VI).

Se dévoilent alors de nombreuses questions conceptuelles attachées au terme *intégratif*, ainsi que de nombreux implicites liés notamment au foisonnement des dénominations qui complexifient ce champ : à cet égard, si établir une nomenclature est une action politique, savoir nommer est une démarche épistémologique qui s'appuie sur l'histoire des sciences. Le *processus intégratif* étant mal défini et non stabilisé[19], d'autant plus lorsqu'il est appliqué aux thérapies complémentaires, on convoquera l'histoire de l'opposition entre médecine conventionnelle et « pratiques de soins non conventionnelles »[20] pour

---

[17] Fassin D., *Les frontières épistémiques qui ébranlent les certitudes de la médecine*, Cours au Collège de France, 12 mai 2021

[18] *Who Traditional Medicine Global Summit 2023*. Gujarat, India, 2 septembre 2023

[19] WHO, *Integrated care models : an overview*. October 2016

[20] Choix sémantique du Conseil national de l'Ordre des médecins et du ministère de la Santé

proposer une classification des pratiques complémentaires (chapitre VI.3) dans une démarche anthropologique, épistémologique et historique qu'impose l'analyse des attentes onusiennes aussi bien qu'académiques en termes de sécurisation. Depuis la polémique ayant conduit au déremboursement de l'homéopathie, la France a été le pays ayant le plus fortement réactivé la figure du charlatan pratiquant les thérapies complémentaires, professionnel de santé ou pas. Cette référence au charlatanisme - même si elle se contemporanéise sous le label *fake* - s'inscrit dans l'histoire longue et universelle de la différenciation entre les médecins et les guérisseurs, de l'Antiquité au XVIIIe siècle (schismogenèse, chapitre VI.5), moment de la structuration de la médecine moderne face au vitalisme défendu par l'École de Montpellier. Ce vitalisme si décrié montre pourtant une remarquable continuité, tant comme source d'inspiration en biologie (chapitre VII), que comme modèles de soins avec l'invention des médecines autochtones européennes, telles l'homéopathie et la naturopathie (chapitre VIII), et comme invariant commun aux médecines savantes asiatiques (chapitre IX) - traditionnelles selon la sémantique onusienne.

Pour autant, cette notion de « médecine traditionnelle » interpelle à l'heure de la globalisation. Pour cerner cette question, deux médecines asiatiques sont observées dans leur territoire d'origine comme dans leur diffusion, en Allemagne pour l'ayurveda et en France pour la médecine chinoise. L'étude de la circulation des savoirs a produit des effets paradoxaux : dès le début du XXe siècle, l'Inde a adopté l'homéopathie et la naturopathie en tant que thérapies complémentaires européennes, tandis que l'Europe s'appropriait la médecine ayurvédique et la médecine chinoise selon des modalités fort différentes de leur aire culturelle initiale - l'influence de la médecine moderne, la politique de diffusion et la montée en puissance de l'industrie pharmaceutique ayant contribué à la standardisation de ces pratiques. La Chine et surtout l'Inde, en adoptant la médecine moderne occidentale, n'ont cependant pas renoncé sur leur territoire à leur pluralisme historique. Or, c'est bien le pluralisme médical qui impose de requestionner d'un point de vue anthropologique, culturel et méthodologique le *processus intégratif* impulsé par l'OMS, puisqu'il s'inscrit dans le projet des soins de santé primaires et de la *Santé globale*, et puisque la « médecine intégrative » glisse insidieusement vers la « santé intégrative ». Si l'on peut concéder à ce projet sécuritaire la capacité éventuelle à fédérer tous les praticiens autour d'un socle éthique commun[21], le *processus intégratif* révèle encore d'autres enjeux en s'inscrivant dans l'ensemble *One Health* - et même *One Digital Health* à la faveur de l'accélération technologique. D'une médecine curative mise en difficulté par sa puissance même développée au XXe siècle, au spectre de la *médecine de la santé*, le dernier chapitre analyse les enjeux explicites et implicites de la « médecine intégrative », de la « santé intégrative »,

[21] Articles 31 et 32 de la convention d'Oviedo : *Convention pour la protection des droits de l'homme et de la dignité de l'être humain à l'égard de la biologie et de la médecine*, 1997

et de la *Santé globale* médiée par l'utilisation interopérable des données massives - sécurisée, prédictive, algorithmique, populationnelle, planétaire. Couplés aux aléas géopolitiques et climatiques et à la puissance économique des « bigtech » et « fintech », ces enjeux pourraient représenter des risques majeurs par leurs impacts structurels, organisationnels, assurantiels, épistémologiques, éthiques et démocratiques.

L'inscription du thème de la santé dans toutes les sphères politiques déborde le changement d'échelle de la santé publique dans son orientation majoritairement épidémiologique et statistique, avec un programme fondé sur la logique algorithmique qui interroge à nouveaux frais la relation thérapeutique, le statut du patient (expert/autonome), le statut du médecin et *in fine* le statut de la médecine clinique, dans un changement radical du rapport à la santé et à la maladie. Des soins de santé primaires à la « santé intégrative », la notion de *Santé globale* invite à « la vigilance philosophique pour mesurer les effets et les significations de ce changement de vocabulaire, au début du XXIe siècle. »[22] Il convient en effet d'être vigilant et prévenir le risque d'*hubris* numérique qui privilégierait une activité d'accompagnement dans la médecine prédictive aux dépens de la médecine du soin (des maladies) conçue il y a plus de vingt-cinq siècles. La vigilance s'impose ensuite pour défendre à l'avenir les conditions de possibilités du pluralisme médical, ce qui suppose de réexaminer le concept de santé et son application à l'organisation du système sanitaire : « risque et indétermination ou bien sécurisation et assurance »[23] au prix d'une (auto)surveillance qui ouvre un autre débat, politique et démocratique. La vigilance s'impose enfin quant à l'extension du *processus intégratif*, dans sa version globale, qui peut devenir totale, en matière de rationalisation du champ de la santé. Le tournant anthropologique que représente l'intelligence artificielle pourrait, au contraire, être saisi comme le moment opportun pour adopter une méthode qui préserve les valeurs intemporelles et universelles de la médecine, saisir la portée heuristique du pluralisme médical (Épilogue), et sortir enfin de la confusion et de la conflictualité après de nombreuses décennies d'errance et d'incohérence.

---

[22] Anne-Marie Moulin, « Philosophie et médecine : l'impossible choix ». *La médecine : entre art et science dans les traditions philosophiques et médicales de l'Antiquité à la période contemporaine.* CNRS Éditions, 2018

[23] Guillaume Leblanc, « Une philosophie de la vie est-elle encore possible ? Nouvelles réflexions sur les frontières entre la vie et le vivant ». *Georges Canguilhem, 80 ans après le Normal et le pathologique.* Rue d'Ulm/Presses de l'ENS-PSL, 2024, p 163

PREMIÈRE PARTIE :

LA SANTÉ ET SA GOUVERNANCE

Pour comprendre la portée du principe des soins de santé primaires, il est nécessaire de situer l'évolution de l'organisation sanitaire en France dans l'ensemble plus large des prescriptions normatives de l'Organisation mondiale de la santé (OMS), adossées au principe de la Gouvernance globale institué depuis la fin des années 1990. Le glissement progressif d'un système consacré aux soins curatifs vers un système cherchant à anticiper la survenue des maladies, se manifeste dans la notion de « soins de santé » déclinée en de multiples principes et déterminants, qui ont d'un côté affecté la médecine d'un point de vue organisationnel, et d'un autre côté modifié en profondeur le comportement des usagers, expliquant en partie le recours aux thérapies complémentaires que l'OMS pousse à « intégrer » dans les systèmes sanitaires, élargissant encore son projet de *Santé globale* : d'où l'importance d'en décrire les modalités et les enjeux.

CHAPITRE I :
DE LA GOUVERNANCE GLOBALE EN SANTÉ

Au XXIe siècle, la santé n'est plus un bien souverain propre à chaque individu, mais plutôt un capital qu'il faut savoir préserver, améliorer, voire augmenter dans le cadre élargi de la santé publique et de l'économie : une bioéconomie qui fonderait un « biocitoyen » selon certains sociologues.[1] S'il existe, ce citoyen est enrôlé dans une forme de gouvernement qu'il convient de saisir autant que possible en une vue d'ensemble, pour pouvoir ensuite analyser ce qu'y représentent la santé, la maladie et même le bien-être dans l'organisation sanitaire institutionnelle en France, laquelle s'inscrit dans l'ensemble plus large de la santé globalisée sous l'égide d'instances supranationales fondées sur un certain modèle de la liberté, et à partir d'un tronc commun de théories économiques déployées tout au long du XXe siècle jusqu'à nos jours.[2]

1) Du gouvernement à la gouvernance : quelques notions-clés

Le désastre de la crise de 1929 a conduit à une remise en cause du libéralisme « classique » par les économistes libéraux eux-mêmes. Inspiré par la parution de la *Cité libre*[3] de Walter Lippmann en 1937, le philosophe français Louis Rougier, adepte du positivisme logique et membre du Cercle de Vienne (chapitre VIII.2), organise à Paris neuf ans plus tard un colloque destiné à « imaginer et repenser les modalités de relation entre les États et la sphère économique, ainsi que les conditions de leur harmonie ; imaginer la manière dont il faudrait mettre les populations en marche pour que les sociétés s'adaptent aux lois du marché. »[4] Ce fameux colloque Lippmann a posé les bases des réformes à venir : adapter en permanence les hommes et les institutions à un ordre économique variable et à cet effet transformer l'État en garant neutre de normes de gestion qui seront internationalisées dès l'immédiat après-guerre en 1947, sous l'impulsion de ce que deviendront la Banque mondiale, le Fonds Monétaire International (créés dès 1944 en vue de la reconstruction de l'Europe) et l'Organisation européenne de coopération économique (OECE devenue l'OCDE en 1961), chargée d'administrer le plan Marshall.

---

[1] Céline Lafontaine, « Mon corps, mon capital. La bioéconomie et les nouvelles frontières du corps humain ». *Etica & Politica/Ethics & Politics*, XXI, 2019, 2, p. 77-88

[2] Deblock C, Gayon V, « A propos du livre de Vincent Gayon : Épistémocratie. Enquête sur le gouvernement international du capitalisme. » Raison d'Agir, 2022. *Revue interventions économiques* 69, 2023

[3] Walter Lippmann, *An Inquiry into the Principles of the Good Society,* 1937. Little Brown&co, Boston

[4] Prune Zammarchi, *La guerre civile mondiale*. MA Contemporean European Philosophy 2017/2018. Kingston University, London

Les chocs pétroliers vont accélérer la diffusion de ce nouveau modèle économique à partir des années 1980 en proposant « des économies en transition et des ajustements structurels. »[5] Politiquement, Ronald Reagan aux États-Unis et Margaret Thatcher en Grande-Bretagne seront les initiateurs de la bascule dans les modalités de gouvernement des États européens : face à « un capitalisme monopolistique où l'État, sous la pression des revendications sociales ou des intérêts économiques, était amené à élargir de plus en plus son domaine d'intervention dans l'économie »[6], ce nouveau libéralisme allait suivre la ligne directrice édictée par Walter Lippmann :

> « Montrer la meilleure façon d'adapter la loi et la politique à un mode de production dans lequel le travail humain est spécialisé, et qui rend en conséquence les individus et les sociétés de plus en plus dépendants les uns des autres dans le monde entier. »[7]

Chaque mot compte et donne la direction que prendront nos sociétés : adaptation, production, spécialisation, interdépendance dans un monde globalisé. Pour faire fonctionner cette interdépendance dans une économie présentée comme totalement apolitique, il suffira de présenter la productivité sous des atours plus désirables : individualisation, réalisation de soi, degrés de liberté poussant vers la responsabilisation et l'autonomie afin de monter en compétences pour participer à la compétition. En un mot : le *management*.

En France, l'introduction de ce courant économique revient à Valery Giscard d'Estaing, dont la proximité avec Jacques Rueff – participant du colloque Lippmann en 1928 – a conduit le président de la République à nommer Raymond Barre comme Premier ministre en 1976, lequel s'est employé à appliquer une politique moins planifiée et plus tournée vers la concurrence. Cette politique néolibérale, modérée, voire hybridée jusqu'en 2007, ne fera que se poursuivre au fil des législatures, même si le terme n'est jamais ouvertement employé de la gauche à la droite de l'hémicycle. Le mot d'ordre a été d'imposer une cure d'amaigrissement à l'État en remplaçant les anciennes règles par de nouvelles - nous en verrons les conséquences en termes de bureaucratisation - et en développant le secteur privé aux dépens du secteur public : « l'objectif des néolibéraux a été de repenser non pas seulement le rôle de l'État mais son fonctionnement même, en lui faisant acquérir un comportement de marché. »[8] Après la chute du mur de Berlin, l'idéologie néolibérale s'est globalisée, faisant du monde « un village » d'échanges économiques et transformant les citoyens en clients de leurs administrations et en consommateurs de plus en plus effrénés.

---

[5] World Bank Group, *Parcourir notre histoire* : https://www.banquemondiale.org/fr/archive/history#

[6] Amable B., *Le néolibéralisme*. Que sais-je ? 2023, p7

[7] W. Lippmann (1938) *La cité libre*. Les Belles lettres, 2001, Paris, p 229

[8] Amable, déjà cité, p 80

La fin de la Guerre froide laissait croire à « la fin de l'Histoire », la globalisation des échanges commerciaux s'accélérait et un nouveau terme commençait à être diffusé dans toutes les sphères de l'action publique, en lieu et place de gouvernement : la gouvernance. Ce terme traduit en lui-même le transfert du politique vers l'économique, et même une « obéissance aux injonctions des organismes représentant les grands intérêts commerciaux et financiers »[9], transformant l'art de gouverner national en une mise en conformité aux différentes normes internationales. La gouvernance est un lieu d'échanges à l'intersection de la sphère économique, publique et associative, où l'État devient animateur et coordinateur de réseaux : à la différence du libéralisme classique, le néolibéralisme cherche à intégrer un grand nombre d'organisations de la société civile (les associations d'utilité publique ou non gouvernementales) comme interlocuteurs participant à la production des nouvelles normes - ce qui entrainera un déclin progressif des corps intermédiaires, en particulier le syndicalisme. Pour lisser les intérêts divergents dans un environnement politiquement neutralisé, la gouvernance s'appuie sur une méthode et un discours : la méthode consiste à associer des agents de la société civile de plus en plus diversifiés à la co-construction des normes auxquelles ils seront soumis, en un *management* qui vise à favoriser l'engagement dans la performance et la compétitivité du système ; la communication politique s'appuie sur la confiance et la transparence en un discours qui valorise le renforcement des capacités (*empowerment*), c'est-à-dire l'autonomie et la responsabilité (chapitre II).

La différence entre gouvernement et gouvernance se situe dans la conception de la régulation du marché : le gouvernement régule par une action extérieure tandis que la gouvernance compte sur l'autorégulation du marché mondialisé. C'est un processus de reddition de compte à un ordre supranational qui a été formalisé en 1992 par la Banque mondiale sous le terme de Gouvernance globale :

> « C'est la somme des différentes façons dont les individus et les institutions gèrent leurs affaires communes. C'est un processus continu de coopération et d'accommodement entre des intérêts divers et conflictuels. Elle inclut les institutions officielles et les régimes dotés de pouvoirs exécutoires tout aussi bien que les arrangements informels sur lesquels les peuples et les institutions sont tombés d'accord ou qu'ils perçoivent être de leurs intérêts. »[10]

Le cadre est posé : réduire les conflits d'intérêts par des arrangements informels (*soft law*) selon une rationalité qui repose essentiellement sur le libre

---

[9] P. Dardot et Ch. Laval, *La nouvelle raison du monde*, La Découverte/Poche, Paris, 2010 p. 358 note de bas de page n° 2

[10] *Global Gouvernance Commission*, 1992, cité par Graz JC, *La Gouvernance de la Mondialisation*. La Découverte, 2008, p 41

choix et la concurrence - deux valeurs cardinales. Pour y parvenir, les pouvoirs publics, alignés sur les méthodes de production et la conduite (le *management*) des affaires des entreprises privées, doivent désormais penser en termes de performance et de compétitivité - y compris dans le domaine sensible de la santé.

Avec la gouvernance, les critères politiques de gouvernement sont remplacés par des critères de performance s'appuyant sur des indicateurs quantitatifs évaluant l'efficience économique des actions engagées. À ce titre, en 1994 la Banque mondiale a défini ce qu'est la bonne gouvernance, selon un certain nombre de critères de bon fonctionnement d'une société : elle doit être prédictible, ouverte, transparente et participative.[11] Dans cette visée d'un gouvernement scientifique (*Evidence Based Politics*) - c'est-à-dire visant les régularités et la reproductibilité dans toutes les sphères, publique et privée - il s'agit de rendre les normes désirables par une guidance des citoyens-consommateurs autonomes, en s'appuyant sur un discours de légitimité permettant d'obtenir la confiance des administrés en les faisant participer à l'élaboration des décisions. Le processus de gouvernance doit donc être visible (transparent), puisqu'il s'appuie sur la confiance. La gouvernementalité[12] - néologisme foucaldien alliant gouvernement et rationalité, qui désigne une activité destinée à influencer la conduite des personnes - devient dans la gouvernance néolibérale une technique de gestion sociale, la confiance permettant aux agents de s'approprier toutes les dimensions d'une norme. John Pitseys[13], philosophe spécialiste du principe de transparence, va plus loin ; en utilisant « la contrainte par la confiance : la confiance par le contexte » :

> « La gouvernance fait pénétrer la logique de l'administration au sein même des champs sociaux auxquels elle s'applique (...) L'administration se présente comme un dispositif complet de pouvoir qui porte à la fois sur le public et le privé ; la monnaie et la gestion des biens, mais aussi l'orientation des âmes et des intentions. »

Ceci nous permettra de comprendre plus loin comment le principe de gouvernance aboutit paradoxalement à une inflation de la bureaucratisation et ses conséquences particulières dans l'organisation sanitaire. Paradoxalement en effet, car l'État va se contenter de piloter et d'inciter à une managérialisation de ses politiques publiques selon les méthodes efficientes (efficacité égale pour un moindre coût) éprouvées dans le privé, tels les missions et projets, la contractualisation et le partenariat public-privé. Sous l'impulsion d'une haute fonction publique acquise à l'idéologie néolibérale, les administrations des

---

[11] World Bank, *Development in Practice: Governance*. Report 13134.

[12] Michel Foucault, *Sécurité, territoire, population. Cours au Collège de France (1977-78)*, Paris : Gallimard/Seuil (Collection « Hautes Études »), 2004

[13] Pitseys, John, « Le concept de gouvernance », *Revue interdisciplinaire d'études juridiques*, vol. 65, no. 2, 2010, p. 207-228.

ministères sociaux vont se transformer au fil des discours, vantant la libéralisation du secteur financier et justifiant les réformes successives concernant le travail, les solidarités et la santé, regroupées en 2024 dans un seul et même portefeuille ministériel : ce n'est pas un hasard.

Inventé pour conjurer la montée des états totalitaires en 1938[14], y compris socialistes[15], le néolibéralisme accouche en 2024 d'un échec cuisant avec la montée des souverainismes sur le plan politique et la résurgence d'entreprises monopolistiques mondiales (*BigTech*[16]) qui alimentent des économies se tournant à nouveau vers la guerre. En revanche, à ce jour, aucun *New Deal* ne semble programmé pour sortir les populations d'une précarité croissante, voire d'une inféodation aux *BigTech* avec la production de données massives par un travail du click gratuit ayant pénétré toutes les sphères de la vie - de citoyen, d'administré, de professionnel - dans un contexte alarmant d'extension du domaine de la surveillance, grâce notamment à la montée en puissance d'une intelligence artificielle (IA) gorgée des données que nous produisons chaque jour.

2) Le *New Public Management*

À partir du XVIIIe siècle, l'État moderne a organisé ses services publics et ses administrations grâce à la bureaucratie, dont la fonction était de diffuser son autorité par un certain nombre de procédures bien hiérarchisées et exécutées sans discussion possible par des agents (fonctionnaires) qualifiés à cet effet. La division du travail permettait l'obéissance au pouvoir ainsi institué. En 1963, Michel Crozier[17] (et la sociologie des organisations à sa suite) montrait comment les savoirs pratiques comblaient les interstices de la rationalisation de la division du travail administratif et permettaient aux agents de reprendre une part de leur pouvoir et de leur autonomie. Cela va changer avec le processus de managérialisation initié dans les entreprises du privé, puis étendu aux administrations : les savoirs pratiques vont petit à petit être formalisés, standardisés, protocolisés, quantifiés et évalués. C'est le *New Public Management*, instrument de gestion du néolibéralisme institutionnalisé en France par la création de la Loi organique relative aux lois de finances (LOLF) en 2001 pour une mise en application en 2006, suivie de la Révision générale des politiques publiques (RGPP) en 2007. Pour faire face à la « crise » de l'État-providence, la nouvelle gouvernance publique française vise l'efficience, la décentralisation et le "dégraissage" des fonctionnaires en utilisant les mécanismes du marché comme mode de régulation interne : mise en concurrence des services entre eux, délégation à des

---

[14] *Le colloque Lippmann*, Paris, Librairie de Médicis, 1939, p 26

[15] P. Dardot et Ch. Laval, *La nouvelle raison du monde*, déjà cité, p.161

[16] Asma Mhalla, *Technopolitique Comment la technologie fait de nous des soldats.* Seuil 2024

[17] Michel Crozier, *Le phénomène bureaucratique*, Paris. Le Seuil, 1964.
- *L'acteur et le système.* Le Seuil, 1977

agences plutôt autonomes qui deviennent des « fournisseurs » dotés d'une autorité propre (particulièrement vrai dans la santé et dans la sécurité nucléaire par exemple), *management* par objectifs avec centralisation des résultats financiers, partenariats public-privé, contractualisation et indicateurs de performance.

Le modèle thatchérien ne sera jamais atteint en France, on constate plutôt une hybridation de notre institution bureaucratique historique (centralisme jacobin) avec la nouvelle méthode de gestion publique inspirée par l'entreprise privée à but lucratif, qui vise l'efficience à moindre coût, soit la compétitivité selon les lois du marché. Ce faisant, on observe d'une part une décentralisation (souvent bancale) de l'autorité de l'État vers ses opérateurs[18] et d'autre part un mouvement visant à transformer le citoyen-usager en client. Pour atteindre l'efficience du marché dans le *management* public, il faut se doter d'instruments d'évaluation et de mesure de la performance financière avec des indicateurs quantitatifs (*accountability*, audits) et faire jouer la concurrence par le *bench-marking*[19] entre les partenaires privés participant aux missions de service public[20] - au passage le non-investissement des administrations dans ces compétences conduira au recours de plus en plus fréquent aux cabinets de conseils extérieurs pour un prix exorbitant ; nous verrons plus loin que le *benchmarking* en santé a été vivement recommandé dans la loi *Ma santé 2022*.

Au fil des années, la mesure de la performance est venue s'ajouter aux lourdeurs bureaucratiques que le *New Public Management* devait lever. L'État pilotant désormais des agences et des laboratoires d'innovation confiés aux experts, il doit renforcer les contrôles - voire la surveillance - dès lors qu'il a laissé aux acteurs privés le champ opérationnel. Avec cette hybridation entre méthode administrative et méthode managériale, on observe la superposition de deux logiques différentes qui tendent à déposséder les gouvernements de leur légitimité politique : c'est le propre de la Gouvernance globale.

En 2024, il semble qu'un certain nombre de dogmes soient remis en question, puisqu'« il n'existe pas de preuves tangibles de réduction des coûts ni d'augmentation de l'efficience »[21] du *New Public Management*. Ce n'est pas très étonnant : adossée aux lois du marché avec la libre circulation des biens et la concurrence sans entrave, la gouvernance par le *New Public Management*

---

[18] Le meilleur exemple possible démontrant les conséquences de cette managérialisation est l'absorption de l'Établissement de préparation et de réponse aux urgences sanitaires (EPRUS) par l'agence Santé publique France : dépouillée d'agents opérationnels compétents, l'agence a eu beaucoup de difficultés à réassortir les stocks stratégiques de masques au début de la pandémie de Covid-19, avec les effets désastreux pour les soignants hospitaliers, les libéraux et les patients.

[19] Technique marketing basée sur l'analyse comparative

[20] Yvon Pesqueux, *New Public Management (NPM) et Nouvelle Gestion Publique (NGP)*. 2024

[21] Hood C. et Dixon R., "A model of Cost-Cutting in Government? The Great Management Revolution in UK Central Government Reconsidered", *Public Administration* Vol. 91, no 1, 2013, pp. 114-134, cité par Matyjasik, N., & Guenoun, M. (Eds.), *En finir avec le New Public Management.* Institut de la gestion publique et du développement économique. 2019, p 3

pose le problème majeur, central même, de la régulation. Dans la sphère sanitaire en France, il n'est pas excessif d'affirmer que les dernières décennies ont été le théâtre d'une régulation *a posteriori*, lorsque les dégâts sont souvent irrémédiables, comme la financiarisation des structures de soins, ou bien l'inflation extraordinaire de « pratiques de soins non conventionnelles », portées par le marché (les influenceurs mais aussi les firmes de compléments alimentaires) grâce à leur diffusion par voie numérique. Ce sont deux exemples parmi d'autres qui montrent le retrait des États dans leur rôle régulateur des échanges et des pratiques, tandis que les voies déontologique (les Ordres professionnels), juridique (Miviludes[22] par exemple) et législative (Code de la santé publique, Code de la Sécurité sociale) sont pléthoriques mais totalement sous-utilisées ou sous-dotées, sans doute plus par inconséquence qu'à dessein : les dérives récurrentes montrent pourtant que l'autorégulation spontanée et vertueuse du marché est illusoire, et lui faire confiance est plutôt naïf. En conséquence, la logique de contrôle administratif s'abat sur les professions réglementées, et la logique managériale fait confiance *a priori* au libre marché entrepreneurial, y compris dans le domaine de la santé. De fait, ce que l'on nomme depuis plusieurs décennies "crise" du système de santé n'en est pas une, puisque c'est la gouvernance néo-managériale qui a impulsé la dynamique des transformations à l'œuvre :

> « Arrêtons de parler de crise, le système de santé est en transformation permanente et d'ailleurs quelle que soit l'orientation politique des gouvernements successifs, elles ont été poursuivies et consolidées dans le même sens structurant. »[23]

Il faut savoir entendre cette parole de vérité (« de transparence ») : tant qu'il n'aura pas été mené à son terme, il n'y aura pas d'inflexion dans ce programme qui a débuté avec la Loi du 4 mars 2002[24]. Manifestement, le managérialisme sanitaire n'en a pas terminé avec l'agentification du système : quand il est déjà presque impossible de dresser un tableau complet du ministère, de ses filiales ou agences et de ses procédures de contrôle (coûteuses sans retour sur investissement), on assiste de façon paradigmatique à la création de nouvelles structures. Le Conseil scientifique Covid-19 (court-circuitant toutes les autres agences de santé) est prolongé par le Covars (Comité de veille et d'anticipation des risques sanitaires) et le Conseil présidentiel de la science depuis décembre 2023, dont le rôle serait de « faire le lien entre l'exécutif et le monde de la recherche »[25] : on se demande bien comment fonctionnaient ces relations auparavant, à moins que la gouvernance des experts ne soit promue d'un cran

[22] Mission interministérielle de vigilance et de lutte contre les dérives sectaires

[23] Madame Agnès Buzyn, *Les Contrepoints de la santé*, février 2024

[24] Tabuteau, D., « Du plan Seguin à la loi HPST : les évolutions de la politique de santé ». *Les Tribunes de la santé*, 2010. HS1, 37-51.

[25] https://www.cnrs.fr/fr/cnrsinfo/un-nouveau-conseil-presidentiel-de-la-science

supplémentaire. Les structures s'empilent et s'enchevêtrent, tout comme leurs modalités d'interaction et leur utilité les unes par rapport aux autres, créant une opacité générale pour les citoyens et usagers. La transparence est en effet l'autre face du secret, du dissimulé parfois légitimé par la puissance publique dans la conduite des affaires[26], dans un jeu subtil visant la confiance du public dans ses institutions. Or, la confiance est au cœur de la gouvernance néolibérale : confiance dans le marché qui doit être transparent, d'un côté ; de l'autre, la transparence pour obtenir la confiance des administrés ; où l'on constate d'emblée que la confiance n'est pas donnée réciproquement aux citoyens.[27]

De la transparence proclamée à cette opacité structurelle, la transformation de l'État en État-plateforme (*Digital Era Governance*) est opérée par la reconstruction et l'intégration numérique des systèmes administratifs. Cette intégration suit la loi de variété requise d'Ashby, c'est-à-dire que l'organisation administrative se complexifie à la mesure de la complexification de la société[28] (son atomisation en groupes de pression par les associations notamment). Autrement dit, plus c'est complexe, plus on crée de sous-entités administratives afin de tenter d'embrasser l'atomisation de la société. En revanche, dans une visée purement économique, on mutualise les ressources des administrations avec les guichets uniques, fusionnant par exemple retraite, santé, et emploi, dont la finalité est de constituer des réseaux associant public et privé. Traduction en santé : « renforcement des contrôles et de la régulation par le chiffre, refonte de la division du travail, managérialisation des professions, donc standardisation. »[29]

3) Rationalité néolibérale en santé

Si la Gouvernance globale a été définie par la Banque mondiale, ses principes ont été adoptés par une institution internationale au rôle majeur : dès 1978, l'Organisation mondiale de la santé (OMS) a posé des principes pour l'organisation des systèmes de santé, en mettant en valeur l'équité dans l'accès aux soins et le principe d'une couverture de santé universelle, dans le cadre souhaité de la démocratie. Ce sont des principes directeurs auxquels adhèrent les États membres, dont la France et plus largement l'Europe, adhésion qui les engage à transformer les systèmes historiquement construits depuis la fin du XIXe siècle tandis que, dans des pays comme la Chine, Cuba ou encore certains États africains, tout était à faire avec très peu de moyens. Mais ces principes

---

[26] Jean Marc Sauvé, Vice-Président du Conseil d'État, *Transparence et efficacité de l'action publique*. Intervention lors de l'Assemblée générale de l'inspection générale de l'administration le 3 juillet 2017

[27] Mabillard et Caron, « Plus de transparence, plus de confiance ? Regard critique sur un principe clé de bonne gouvernance et ses attentes ». *Canadian Public Administration*, vol. 65, 2022

[28] Matyjasik, N., & Guenoun, *En finir avec le New Public Management*. Déjà cité

[29] Ibid.

initiaux ont été petit à petit altérés par les théories qui sous-tendent la Gouvernance globale, de sorte que les messages deviennent assez flous, voire contradictoires, notamment dans le champ des soins primaires.

La théorie du capital humain

En 1993, la Banque mondiale publie un rapport qui deviendra le cadre théorique et économique des réformes des systèmes de santé à partir des années 2000 : *Rapport sur le développement dans le monde. Investir dans la santé*[30] s'appuie sur la théorie du capital humain :

> « La théorie du capital humain est l'ensemble des connaissances, qualifications, compétences et caractéristiques individuelles qui facilitent la création du bien-être personnel, social et économique. (...) Le capital humain constitue un bien immatériel qui peut faire progresser ou soutenir la productivité, l'innovation et l'employabilité. »

Il s'agit explicitement, par le développement économique, d'instaurer des programmes de santé ayant le meilleur rapport coût-efficacité. Arrêtons-nous un peu sur cette théorie, qu'implique-t-elle exactement pour les individus et leurs systèmes de santé ? Pour la situer dans le cadre du néolibéralisme décrit plus haut, la théorie du capital humain prend sa source dans les années soixante à l'École de Chicago (dont le très influent prix Nobel Milton Friedmann), à laquelle appartenaient Théodor Schultz, son inventeur et Gary Becker, son modélisateur, tous deux économistes de la mouvance néolibérale. En 1998, l'OCDE reprend cette théorie et élargit son développement à la santé en 2001,[31] considérant que « la santé étant elle-même une forme de capital humain, le capital humain améliore la santé » : on ne peut qu'admirer la tautologie du propos, une circularité relevée immédiatement par les économistes eux-mêmes.[32] En 2001, nous sommes à l'orée de l'ère numérique, mais déjà cette institution économique prend acte des avantages à en tirer et propose une application de la théorie du capital social à la santé en matière de « prestations de service » :

> « Dans l'espoir d'améliorer l'état de santé et le bien-être, on pourrait, en effet, encourager une forme de prestations de services qui permettraient aux personnes souffrant de maladies ou d'incapacités de rester plus près de leur famille ou de leur environnement habituel. »[33]

---

[30] Banque mondiale, *Rapport sur le développement dans le monde. Investir dans la santé*. Oxford University, 1993

[31] OCDE, *Du bien-être des nations : le rôle du capital humain et social.* 2001

[32] Poulain Édouard, « Le capital humain, d'une conception substantielle à un modèle représentationnel ». *Revue économique*, volume 52, n° 1, 2001. pp. 91-116.

[33] OCDE, *Du bien-être des nations*, déjà cité

Le capital social « représente les réseaux, les normes, les valeurs et les ententes qui facilitent la coopération au sein des groupes ou entre eux. Il faut le distinguer des dispositifs politiques, institutionnels et juridiques plus formels qui ont un rôle complémentaire dans ce processus. » [34] Les normes, valeurs et ententes ne sont rien moins que celles de l'*empowerment,* la promotion de la santé, l'éducation thérapeutique et l'autosoin vers lesquels sera fléchée la majorité des dépenses de santé, car « toute dépense susceptible d'améliorer le niveau de formation d'un individu augmente sa productivité et par conséquent ses revenus futurs »[35]. Ce sont ces valeurs - et c'est tout le paradoxe - qui vont inspirer la notion de couverture sanitaire universelle, ainsi que le concept de soins de santé primaires, promus par l'OMS (chapitre II).

Critiquée, mais forte de son succès opérationnel (économétrie[36]), la théorie du capital humain n'a jamais été remplacée dans les théories économiques, si bien qu'en 2019 la Banque mondiale poursuivait son projet de Gouvernance globale en santé et publiait *Projet pour un capital humain, un projet pour le monde*[37] :

> « Les gouvernements reconnaissent de plus en plus qu'une population en bonne santé ainsi qu'une alimentation et une éducation satisfaisantes sont les bases d'une croissance économique durable. Cette prise de conscience soutient notamment la mise en œuvre de politiques visant à déployer la couverture sanitaire universelle, c'est-à-dire l'accès à des soins de santé de qualité et abordables pour tous, sans sacrifice financier. »[38]

L'objectif est donc la croissance économique, le moyen est la « bonne santé » des populations, en tant que main d'œuvre productive, dont il est supposé qu'elle serait atteinte par la couverture sanitaire universelle (voir infra). Relevons d'emblée qu'il ne s'agit pas de médecine gratuite, mais « abordable » : ce n'est pas un programme étatiste d'inspiration cubaine, et pourtant, c'est bien le modèle cubain qui a inspiré l'OMS pour concevoir les soins de santé primaires et la couverture de santé universelle, il faudra élucider cet apparent paradoxe. Avant-même la pandémie de Covid-19, la Banque mondiale s'interrogeait : « comment remédier aux lacunes en matière de santé, dans le cadre plus large du programme d'action pour le capital humain ? » Parmi les six axes d'intervention, elle proposait d'augmenter les dépenses de santé, tout en utilisant plus

---

[34] Ibid.

[35] Gary Becker, cité par Stéphanie Fraisse-D'Olimpio, 2009, *Les fondements de la théorie du capital humain,* ENS Lyon : https://ses.ens-lyon.fr/articles/a-les-fondements-de-la-theorie-du-capital-humain-68305

[36] Poulain Édouard, « Le capital humain, d'une conception substantielle à un modèle représentationnel. » *Revue économique*, *op. cit.*

[37] Banque mondiale, *Projet pour le capital humain, un projet pour le monde*, 2020

[38] Sanam Roder-Dewan, Francisca Ayodeji Akala, Jeremy Veillard, *capital humain et santé*, 10 juin 2019. Banque mondiale blogs : https://blogs.worldbank.org/fr/voices/capital-humain-et-sante

efficacement ces dépenses grâce à « des partenariats innovants, en particulier avec le secteur privé » :

« Nous devons rester à l'affût de nouvelles approches pour améliorer les résultats de santé. Il peut s'agir d'adopter de nouvelles technologies, de nouveaux modes d'organisation des systèmes ou encore de susciter des changements de comportement ;

« Il faut mobiliser la population en faveur du changement et, ainsi, stimuler la demande. Dans nos activités, il nous appartient d'envisager à la fois des approches axées sur l'offre et sur la demande. Les populations devraient être considérées comme des partenaires du développement, leur implication est en effet une forme de contrôle des responsabilités et de la qualité des services, donc un levier de développement. »

La Banque mondiale a un programme bien précis pour améliorer le « capital humain » : utiliser la psychologie comportementale sur les populations afin qu'elles s'approprient prévention et promotion de la santé, ce qui mécaniquement stimule la demande en « soins de santé », tout en évitant autant que possible les recours aux soins curatifs. Pour en faire des partenaires de ce développement du champ de la santé, il faut de la confiance, donc de la transparence, afin d'obtenir l'autoresponsabilisation et l'autocontrôle guidés selon les *process* du néomanagement. Par ailleurs, il faudrait interroger ce qu'entendent par « qualité » les rédacteurs de la Banque mondiale, tout en stimulant la demande dans le cadre contraint que nous connaissons aujourd'hui.

Indicateurs et « panier de soins »

Sur le plan opérationnel, le tournant managérial en santé se traduit par la création d'indicateurs visant à évaluer le coût des maladies et incapacités : par exemple, le *disability-adjusted life years* (DALYs) - ou en français « espérance de vie corrigée de l'incapacité » (EVCI) - est une unité de compte qui mesure le nombre d'années perdues à cause de la mortalité précoce ou du handicap. Le DALYs est une modélisation développée dans les années 1990 à partir d'une étude commandée par la Banque mondiale sur la charge globale de mortalité[39] : en identifiant les problèmes majeurs de santé, il s'agit de hiérarchiser les investissements de recherche et de répartir les allocations de ressources. Le DALYs évalue le coût sanitaire et permet d'établir « un panier de soins » ; à l'époque de la création de cet indicateur, ce panier de soins valait douze dollars par an et par personne - désormais, il est en déconnexion complète avec l'évolution des besoins, notamment par le peu de prise en compte du poids des maladies chroniques pendant des décennies. L'OMS s'approprie cet indicateur à partir de 1998 avec l'instauration d'une unité dédiée qui sera élargie en 2010 (financée par la Fondation Bill et Melinda Gates) à 67 facteurs de risques de

[39] World Development Report 1993, *Global Burden Disease, Investing in Health.*

maladie[40] afin de calculer le « fardeau » des maladies et incapacités sur la base d'une espérance de vie moyenne de 92 ans à l'horizon 2050[41]. Avec ces indicateurs et la théorie du capital humain visant « un triage systémique qui instaure des modalités de priorisation en fonction de la performance en s'appuyant sur la culture de l'évaluation »[42], l'OMS a fondé des politiques structurantes pour les systèmes sanitaires des États membres directement inspirées des théories économiques portées par la Banque mondiale et l'OCDE, ainsi que leur modèle de Gouvernance globale.

Le discours se veut bienfaisant pour toutes les populations, l'égal accès aux soins et la couverture de santé universelle étant les valeurs les plus souvent mises en avant pour inciter à la transformation des systèmes de santé. Mais il faut regarder les faits, c'est-à-dire leur application dans les systèmes de santé. Le sociologue Nikolas Rose[43] signale par exemple un indicateur assez effrayant, utilisé en Grande-Bretagne en 2006 : il s'agit du *quality adjusted life year* (QALY) qui permit de refuser la validation de traitements dans le cancer en raison de leur coût exorbitant à l'époque. L'organe chargé en France de ces évaluations coût/bénéfice et délivrant les autorisations de mise sur le marché s'appelle la Haute Autorité de santé (HAS) : non seulement elle décide quel médicament doit être remboursé ou non, mais elle produit les fameuses recommandations de bonnes pratiques en direction des médecins (pas encore opposables, mais cela viendra).

La couverture sanitaire universelle et les soins de santé primaires

La rationalité néolibérale promeut non pas l'égalité en fonction des situations de vie et des besoins de soins, mais l'égalité des chances où les individus bien éduqués auraient la capacité d'aller chercher la bonne information et le bon soin - quand ce n'est pas l'autosoin - grâce à la coopération au sein de sa communauté ou avec le soutien des associations :

« La couverture sanitaire universelle consiste à veiller à ce que l'ensemble de la population ait accès aux services préventifs, curatifs, de réadaptation et de promotion de la santé dont elle a besoin et à ce que ces services soient de qualité suffisante pour être

---

40 Institute for Health Metrics and Evaluation (IHME) : https://www.healthdata.org/research-analysis/about-gbd/history : "HME and the World Bank oversaw the production of this publication."

41 "The loss function is based on the frontier national life expectancy projected for the year 2050 by the World Population Prospects 2012 (UN Population Division, 2013), with a life expectancy at birth of 92 years. Prevalence YLDs are used here. Prevalence YLDs are calculated as the prevalence of each non-fatal condition multiplied by its disability weight." https://www.who.int/data/gho/indicator-metadata-registry/imr-details/158

42 Chabrol Fanny ; Gaudillière Jean-Paul, I*ntroduction à la santé globale*. La Découverte, 2023, p 60

43 Rose N., "The Value of Life: Somatic Ethics & the Spirit of Biocapital". *Daedalus,* 2008, 137(1), 36–48.

efficaces, sans que leurs coûts n'entrainent des difficultés financières pour les usagers. »[44]

La couverture sanitaire universelle se présente comme le moyen offert aux populations pour qu'elles ne tombent pas dans une grande précarité lorsqu'elles doivent recourir aux services de santé. Louable et vertueuse à première vue, cette proposition comporte un certain nombre d'injonctions à la santé. En effet, elle « concerne l'ensemble des services de santé essentiels tout au long de la vie, de la promotion de la santé à la prévention, au traitement, à la réadaptation et aux soins palliatifs. » Elle est inscrite comme objectif de développement durable à l'horizon 2030, la santé étant « à la fois une condition préalable, un résultat et un indicateur du développement durable dans ses dimensions sociale, économique et environnementale »[45]. Tout s'est accéléré à partir de 2015 sous l'impulsion de l'Organisation des Nations Unies, qui a invité les États à adopter une démarche multisectorielle et à traiter la santé en tenant compte de ses déterminants sociaux, environnementaux et économiques afin de favoriser le développement durable : « la communauté internationale peut aussi accélérer fortement les progrès sur la voie de la couverture sanitaire universelle en modifiant l'architecture de la santé dans le monde. Nous devons créer un nouveau mécanisme international apolitique, technique et indépendant des pays, des institutions et des bailleurs de fonds. »[46] C'est donc bien sur injonction supranationale que le système français sera refondé sur une base apolitique et technique - standardisée selon des critères économicistes - en dépit de son histoire et de son mode de financement uniques au monde (chapitre III).

La couverture sanitaire universelle comporte trois dimensions : la population couverte, l'accès à tous les services de santé et surtout la proportion des coûts couverts. Depuis la mondialisation effective, il s'agit de renforcer les systèmes de santé par une approche horizontale qui intègre à la fois les soins spécialisés et les soins primaires dans une approche de santé publique globale. En 2012, les Nations Unies adoptaient la résolution *Santé mondiale et politique étrangère*[47] : en termes de coûts à la population, il faut que les systèmes de santé évoluent « de telle sorte qu'ils permettent d'éviter les paiements directs importants au moment de la prestation et comportent une méthode de prépaiement des cotisations pour les soins et services de santé, ainsi qu'un mécanisme de répartition des risques sur l'ensemble de la population afin d'éviter les dépenses de santé

---

[44] Gaëlle Chapoix et France Defrenne, « La couverture sanitaire universelle ». *Santé conjuguée,* septembre 2016, n° 76

[45] OMS, *couverture sanitaire universelle.* 5 octobre 2023

[46] Jim Yong Kim, président du Groupe de la Banque mondiale, *Conférence sur la couverture santé universelle pour la nouvelle ère du développement : vers la mise en place de systèmes de santé résilients.* Tokyo (Japon), 16 décembre 2015

[47] Assemblée générale de l'ONU, *Santé mondiale et politique étrangère.* Soixante-septième session. Point 123 de l'ordre du jour. 6 décembre 2012. Repris *in extenso* le 2 mai 2024, résolution 78/180, point 125 de l'ordre du jour.

catastrophiques et l'appauvrissement des personnes ayant nécessité des soins ». Pourtant, la couverture de santé universelle progresse peu, de 9,6 % en 2000 à 13,5 % en 2019. Qu'est-ce qui ne fonctionne pas ?

Sur le plan opérationnel, la couverture sanitaire universelle est ce qui impose aux États membres de « réorienter les systèmes de santé en adoptant une approche axée sur les soins de santé primaires. »[48] Ce concept ancien, fondé en 1978 lors de la conférence d'Alma Ata en vue de la « santé pour tous en l'an 2000 », a été réapproprié par la Gouvernance globale en termes d'efficience :

> « Les soins de santé primaires sont des soins essentiels fondés sur des méthodes pratiques, scientifiquement valables et socialement acceptables et des technologies universellement accessibles aux individus et aux familles, dans les communautés, à travers leur complète participation et à un coût que la communauté et le pays peuvent prendre en charge à chaque étape de leur développement dans un esprit d'autosuffisance. Ils forment une partie intégrale aussi bien du système de santé du pays dont ils constituent le pilier, que du développement économique et social global de la communauté. »[49]

Initialement destinés aux Suds, les soins de santé primaires sont le moteur de la *Santé globale* et concernent désormais toutes les régions du monde, et toutes les économies. C'est pourquoi « plusieurs organisations, parmi lesquelles le Groupe de la Banque mondiale, œuvrent avec les pays au renforcement de leurs systèmes de santé. »[50] Les soins de santé primaires et la couverture sanitaire universelle sont fortement soutenus par la Fondation Bill et Melinda Gates - on en connaît la forte participation au financement de l'OMS - afin d'en mesurer les résultats sur l'efficience des systèmes de santé. De sorte que l'OMS « recommande de réorienter les systèmes de santé en adoptant une approche axée sur les soins de santé primaires (…) Ils favorisent la fourniture d'une gamme complète de services et de produits de qualité dont la population a besoin pour sa santé et son bien-être, ce qui permet d'améliorer la couverture et la protection financière. Des économies significatives peuvent être réalisées (…) grâce à une approche axée sur les soins de santé primaires. »[51] Ici, précisément, et j'y reviendrai à propos de la notion de « santé intégrative » (chapitre X), se dessine une conception de la santé, non pas comme valeur individuelle, mais comme valeur économique, qui instrumentalise la médecine en tant que technique de normalisation des groupes humains. Il y a une véritable inversion éthique, puisque les populations doivent s'adapter au développement économique mondialisé, et non pas créer un monde qui permettrait

[48] OMS, *Soins de santé primaires*. 15 Novembre 2023

[49] Declaration of Alma-Ata, *International Conference on Primary Health Care*, Alma-Ata, USSR, 6-12 September 1978

[50] Jim Yong Kim, président du Groupe de la Banque mondiale, 2015, déjà cité.

[51] OMS, *Soins de santé primaires*. 15 novembre 2023

l'épanouissement des populations. Le concept de soins de santé primaires, en préemptant la subsidiarité des soins primaires, individualisés, constitue donc bien le principe opératoire visant à transformer les systèmes sanitaires suivant une conception de la santé comme valeur absolue, un contresens puisqu'elle dénie aux personnes la capacité à se confronter à la maladie, une expérience - irréductible - de l'équilibre instable qui caractérise la santé[52].

En 2023, l'OMS réaffirmait les différents axes que recouvrent les soins de santé primaires en mettant « l'accent sur la santé et le bien-être physiques, mentaux et sociaux » avec l'objectif d'offrir des soins « en fonction des besoins de santé tout au long de la vie, et non pas simplement de traiter certaines maladies données » :

> « Offrir des services de santé complets et intégrés dont les soins primaires ainsi que les biens et les fonctions de santé publique constituent les éléments centraux ; appliquer des politiques et des mesures dans plusieurs secteurs pour tenir compte des déterminants de la santé plus larges et en amont ; impliquer les individus, les familles et les communautés et leur donner les moyens d'accroître leur participation sociale ainsi que leur auto-prise en charge et leur auto-responsabilité en matière de santé (…) en intervenant tout au long de la chaîne de soins allant de la promotion de la santé et de la prévention des maladies au traitement, à la réadaptation et aux soins palliatifs. »[53]

Déterminants de santé, promotion de la santé, auto-prise en charge, prévention et autoresponsabilité : autant de notions (chapitre II) étroitement liées à la Gouvernance globale et la rationalisation des systèmes de santé unifiés dans leurs modalités de gestion, dans une « approche pangouvernementale et pansociétale de la santé à l'horizon 2030. »[54] Pour y parvenir, le modèle de santé intégrant la prévention et la santé publique s'appuie sur « des technologies appropriées », c'est-à-dire des données massives capables d'agréger l'ensemble des déterminants de santé, données qui en elles-mêmes élargissent le champ statistique/épidémiologique de la santé publique.[55] Les soins de santé primaires sont d'ailleurs plébiscités par l'OCDE depuis la pandémie de Covid-19, car « il est déjà largement admis que les soins de santé primaires sont la "porte d'entrée" du système de santé et constituent la base sur laquelle s'appuyer pour renforcer les fonctions essentielles de santé publique afin de faire face à des crises de santé publique. »[56]

---

[52] Céline Lefève, *Autour de Canguilhem. Vie, médecine, soin.* PUF, 2024, p 220
[53] OMS, *Soins de santé primaires*. 15 novembre 2023
[54] OMS, *Cadre opérationnel pour les soins de santé primaires.* Genève, 2020.
[55] Éducation, prévention, conditions alimentaires, assainissement des eaux, planning familiale, protection maternelle et infantile, vaccinations, contrôle des endémies, traitement des maladies courantes et fourniture des médicaments essentiels.
[56] OCDE, *Renforcer la première ligne : Comment les soins primaires aident les systèmes de santé à s'adapter à la pandémie de COVID-19*, 10 février 2021

Derrière la beauté de l'intention initiale, il convient de considérer les soins de santé primaires pour ce qu'ils sont : un programme biopolitique, au sens foucaldien, d'une gouvernementalité globalisée des politiques publiques en santé. En englobant les soins primaires, les différents axes de la santé publique, l'ensemble des déterminants de la santé ainsi que les dimensions socio-économiques des maladies et même le bien-être des populations, les soins de santé primaires représentent le principe opératoire de la *Santé globale* et ses valeurs modulées par l'objectif de couverture sanitaire universelle.

Instrument de valorisation du capital humain par la prévention dans tous les interstices de la vie (dans toutes les politiques, *One Health*[57]) et producteur d'indicateurs évaluant la santé des populations, donc leur aptitude à produire, le principe opératoire des soins de santé primaires augmente les besoins de « soins de santé » liés aux différents indicateurs de prévention, donc augmente leur production, comme attendu par la Banque mondiale : les systèmes sanitaires initialement centrés sur le traitement des maladies doivent se réorganiser et faire face à ce nouveau type de dépenses. Les dispositifs de protection sociale devenant trop coûteux, leur performance va être régulièrement remise en cause, notamment en France, sous les assauts du *management* sanitaire.[58]

Pour définitivement sortir de la confusion instillée par l'OMS elle-même, il faut réaffirmer que les soins de santé primaires recouvrent et absorbent les soins primaires, qui pourtant s'en distinguent clairement : individualisés, de premier recours, les soins primaires sont d'abord l'appel à son médecin de famille (généraliste, traitant) ; ensuite, les soins dentaires, optiques, d'orthophonie ou encore les soins infirmiers qui sont en France, en théorie, coordonnés par le médecin traitant et délégués aux équipes de soins primaires, lesquelles se développent au sein des maisons de santé pluridisciplinaires. La médecine de spécialité est ainsi théoriquement celle de second recours (sauf gynécologie, ophtalmologie, pédiatrie et psychiatrie).

Recouvrant les soins primaires sous une avalanche épidémio-statistico-économique, et de la couverture de santé universelle à la théorie du capital humain, les soins de santé primaires opérationnalisent une gouvernance sanitaire associant public et privé : ils sont l'instrument qui paradoxalement détruit la couverture sanitaire française au fur et à mesure des transformations structurelles de notre système de santé, en vue de s'y conformer. J'y reviendrai au chapitre III ; pour l'heure, examinons les autres outils de la santé globalisée.

---

[57] Alliance quadripartite : la FAO, l'Organisation mondiale de la Santé (OMS), l'Organisation mondiale de la santé animale (OMSA) et le Programme des Nations Unies pour l'environnement (PNUE), mars 2022.
https://www.who.int/fr/news-room/fact-sheets/detail/one-health

[58] Bernard Hours, « La santé publique entre soins de santé primaires et management ». *Cah. Sci. Hum.* 28 (1) 1992 : 123-140

CHAPITRE II :
LES OUTILS DE LA SANTÉ GLOBALE

1) Gouvernance et transparence en démocratie sanitaire

Bien que récemment remis en cause par quelques voix issues des sciences sociales, la gouvernance néolibérale et le *New Public Management* auront profondément marqué les corps et les âmes tout en modifiant peut-être irrémédiablement la structure et le fonctionnement de l'État. En santé, les politiques ont commencé par la mise sous tutelle de l'Assurance maladie avec le vote budgétaire annuel (Projet de loi de finances de la Sécurité sociale, PLFSS et Objectif national de dépenses de l'Assurance maladie, ONDAM), puis la démocratie sanitaire a été consacrée par la Loi de 2002, faisant du patient un usager de santé. Il ne s'agit pas de critiquer ici cette loi : elle répond au besoin des patients d'un droit de regard sur leur santé, qui a émergé sous la pression d'associations dans les suites de l'épidémie de sida (accès à la recherche et aux traitements) et du scandale du sang contaminé. En revanche, le terme usager renvoie à un service public et marque cette reprise en main de l'Assurance maladie par le gouvernement depuis 1996, une mise sous tutelle qui a permis les transformations structurelles et fonctionnelles de l'organisation des soins dans une visée d'efficience : nous sommes ainsi passés d'une logique de moyens à une logique de résultats - propulsée et validée par le FMI, la Banque mondiale et l'OCDE -, ce qui va progressivement impacter l'exercice médical.

De la « co-construction » avec la société civile

Le cadre normatif supranational pose la démocratie sanitaire comme fondement de toutes les autres normes. En voici les termes dans le projet de Stratégie nationale de santé 2023-2033 :

> « La démocratie en santé recèle deux dimensions : il s'agit d'une part de la promotion des droits individuels et collectifs des usagers et des personnes concernées, et d'autre part d'une démarche associant l'ensemble des acteurs du système de santé dans l'élaboration et la mise en œuvre de la politique de santé, dans un esprit de dialogue et de concertation (...) La stratégie nationale de santé doit ainsi constituer l'opportunité d'ancrer une réelle dynamique stratégique en matière de démocratie en santé, que ce soit sur la gouvernance, sur les thématiques, les besoins, les leviers d'actions permettant d'améliorer la réponse aux besoins de santé et l'état de santé de la population. »[1]

Si elle n'oublie pas complètement les droits individuels - et pour cause, les associations de patients ont un véritable pouvoir d'influence désormais -, cette définition remplit toutes les conditions de la gouvernance néolibérale : partici-

[1] Stratégie nationale de santé 2023-2033, p 58

pation des représentants d'usagers à l'élaboration des politiques de santé publique, ce qui entraine l'élargissement des besoins de santé de la population.

En France, la démocratie sanitaire est représentée depuis 2017 par un groupement d'associations sous le label France Assos Santé (80 associations sur 12 000 recensées ont reçu l'agrément, soient 3,5 millions d'adhérents), financé par l'Assurance maladie (fonds national pour la démocratie sanitaire représentant 0,11 % des taxes sur le tabac[2]). Avant la pandémie, ces associations se lamentaient d'être débordées par les réseaux sociaux, de voir des groupes d'influence manipuler certaines consultations citoyennes, de constater que la démocratie sanitaire progressait au rythme des crises plutôt qu'à celui d'une véritable relation de partenariat avec le gouvernement, et s'étonnaient de la multiplication d'initiatives qui se heurtaient à un manque de coordination entre elles[3]. Pendant la pandémie, elles ont été totalement occultées par les pouvoirs publics - le Conseil scientifique du Covid-19 en a même fait son *mea culpa* - pourtant, son président Gérard Raymond l'assure : « Nous avons mené des actions collectives majeures (…) nous avons développé et affirmé notre expertise en matière de santé, nous avons été force de propositions dans de nombreux domaines sanitaires cruciaux et avons eu un impact positif sur l'évolution de notre système de santé que ce soit au niveau national, régional, territorial ou local. Mais nous devons aller encore plus loin ».[4] Le Conseil national de la refondation (CNR) en santé semble avoir redonné de l'élan à France Assos Santé : désormais, elle veut peser dans les négociations conventionnelles entre la CNAM et les médecins libéraux[5], son plan stratégique 2023-2026 étant d'ailleurs transparent en termes de rapport de force et d'influence :

> « Éclairer et transformer les politiques publiques ayant un impact sur la santé en se positionnant comme l'observatoire de la santé par les usagers et comme le garant et le promoteur de leurs droits ; consolider notre expertise pour être en mesure de produire des analyses, avis et recommandations éclairés et informés ; gagner collectivement en capacité d'influence. »

Il n'est pas inutile ici de rappeler que la gouvernance s'appuie sur des données massives, données que France Assos Santé souhaite fournir, puisque les adhérents ont acquis leur expertise en santé. La Stratégie nationale de santé, forte des propositions ayant émergé au cours des CNR territoriaux, compte bien s'appuyer sur « la co-construction entre les parties prenantes du système de santé localement ainsi que faire émerger des projets et modes de fonctionnement collectifs nouveaux sur les différents enjeux identifiés comme prioritaires

---

[2] Code de la sécurité sociale, Article L221-1-3

[3] *Quotidien du Médecin*, 2 juillet 2018

[4] France Assos Santé dévoile son nouveau plan stratégique, 12 janvier 2024

[5] France Assos Santé, 20 octobre 2023, réouverture des négociations conventionnelles, Communiqué.

concernant l'offre de soins ». Ce qui explique la participation des usagers de santé dans les maisons de santé pluriprofessionnelles, les centres de santé et les communautés professionnelles territoriales de santé, notamment pour « permettre d'envisager une extension aux différents secteurs encore peu concernés, à savoir les soins en ville et les services à domicile. »[6]

La transparence : de l'émancipation et la confiance, à la construction de l'ignorance par le big data

Pour que la démocratie sanitaire puisse participer à la refondation du système de santé, il faut de la transparence, dont voici les attendus :

> « La transparence des échanges, la réduction des asymétries d'information, l'émancipation des personnes sont des marqueurs de la transformation de notre société. La santé n'échappe pas à cette transformation, bien au contraire : la démocratie sanitaire existe, elle grandit et se développe. Notre objectif est qu'elle profite à tous et concourt à l'amélioration de notre système de santé. »[7]

« Réduire les asymétries d'information » est la définition même de la transparence : de manière générale, la transparence est l'ensemble des circonstances qui doivent rendre la décision publique accessible à ceux qu'elle concerne, tant au niveau de son contenu qu'à celui de son processus de formation. Au sens restreint, la transparence consiste en informations objectives, en accès libre, informations permettant aux individus concernés de se déterminer en toute rationalité. Au sens élargi, c'est une logique de fonctionnement des instances publiques et une méthode de communication politique, dont l'objectif est d'orienter le comportement des acteurs et favoriser leur adhésion aux critères d'une procédure correcte.[8] Orienter les comportements permettrait non seulement d'obtenir les effets désirés, mais aussi de capter la confiance des administrés par le fait qu'ils retireraient de la réduction d'asymétrie d'information le sentiment d'émancipation : dans la complexité d'un monde ouvert, la puissance publique a besoin d'associer la société civile pour y participer interactivement - en fait, produire les normes auxquelles elle sera soumise, ce qui revient à se porter volontaire à une contrainte afin d'éviter le sentiment d'aliénation. Car en réalité, la transparence permet de rendre invisible un certain nombre de procédures et donc de garder la main sur une certaine forme de pouvoir ; on a vu par exemple que le foisonnement d'agences ne facilitait pas la lecture des politiques publiques ni leur financement : c'est le principe déjà ancien de la boite noire d'un système duquel on ne dévoile que les entrées et les sorties afin de faire fonctionner le système.

---

[6] Stratégie nationale de santé 2023-2033, déjà cité, page 59

[7] Extrait du 1er forum de l'Institut pour la démocratie en santé, février 2016

[8] John Pitseys, « le concept de gouvernance ». *Revue Interdisciplinaire d'études juridiques*, 2010, p 207-228.

La transparence, en laissant croire qu'elle annule parfaitement les asymétries dans le partage de l'information, offre aux usagers de santé la perception d'une forme de pouvoir décisionnel, qui atomise le portage du risque : « À partir du moment où l'on suppose que l'individu est en mesure d'accéder aux informations nécessaires à son choix, on doit supposer qu'il devient pleinement responsable des risques encourus. La mise en place d'un dispositif de type commercial ou légal permet un transfert du risque vers le malade qui "choisit" un traitement ou une opération. »[9] Ici la rationalité des individus permettrait de faire un choix optimal afin de maximiser les gains et minimiser les pertes. Or, le psychologue et économiste Herbert Simon, nobélisé en 1978 pour son concept de rationalité limitée (*boundary rationality*), a démontré dès 1947 que dans un environnement complexe, les agents ne disposent jamais de toutes les informations nécessaires à la prise de décision rationnelle optimale.[10] H. Simon considérait un très petit nombre de processus mentaux traitant l'information (il reçut le prix Turing pour ses travaux pionniers sur l'intelligence artificielle), et estimait que la rationalité limitée justifiait que les populations soient administrées et organisées par des institutions qui seraient les vecteurs essentiels de rationalité. C'est pourquoi les institutions ont vite saisi l'intérêt des travaux sur les biais cognitifs (biais considérés comme des déviations par rapport à un raisonnement logique) qui aboutissent aujourd'hui au principe de la gouvernance par les *nudges*, ces petits coups de coude qui influencent en douceur, sans même y penser, tous les comportements. Le but recherché par ces techniques d'influence qui, associées à la transparence, sont les piliers de la gouvernance, reste toujours la formation continue de l'individu productif au service de la croissance économique. Dans le domaine de la santé, les *nudges* à destination des usagers ne sont ouvertement utilisés en France que depuis la pandémie de Covid-19 ; à destination des professionnels de santé, singulièrement les médecins, ils sont dévoilés dans le dernier rapport *Charges & Produits* de l'Assurance maladie dans l'encadré 25 : « Mieux prescrire grâce aux outils de l'économie comportementale : quelques leçons issues de la recherche. »[11] En toute transparence, l'Assurance maladie explique guider « par défaut » les décisions des médecins utilisant les logiciels d'aide à la prescription. Dans la Stratégie nationale de santé 2023-2033 en cours de finalisation, la transparence est ainsi définie :

---

[9] Dardot P, Laval C : *La nouvelle raison du monde. Essai sur la société néolibérale*. La découverte, 2010, p 430

[10] Cité par Anne Alombert, *Schizophrénie numérique*. Allia 2023, p 21

[11] *Améliorer la qualité du système de santé et maîtriser les dépenses. Propositions de l'Assurance Maladie pour 2025*. Rapport au ministère chargé de la Sécurité sociale et au Parlement sur l'évolution des charges et des produits de l'Assurance Maladie au titre de 2025 (loi du 13 août 2004), Juillet 2024 p 325

« La transparence fait référence au fait de fournir des informations claires et complètes sur les risques, les expositions subies, les bonnes pratiques, les soins, les traitements, leurs résultats et les coûts qu'ils induisent. La transparence en santé permet aux individus et aux patients de prendre des décisions éclairées sur leur propre santé et de mieux comprendre leur état de santé. Cela peut également aider les patients à évaluer la qualité des soins qu'ils reçoivent et à identifier les problèmes éventuels. (...) La transparence en santé contribue à améliorer la confiance entre les patients et les prestataires de soins de santé, ainsi que la confiance du public dans le système de santé en général. »[12]

Appliquée à la santé, la transparence s'adresse d'abord aux patients responsabilisés concernant leur propre santé, c'est pourquoi des informations exhaustives permettraient des décisions éclairées. Ensuite, on observe un glissement éloquent dans cette définition. Il s'agit d'une part d'améliorer la confiance entre patients et soignants - elle est donc considérée comme altérée - et d'autre part d'évaluer la qualité des soins (à quand un système de notation généralisé comme pour les restaurants ?) En quelque sorte, on demande aux patients de se substituer aux Agences régionales de santé, et de devenir ce consommateur/influenceur numérique participant à l'amélioration du système. C'est assez risqué comme proposition, au vu du problème soulevé par les influenceurs sur les réseaux sociaux. La transparence est mobilisée ensuite pour la « moralisation » du secteur des EHPAD (p 40), ou bien encore à propos du partage de données qui devraient être rendues lisibles « afin d'insuffler une culture de la donnée de santé du grand public. »[13]

La littératie[14] numérique est en effet indispensable dans les processus de transparence, car son absence pourrait engendrer une asymétrie impropre au bon fonctionnement de ce type de gouvernance : là où le médecin serait parfaitement accompagné par ses algorithmes décisionnels, l'usager devrait s'en remettre à sa capacité interne de délibération et de choix... dans un monde ouvert à des flux monumentaux d'informations non hiérarchisées, pour conserver la confiance des citoyens, il est impératif que ceux-ci sachent tirer le meilleur parti de ces informations. Dès lors, « apprendre à chercher l'information devient une compétence vitale, puisque cette capacité va permettre de s'insérer dans le mouvement concurrentiel généralisé, en s'y adaptant. L'individu, entendu comme entrepreneur de soi, est incité à être opiniâtre et aussi à faire preuve d'audace afin de devenir capable d'exploiter toutes les opportunités. »[15] Pour certains, des outils intermédiaires sont indispensables : offre complète d'éducation à la santé *online*, services numériques personnalisés d'éducation thérapeutique, « universitarisation » des patients-experts. Pour d'autres, avoir le

[12] Projet de Stratégie nationale de santé 2023-2033, déjà cité, p 8
[13] Ibid., p 63
[14] Aptitude à comprendre et manipuler les éléments d'une culture écrite
[15] Dardot P., Laval C., *La nouvelle raison du monde. Essai sur la société néolibérale*, déjà cité, p 360

bon carnet d'adresses pour bénéficier des meilleurs soins en temps record est un exercice très prisé en région parisienne. Le retard français se situait en 2019 non seulement dans la littératie numérique, mais aussi dans l'application du modèle de gouvernance mondial, notamment le *Digital Era Governement*[16] ; ce n'est plus aussi vrai aujourd'hui, puisque la numérisation s'accélère depuis 2017 vers une plateformisation des institutions sanitaires, et des professionnels de santé qui y sont interconnectés.[17]

Le big data est devenu indispensable dans les stratégies de santé pour 1) le partage des informations de prescription, 2) les indicateurs de qualité, de sécurité et de mesure de la satisfaction des patients (*user expérience*), 3) les indicateurs de résultats avec le recueil automatisé des données et la mise en place de registres de patients. Le big data contribue à la décision médicale (logiciels métiers) et à l'évaluation des risques, grâce à l'interopérabilité des systèmes d'information. Comme dans le monde entrepreneurial, les moyens doivent fournir des résultats quantifiables, donc de la prévision (bientôt de la prédiction), donc des économies d'échelle attendues (mais incertaines). Lorsque la Stratégie nationale de santé réaffirme le rôle des usagers comme acteurs de leur parcours de santé et associe les citoyens à la gouvernance du système (notamment en promouvant le partage de l'information et la capacité de s'en servir), elle veille à mettre en place les conditions de possibilité de l'autonomie du risque, en faisant la publicité de règles de conduite saine, en vue de leur intériorisation non consciente, tel que l'exprimait F. Hayek (une des figures majeures de la pensée néolibérale, nobélisé en économie en 1974 et qui fut d'abord psychologue comportementaliste) :

> « L'individu n'est pas un acteur omniscient. Il peut être rationnel, mais il est surtout ignorant. C'est pourquoi il y a des règles qu'il suit sans y penser. Ce qu'il sait, il le sait à travers des règles, des normes de comportement, des schémas de perception que la civilisation a développés progressivement. »[18]

Pour Hayek, les normes sont plus efficaces que les règles explicites (ici se loge la différence entre un gouvernement et une gouvernance), puisqu'elles sont si bien intériorisées qu'elles permettent à l'individu de se situer socialement, en toute ignorance. De fait, les systèmes éducatifs ont laissé au bord du chemin de nombreux citoyens, dont la méconnaissance des systèmes d'information (qui ne fait aucune hiérarchisation entre *fake* et *no fake*) fait le lit de tous les complotismes, y compris dans le domaine de la santé où certains blogueurs participent à la diffusion de la « post-vérité ». Dans ce bain d'ignorance

---

[16] https://www.data.gouv.fr/fr/

[17] https://www.ameli.fr/medecin

[18] Hayek F., *Individualism and Economic Order*. University Chicago Press, 1948

produite[19], amplifiée par la quantité de données et généralisée à tous les domaines de la société, comment envisager l'évaluation par les usagers des prestataires de santé et la délivrance par ces derniers de la bonne information (celle répondant aux critères définis par les institutions) ? Dans le futur, les professionnels de santé auront-ils encore le pouvoir de leur savoir, ou bien se réduira-t-il à guider les usagers pour apprendre à chercher la bonne information ? Dans une prospective à 15 ans ou 20 ans, si on part de l'hypothèse que la pratique clinique serait remplacée par les algorithmes décisionnels adossés à l'immense masse de données numériques, on peut se demander si patients et médecins n'auront plus qu'à partager leur ignorance. Il devient envisageable que le savoir médical - fruit d'une élaboration complexe entre connaissance scientifique et savoirs acquis "au lit du malade", c'est-à-dire des connaissances acquises ici et là au fil des expériences malheureuses de la vie du corps et de l'esprit - disparaisse avec l'intelligence artificielle générative et autres procédures algorithmiques simplificatrices (chapitre X.4). Rien de plus efficace pour masquer ignorance et incertitude que la standardisation des procédures diagnostiques adossées à l'expertise de groupes de patients ayant gagné leur part d'influence jusque dans l'intimité de la relation soignante. D'ailleurs en janvier 2024, Google a publié une étude concernant son nouveau *chatbot*, *Articulate Medical Intelligence Explorer* (AMIE)[20] : il y est postulé que cette IA est non seulement supérieure au médecin en termes diagnostiques, mais aussi en termes d'empathie et de confiance, même si les auteurs reconnaissent que le dialogue engagé n'était pas naturel pour les médecins, puisque guidés par le *chatbot*[21]. Pour l'instant, le médecin est le sachant en dernière analyse, mais surtout celui qui peut faire, en dépit des différentes stratégies de refondation du système de santé, arcboutées sur une gouvernance partagée qui cherche à effacer cette asymétrie fondamentale.

2) Les concepts pour responsabiliser et autonomiser

Le postulat est donc de réduire l'asymétrie entre soignants et usagers de santé grâce au numérique, ce qui en retour favoriserait la transparence en santé : l'évaluation de la qualité des soins par les patients eux-mêmes favoriserait surtout la mise en compétition des différents « producteurs de soins » pour une

---

[19] C'est le domaine de recherche intitulé agnotologie, qui a mis en lumière les procédés des industriels du tabac notamment pour produire des études fausses écartant les risques connus des produits vendus. Mathias Girel, *Science et territoires de l'ignorance*, Paris, Quae, Coll. Sciences en questions, Décembre 2017

[20] Google, Janvier 2024 : https://research.google/blog/amie-a-research-ai-system-for-diagnostic-medical-reasoning-and-conversations/

[21] Ibid : "Firstly, our evaluation technique likely underestimates the real-world value of human conversations, as the clinicians in our study were limited to an unfamiliar text-chat interface, which permits large-scale LLM–patient interactions but is not representative of usual clinical practice."

plus grande efficience et performance économique du système sanitaire. En contrepartie de l'implication des usagers dans la « co-construction » de leur système, il leur est demandé de se responsabiliser sur leur consommation de soins : traduction récente par l'évocation d'une augmentation des franchises sur les médicaments... une vieille rengaine qui resurgit à intervalles réguliers pour « combler le trou de la sécu » (chapitre III). Toutefois, la responsabilisation prend des formes plus subtiles, directement inspirées des théories néo-managériales, en utilisant notamment la technique du *nudge* dans la communication institutionnelle, dont les normes sont intériorisées de manière indolore. Si d'un côté il est demandé de plus en plus aux patients d'assumer leurs risques individuels, la santé publique s'occupe de la prévention (en termes statistiques) de la santé des populations : campagnes télévisées ou encore incitations au dépistage de masse (frottis et mammographies chez les femmes, dépistage du cancer colorectal pour tous). Bien que ces campagnes généralistes aient montré leur faible impact[22] sur les populations qui en auraient le plus besoin (et parfois provoquent des surdiagnostics), les pouvoirs publics veulent aller plus loin dans le dépistage :

> « Il s'agit de ne plus se limiter au malade, mais de prendre en compte la personne qui risque de le devenir, pour engager une démarche de prévention qui se situe pour une large part en amont de la maladie ou dans sa phase précoce. »[23]

Ainsi, une campagne de dépistage de l'insuffisance rénale pourrait s'ajouter prochainement à la liste déjà citée[24] ; le dépistage des infections sexuellement transmissibles est désormais en accès direct au laboratoire (pour les moins de 25 ans) et les autotests Covid sont bien installés dans la population, même si la durée de l'épidémie émousse la compliance des plus intentionnés. Les tests génétiques se démocratisent et leur recours est plus ou moins choisi selon les circonstances (avant implantation embryonnaire, à la naissance, dans le cadre d'une recherche de paternité, etc.). Avec le tournant anthropologique que représente l'IA, il n'est pas interdit d'imaginer un *screening* préventif généralisé à l'ensemble d'une population donnée (chapitre X.4). La confiance dans la capacité d'autocontrôle par les populations elles-mêmes semble limitée aux gains de productivité intermédiaires, tels que formulés par les institutions supranationales. Aussi, la prévention doit être parfaitement organisée, sur des critères précis, et lorsque la maladie survient, il est attendu que l'individu soit

---

[22] Santé publique France sur le dépistage du cancer colorectal : « Les résultats de l'évaluation réalisée sur la période 2021-2022 montrent qu'un peu plus d'un tiers des personnes concernées ont réalisé un test de dépistage. » https://www.santepubliquefrance.fr/

[23] Stratégie nationale de santé, *Contribution du Haut Conseil de la Santé Publique*, septembre 2017, p 54

[24] Lors d'une réunion en visioconférence ouverte à tous le 23 juillet 2024, les représentants d'associations de diabétiques ont réclamé un dépistage au laboratoire en accès direct, car « passer par le médecin coûte une consultation et c'est une perte de temps ».

suffisamment bien éduqué pour s'autosoigner, ou du moins qu'il ait les compétences requises pour s'autogérer.

De la prévention

La médecine moderne s'appuie donc de plus en plus sur des technologies de dépistage de pointe, « faisant d'un possible risque un danger vécu comme réel et faisant du normal individuel un concept technique basé sur des écarts statistiques à partir d'examens complémentaires, détachés de la clinique et accroissant l'espace de l'anormal »[25]. Mais ce n'est pas la prévention, qui se décline en trois niveaux, plus un :

- La prévention primaire, ensemble des actes visant à diminuer l'incidence d'une maladie dans une population et à réduire les risques d'apparition ; sont ainsi pris en compte la prévention des conduites individuelles à risque comme les risques en termes environnementaux et sociétaux ;
- La prévention secondaire, qui cherche à diminuer la prévalence d'une maladie dans une population et qui recouvre les actions en tout début d'apparition visant à faire disparaître les facteurs de risques ;
- La prévention tertiaire où il importe de diminuer la prévalence des incapacités chroniques ou récidives dans une population et de réduire les complications, invalidités ou rechutes consécutives à la maladie.[26]
- La prévention quaternaire vise à protéger le patient de la surmédicalisation, le risque étant la création de nouvelles entités pathologiques. Le rôle du médecin est de proposer des procédures de soin éthiquement et médicalement acceptables.[27] Ce dernier point est évidemment fondamental, car il permet au patient de discuter le bien-fondé d'un traitement en profondeur (c'est-à-dire argument contre argument) avec son médecin.

Ces différents niveaux relèvent ainsi à la fois des soins primaires et du registre épidémio-statistique en santé publique, distribuée du plus haut niveau de l'institution sanitaire jusque dans l'intimité du sujet, grâce à un certain nombre de procédures rapidement évoquées ci-dessus. Mais la tentation est de plus en plus forte de dériver vers des dépistages, voire des techniques prédictives.

Les déterminants de santé

L'objectif de la prévention en santé publique est d'éviter les maladies et la méthode consiste à construire des indicateurs qui offrent des outils statistiques de classification et de leviers d'action. Ce sont les déterminants de santé définis ainsi par l'OMS (Charte d'Ottawa, 1986) :

---

[25] Didier Sicard, *La construction d'un nouveau pathologique par la médecine et d'un nouveau normal par la société*. Céline Lefève (dir) : *Autour de Canguilhem. Vie, médecine et soin.* PUF, 2024, p 345

[26] Haute Autorité de santé, 2018

[27] « La prévention quaternaire » : https://medecine-generale.sorbonne-universite.fr

« Déterminants individuels et collectifs, matériels et psychosociaux. Ils englobent également les facteurs de risque ainsi que la connaissance, les données et les stratégies à mobiliser afin de créer des environnements et milieux favorables à la santé. »

Ces déterminants, outils majeurs pour l'intervention en santé publique sur de grands groupes d'individus[28], sont déclinés selon plusieurs thèmes : faciliter l'adoption de comportements alimentaires favorables par l'ensemble de la population ; concernant l'alcool, il s'agit de renforcer des compétences psychosociales « dont l'intérêt dépasse de très loin le seul champ de l'alcool » ; concernant le tabac, il faut continuer à le « dénormaliser » pour freiner l'entrée dans le tabagisme. Au-delà des facteurs de risques déjà cités, les déterminants de santé englobent théoriquement la santé sexuelle, la nutrition, l'activité physique, la santé mentale, la vaccination, l'environnement, ainsi que les inégalités sociales et territoriales de santé. En France, les déterminants sociaux et économiques de la santé pourraient enfin être pris en compte dans la version 2023-2033 de la Stratégie nationale de santé. Il faut reconnaitre que c'est l'OMS qui y pousse afin de faire oublier son échec cuisant dans l'alerte à la pandémie de Covid-19, en insistant désormais très fortement sur les risques environnementaux avec le concept de *One Health* - qui au passage, permet d'installer le thème de la santé dans toutes les politiques.

La promotion de la santé

Avec la promotion de la santé, l'objectif est que les publics cibles s'approprient les outils de prévention et d'éducation à la santé en associant tous les professionnels de santé non médicaux (en tant qu'intermédiaires venant combler l'espace entre médecin et usager de santé) ainsi que tous les collectifs de patients et autres « patients-partenaires » (qui viennent combler l'espace entre professionnels de santé, industries pharmaceutiques et institutions). Ses actions reposent sur la concertation et la coordination de l'ensemble des politiques publiques pour favoriser à la fois le développement des compétences individuelles et la création d'environnements favorables à la santé. Il s'agit de rendre les publics cibles acteurs de leur propre santé en visant leur auto-responsabilisation, *via* un autocontrôle (individuel) se conformant aux critères de la santé populationnelle, dans une conception de « la santé publique comme technique de normalisation collective. »[29] Selon la Charte d'Ottawa, la promotion de la santé est :

« Un processus qui confère aux populations les moyens d'assurer un plus grand contrôle sur leur propre santé, de sorte qu'elles puissent choisir des options saines plutôt que celles qui sont néfastes. »

---

[28] Alla, François, « 3. Les déterminants de la santé », François Bourdillon éd., *Traité de santé publique.* Lavoisier, 2016, pp. 15-18.

[29] Céline Lefève (dir), *Autour de Canguilhem. Vie, médecine et soin.* PUF, 2024, p 229

Pour y parvenir, l'OMS propose plusieurs leviers d'intervention : élaborer une politique publique « saine » (*healthy*) selon les critères déjà envisagés au chapitre I ; créer des milieux favorables à la santé (développement durable, *One Health*) ; réorienter les services de santé (refonder les systèmes sanitaires en ciblant en priorité les « soins de santé » au détriment des soins curatifs) ; favoriser l'*empowerment* des usagers (voir infra). En 2005, la Charte de Bangkok[30] a consacré la promotion de la santé en élargissant quelque peu la définition de la santé de 1947 :

> « La promotion de la santé offre un concept positif et complet de santé comme déterminant de la qualité de la vie, qui recouvre également le bien-être mental et spirituel. »

Cette incursion dans le bien-être mental et spirituel entrainera des répercussions importantes sur le statut même de la médecine, notamment avec l'inclusion onusienne des thérapies complémentaires (chapitre VI), d'autant qu'en 2016, la Charte de Shanghai arrimera la promotion de la santé à la Gouvernance globale[31] : c'est transparent.

De l'éducation thérapeutique

Mais ce n'est pas suffisant, il faut la participation de la population, plus spécifiquement cette portion croissante souffrant de maladies chroniques, selon une modalité qui renvoie au modèle entrepreneurial (de soi) décrit plus haut. Il suffit de repérer dans la définition de l'OMS[32] les mots-clés « compétence » et « assumer leurs responsabilités » :

> « L'éducation thérapeutique du patient vise à aider les patients à acquérir ou maintenir les compétences dont ils ont besoin pour gérer au mieux leur vie avec une maladie chronique. Elle fait partie intégrante et de façon permanente de la prise en charge du patient. Elle comprend des activités organisées, y compris un soutien psychosocial, conçues pour rendre les patients conscients et informés de leur maladie, des soins, de l'organisation et des procédures hospitalières, et des comportements liés à la santé et à la maladie. Ceci a pour but de les aider, ainsi que leurs familles, à comprendre leur maladie et leur traitement, à collaborer ensemble et à assumer leurs responsabilités dans leur propre prise en charge, dans le but de les aider à maintenir et améliorer leur qualité de vie. »

Des « compétences » sont à mobiliser pour mieux « gérer » la maladie : l'éducation thérapeutique est utile dans les maladies chroniques comme le

---

[30] OMS, *Sixième conférence internationale de promotion de la santé*, 2005, Bangkok.

[31] OMS, *Consensus de Shanghai : Les dirigeants mondiaux s'accordent sur la promotion de la santé pour atteindre les objectifs de développement durable. Bonne gouvernance et éducation sanitaire pour améliorer la santé.* Communiqué de presse du 21 novembre 2016

[32] Rapport OMS-Europe 1996, Sante.gouv.fr, 17juillet 2022

diabète, car elle permet au sujet en soins de s'approprier ses variations vitales, y prêter attention afin d'éviter des rechutes ou l'aggravation de la pathologie ; elle pose néanmoins quelques questions en termes de programmes standardisés centrés sur la maladie, qui laisseraient peu de marge à la normativité[33] propre du sujet. Ainsi que le souligne fort justement Céline Lefève, il s'agit malheureusement d'une « injonction sociale et médicale à l'autonomie centrée sur la pathologie »[34], ce que dénote la conception de l'autonomie du sujet comme adaptation à la société en termes managériaux : il faut « assumer leur responsabilité dans leur propre prise en charge » - il est vrai que savoir s'orienter dans l'organisation des soins est un défi. D'ailleurs, deux finalités spécifiques sont attribuées à l'éducation thérapeutique : 1) l'acquisition et le maintien par le patient de compétences d'autosoin et de sécurité, 2) la mobilisation ou l'acquisition de compétences d'adaptation. Ces compétences doivent permettre aux personnes de « maîtriser leur existence, d'acquérir la capacité à vivre dans leur environnement et à le modifier »[35] : il s'agit en particulier de l'universitarisation des patients experts (ou partenaires) qui sont sollicités pour venir enseigner leur maladie aux jeunes médecins, voire participer aux consultations hospitalières aux côtés des professionnels de santé pour contribuer à (ré-)« éduquer » les patients. D'autre part, il s'agit de programmes définis par arrêtés[36] et leur instauration a été assouplie en 2021 : s'ils doivent toujours être déclarés par les porteurs à l'Agence régionale de santé (ARS) et se conformer à un cahier des charges prédéfini, ces programmes sont désormais dispensés d'autorisation. Quoi qu'il en soit, loin des enjeux initiaux de la lutte contre l'épidémie de sida où les patients s'étaient autosaisis de leur prise en charge en participant à la recherche, aujourd'hui l'enjeu pour les pouvoirs publics est plutôt d'éviter les dépenses de soins qui pourraient être économisées si les patients intériorisaient suffisamment les objectifs de performance du système de santé.

De l'autosoin

Ce concept est la pointe la plus avancée de l'injonction à l'autocontrôle et à la participation active aux économies en santé publique, selon les attendus onusiens :

« L'auto-prise en charge [autosoin en France] désigne la capacité des personnes, des familles et des communautés à faire la promotion de la santé, à prévenir les maladies, à rester en bonne santé et à faire face à la maladie et au handicap avec ou sans

---

[33] Concept majeur de la philosophie de Georges Canguilhem, selon lequel chaque être vivant individuel, parce qu'il est vivant, est capable d'inventer de nouvelles normes ou bien de transformer les normes préexistantes. « Normatif » s'oppose en tous point à « normal ». Georges Canguilhem, *Essai sur le Normal et le pathologique*. PUF, 1966

[34] Céline Lefève (dir), *Autour de Canguilhem. Vie, médecine et soin. Op.cit.*, p 89

[35] https://sante.gouv.fr/systeme-de-sante/parcours-des-patients-et-des-usagers/education-therapeutique-du-patient

[36] Article L. 1161-2 du Code de la santé publique

l'accompagnement d'un prestataire de soins ; c'est une forme de soins par laquelle les individus sont les responsables de leurs propres soins de santé. Les interventions d'auto-prise en charge (...) englobent les médicaments, les conseils, les tests diagnostiques et/ou les technologies numériques qui peuvent être accessibles totalement ou partiellement en dehors des services de santé officiels. »[37]

Non content d'encourager à fournir des données de santé en utilisant des outils numériques d'autosurveillance, dont seuls les développeurs ont accès à l'algorithme (et les biais embarqués), l'OMS décrit ici des individus et leur communauté ayant suffisamment bien intériorisé les injonctions à la santé pour qu'ils assurent eux-mêmes dans leur entourage la promotion de la santé prescrite, et échangent entre eux des « trucs et astuces » en cas de soucis de santé relativement bénins, de sorte qu'ils aient le moins possible recours aux services de santé conventionnés. Libres de se débrouiller tout seuls, mais en suivant la règle. Comment est-ce possible ? Voici la suite du texte :

« Les interventions d'auto-prise en charge présentent les avantages suivants : accroître l'appropriation et l'autonomisation des individus et des communautés en ce qui concerne leur santé et leur bien-être ; renforcer les institutions nationales par une utilisation efficace des ressources nationales pour la santé ; créer des innovations dans le secteur de la santé, y compris des approches de santé numérique et de santé mobile ; améliorer l'accès aux médicaments et aux interventions. L'OMS recommande des interventions d'auto-prise en charge pour chaque pays et chaque contexte économique, comme moyen d'instaurer la couverture sanitaire universelle, de promouvoir la santé, de préserver la sécurité dans le monde et de servir les personnes vulnérables. »

À la lecture de la première phrase, on pourrait presque se sentir dans un manifeste d'autogestion de type zadiste, mais la suite ramène vite à la réalité : il faut renforcer les institutions nationales, notamment avec le numérique et les « innovations » en santé. On trouvera par exemple le bus des femmes, les médecins itinérants dans le Cher (qui vivent dans une caravane), ou bien encore les Médicobus où des professionnels de santé assurent une présence à tour de rôle (de sorte qu'il n'y a jamais de suivi avec le même médecin, c'est la nouvelle norme). Ces structures auraient été mises en place pour rationaliser et optimiser la pénurie de personnels soignants (organisée plus ou moins consciemment par les tutelles), mais elles répondent tout autant aux critères de performance de la Gouvernance globale appliquée à la santé, afin que l'usager participe à son optimisation et à son efficience en s'émancipant autant que possible des « producteurs de soins » (conventionnés).

Si l'auto-prise en charge s'entend dans le cadre des maladies chroniques pour l'OMS, en France, on observe un encouragement à se tourner vers le pharmacien pour les maux du quotidien « afin de libérer du temps médical »

[37] Lignes directrices de l'OMS sur les interventions d'auto-prise en charge pour la santé et le bien-être, révision 2022, résumé d'orientation. 23 juin 2022

devenu une rareté, mais pas seulement. Dans son avis sur l'organisation des soins de proximité publié en 2022, le Haut Conseil pour l'avenir de l'assurance maladie[38] considérait que :

« L'autosoin, assuré par les personnes concernées et leur entourage, est présent à tous les niveaux de la pyramide. À la base, il relève plutôt de la prévention. Aux autres niveaux, l'autosoin reste essentiel et il est soutenu par les services de santé et du social, qui fournissent des outils (y compris numériques) d'aide à la gestion des troubles (gestion du stress, des relations et des conflits…) et à l'amélioration des habitudes de vie (activité physique, régime alimentaire, tabac, alcool…). Le progrès technique a considérablement accru le champ de l'autosoin : des dispositifs très accessibles permettent de surveiller sa tension ou sa saturation d'oxygène, de faire son électrocardiogramme… ; on peut également citer les autotests Covid. Soutenir la mise en pratique effective des compétences d'autosoin acquises nécessite un écosystème favorable. Sa mise en œuvre en équipe de soins coordonnés, associée à une organisation efficace de l'accueil des soins non programmés, constitue un environnement "capacitant" indispensable. Cet environnement (qui s'inscrit dans ce que l'on appelle la *Responsivity Health System*) favorise la mobilisation des compétences des individus et, en retour, l'adaptation du système de soins. Cette réactivité adaptative intègre des éducations, de la littératie en santé et l'intelligibilité de l'organisation des soins. »

Compétence, adaptation, capacitation (voir infra), outils numériques - sans même prendre en compte leur empreinte normative[39] - supposés favoriser l'autonomie et l'autogestion de son mal-être ou de sa maladie chronique : tous les ingrédients de la performance de la Gouvernance globale sont contenus dans cette déclaration, auxquels s'ajoutent les termes de l'organisation sanitaire souhaitée, soins non programmés et équipes de soins coordonnées. On constate ainsi que la pénurie de personnels soignants peut être compensée selon ces auteurs par un élargissement du non-recours au système sanitaire, ce qui permettra de maintenir le plus bas niveau acceptable de ressources humaines en santé.

À ce jour, cet « idéal-type » du sujet autonome qui s'autosoigne ne semble pas atteint : lorsqu'un individu souffrant ressent le besoin de consulter un médecin, il se met en compétition avec d'autres afin d'accéder à des ressources sanitaires raréfiées - quitte à réserver plusieurs créneaux de consultation via une plateforme hégémonique, afin de saturer le système de sa demande et obtenir la réponse la plus prompte. « Ma santé, mon droit » : c'est le devoir de l'État de protéger chaque personne, quelle que soit sa catégorie socioprofessionnelle, en revanche l'individualisme forcené prôné par ce même État entrepreneurial ne favorise pas le civisme minimal qui respecterait aussi bien le droit du voisin que

---

[38] Rapport du Haut conseil pour l'Avenir de l'Assurance maladie, *Organisation des Soins de proximité : Garantir l'accès de tous à des soins de qualité*,2022, p 95

[39] Marie-Hélène Parizeau, « La santé numérique et ses enjeux éthiques : du paternalisme aux normes sociales de santé », *Éthique publique*, vol. 25, n° 1 | 2023

celui des médecins en honorant les créneaux de rendez-vous réservés - et ce n'est certainement pas une « taxe lapin » ridicule qui rééduquera les sujets les plus contaminés par l'idéologie néolibérale, hyperindividualiste. En parfaits "entrepreneurs de soi", certaines catégories socioprofessionnelles utilisent avec gourmandise les objets connectés pour surveiller leurs constantes vitales : ce ne sont pas les derniers à réclamer des bilans complets de dépistage, des épreuves d'effort pour anticiper un éventuel problème cardiaque au cours de leurs séances sportives régulières. Ces individus ont vite saisi l'avantage "capacitant" de ces objets qui leur permettent de s'approprier leur prévention, fortement encouragés par les institutions nationales et onusiennes. Alain Damasio a rencontré dans la Silicon Valley ce sujet "entrepreneur de soi" qui mesure à chaque instant les performances de son corps-objet, l'auteur rappelant avec amusement ce mythe de la médecine chinoise antique où le médecin n'était plus payé lorsque le Prince tombait malade :

> « Pendant neuf ans, Covid excepté, il n'a jamais été malade et il paie un médecin 150 dollars par mois pour ne pas l'être. Approche chinoise donc. En réalité, ce n'est pas tout à fait un médecin qui le suit 24 heures sur 24 et 7 jours sur 7 et qu'il peut contacter au moindre doute : c'est une entreprise high-tech. Un cabinet de "médecine préventive", hautement connectée, intitulée Forward. »[40]

L'Assurance maladie est décidément à l'avant-garde lorsqu'elle valorise ce type de quantification de soi ! Pendant ce temps, d'autres recourent aux services d'urgence publics soit parce qu'ils n'ont pas de médecin traitant, soit parce qu'ils ne connaissent pas le « parcours de soin », soit parce qu'ils sont très inquiets de leur état pour rester dans la course d'un monde hypercompétitif ; pendant ce temps, d'autres encore sont laissés au bord du chemin et renoncent aux soins les plus élémentaires.

De l'empowerment (ou capacitation)

Avec ce concept, la santé est considérée d'une part comme une ressource (un capital pour la ministre du Travail et de la Santé, Madame Vautrin) grâce à laquelle un individu peut réaliser ses ambitions et satisfaire ses besoins, et d'autre part, comme la capacité à évoluer avec le milieu en vue de s'adapter à celui-ci. Les préceptes de la santé publique ne visent pas la liberté individuelle au premier chef, ils visent à faire émerger des capacités utilisables pour participer à la vie socio-économique, c'est-à-dire mettre à disposition ce qu'il reste de santé si l'individu est malade, ou améliorer sa santé pour "performer"

---

[40] Alain Damasio, *La Vallée du silicium. Le problème à quatre corps*. Albertine/Seuil, 2024, p 129. Précision importante : l'approche chinoise à laquelle l'auteur fait référence est une sorte de mythe urbain selon lequel on ne paye le médecin que si on est en bonne santé. En réalité, cette procédure ne concernait que l'Empereur. Par ailleurs, *Forward* existe bel et bien et propose de tester 85 biomarqueurs (CarePod) pour 49 $ par mois.

économiquement. Traduit (mais non défini) dans notre Stratégie nationale de santé par « démarche de renforcement des capacités », voici sa définition selon la santé publique européenne[41] :

« Processus par lequel des individus et des groupes agissent pour gagner la maîtrise de leurs vies et donc pour acquérir un plus grand contrôle sur leurs décisions et les actions affectant leur santé dans le contexte de changement de leur environnement social et politique. Leur estime de soi est renforcée, leur sens critique, leur capacité de prise de décision et d'action sont favorisés. Même des personnes avec peu de capacité de décision ou en situation de précarité sont considérées comme disposant de forces et de ressources. Les processus d'*empowerment* ne peuvent pas être produits, seulement favorisés. »

Cette définition est directement issue de la psychologie comportementale et des neurosciences. On retrouve le principe d'autocontrôle contenu dans la définition de la promotion de la santé, dont la visée est populationnelle. Mais par rapport à la prévention en santé publique, cette fois l'*empowerment* a une visée individuelle : il s'agit de l'ensemble des moyens pour réaliser pleinement le potentiel santé de chaque individu, en faisant des choix et en transformant ces choix en actions ayant un impact favorable sur la santé.[42] Ce concept en appelle aux compétences personnelles - adossées à une conscience et une motivation à agir dans le sens « sain » (*healthy*). Promu par la Banque mondiale[43], ce terme d'*empowerment,* inconfortable en français, peut éventuellement être traduit par autonomisation, et il est très fortement corrélé aux notions de capacitation et d'émancipation, par exemple dans le cadre d'une maladie chronique où il représente un « processus de transformation personnelle par lequel les patients renforcent leur capacité à prendre effectivement soin d'eux-mêmes et de leur santé, et pas seulement de leur maladie et de leur traitement comme décrit le plus souvent dans la littérature médicale. »[44] On pourrait y voir une ouverture vers la prise en compte de la personne (un sujet) dans sa globalité ; d'ailleurs, la capacitation est dérivée du concept de « capabilité » porté par l'économiste Amartya Sen et la philosophe Martha Nussbaum aux États-Unis, et trouve son fondement dans la lutte pour les droits civiques aux USA. Depuis cette époque, ces différentes théories subsumées par le terme *care,* ont été diffusées en France par nombre de chercheurs en sciences humaines et sociales, dont l'objet de recherche était une meilleure justice sociale. Hélas, tous ces travaux ont été littéralement recodés par le néolibéralisme, qui les a suffisamment bien digérés pour que la démocratie sociale et sanitaire se trouve mesurée en termes

---

[41] Glossaire Européen en Santé Publique

[42] Charte d'Ottawa, 1986

[43] Banque mondiale, 2004, *Efficacité perçue et contrôle des gens sur leur propre vie.* Deepa Narayan : *Autonomisation et réduction de la pauvreté.*

[44] Ajoulat I, *Empowerment des patients atteints de maladie chronique.* Thèse de Doctorat en Santé Publique. Université de Louvain, 2007

économiques, puis validée ou rejetée selon les habituels critères utilitaristes et pragmatiques qui sont les piliers du marché. Le *care* est devenu un slogan qui tend à dissimuler un transfert de gouvernementalité du collectif à l'individuel sous certaines conditions, une « entreprise de soi », selon Bob Aubrey :

« Aujourd'hui une nouvelle idée émerge : nous sommes confrontés à des choix, des possibilités, des opportunités de plus en plus nombreux, de plus en plus rapides. La maîtrise de soi ne consiste donc plus à conduire sa vie de façon linéaire, rigide et cadrée ; mais à se montrer capable de flexibilité, d'entrepreneuriat, d'améliorer sa qualité de vie : aujourd'hui on ne peut se livrer à ces activités qu'en assumant des responsabilités et en développant des stratégies. »[45]

Pour atteindre l'efficience, il faut opérer une inversion de l'axe du pouvoir vers un usager du système de santé supposé doté d'une bonne capacité d'autocontrôle, s'appuyant sur une meilleure estime de soi, laquelle lui permettrait d'évaluer les programmes de soin proposés (promotion de la santé), voire les *challenger* (*benchmarking)* ou tout simplement s'en passer (autosoin). Dans le champ des maladies chroniques (ou rares) les associations de patients ont suffisamment atomisé les intérêts de chaque catégorie de patients pour assurer une sorte de régulation de l'offre en fonction des besoins portés par leur *lobbying.*[46]

L'*empowerment* a été instrumentalisé pour refaçonner la subjectivité des individus, citoyens et usagers de santé en « néosujets »[47] insérés dans une Gouvernance globale, à laquelle on leur demande de participer activement en tant qu'experts[48] (de leur problématique de santé), donc autonomes dans leurs choix d'utilisation du système de santé - et des soignants qui l'animent. Cette autonomie repose sur des qualités particulières qui sont supposées être « produites » par la gouvernance, en « un façonnement par lequel les individus sont rendus aptes à supporter les conditions qui leur sont faites, ce alors même qu'ils contribuent par leur propre comportement à rendre ces conditions de plus en plus dures et de plus en plus pérennes. »[49] Dans leur *Essai sur la société néolibérale*, Pierre Dardot (philosophe) et Christian Laval (sociologue) font une démonstration qui nous amène à réfléchir sur cette rationalité ancrée uniquement dans la performance et la concurrence :

« La rationalité néolibérale pousse le moi à agir sur lui-même dans le sens de son propre renforcement pour survivre dans la compétition (...) En établissant une

---

[45] Aubray B, *L'entreprise de soi*. Flammarion, 2000, p105

[46] Sismondo, Sergio, *Le management fantôme de la médecine : Les mains invisibles de Big Pharma*. ENS Éditions, 2023

[47] Lebrun JP, *La perversion ordinaire*. Denoël, 2007

[48] Patient expert d'une maladie spécifique est désormais un métier, avec un diplôme universitaire qui permet de former les internes de médecine.

[49] Dardot P, Laval C, *La nouvelle raison du monde,* déjà cité

correspondance serrée entre le gouvernement de soi et le gouvernement des sociétés elle définit un certain *èthos* qu'il faut incarner par un travail de surveillance que l'on exerce sur soi et que les procédures d'évaluation sont chargées de renforcer et vérifier. »[50]

La surveillance sur soi-même couplée à la surveillance numérique (notamment avec le télétravail ou la surveillance en temps réel des cadences de manutentions), les *reportings* et autres procédures d'évaluation professionnelles, cet ensemble de *processes,* supposé offrir plus d'autonomie, enferme les individus dans une sorte de panoptique (la transparence en est le principe) dont ils seraient à la fois les prisonniers et les surveillants. En santé, l'autoresponsabilisation, l'autocontrôle et l'autonomisation confèrent à la maladie une quasi-faute personnelle[51] : de l'autosoin au renoncement aux soins conventionnés (chapitre v), il n'y a qu'un pas que certains franchissent afin de ressentir leur libre arbitre par des conduites en santé qui ne sont pas fondées sur des preuves, et donc échappant à cette gouvernance d'inspiration scientifique.

---

[50] Ibid., p 21

[51] Orobon F., « Promotion de la santé et empowerment : quelques ambiguïtés ». *Carnetdesanté.fr,* 2013

CHAPITRE III : APPLICATION AUX TRANSFORMATIONS DE NOTRE SYSTÈME DE SANTÉ

Les systèmes assurantiels dans le domaine de la santé apparaissent à la fin du XIXe siècle, initiés par Bismarck à partir de 1883 avec la création des caisses de maladies et accidents des travailleurs modestes, en contrepartie de cotisations versées par l'employeur et l'employé. Ce modèle est adopté en France à partir de 1893 (Loi du 12 juin concernant l'hygiène et la sécurité des travailleurs dans les établissements industriels), suivi de la Loi du 15 juillet sur l'assistance médicale. Les hôpitaux sortent peu à peu de la charité, se laïcisent et se structurent dans les grands centres urbains sur les fondements de la médecine anatomo-clinique. Il faudra attendre néanmoins la Loi du 21 décembre 1941 pour que l'hôpital s'ouvre à toutes les classes sociales, et l'ordonnance Debré de 1958 pour que l'hôpital s'ouvre en sus à la recherche : c'est l'acte fondateur des Centres Hospitalo-Universitaires (CHU), et de l'hospitalo-centrisme en France (et ailleurs).

1) La médecine libérale

Rappel historique

La Révolution puis la Commune de Paris avaient ouvert la voie à ce que l'on nommera plus tard l'État-providence : dans ce cadre, le gouvernement d'Alexandre Ribot (IIIe République) montrait sa volonté politique d'installer des médecins cantonaux[1] dans la mesure où « le médecin est vite identifié comme un intermédiaire du gouvernement auprès de la classe souffrante, que seul il peut approfondir, juger et maîtriser »[2] et afin de rééquilibrer l'accès aux soins dans les campagnes par rapport à l'urbanisation croissante pourvue d'hôpitaux, dont déjà on constate l'encombrement.

La médecine libérale naît concrètement avec la Loi de 1803 qui fixe les conditions de formation et d'exercice différenciant les médecins des officiers de santé (qui disparaissent en 1892) : les premiers sont formés en 4 ans et peuvent s'installer partout sur le territoire, tandis que les seconds doivent exercer dans leur périmètre de formation, en trois ans sous la supervision d'un médecin.[3] Le qualificatif de libéral à cette époque n'évoque en rien une posture capitaliste : il s'agit d'un art libéral, à savoir un mode d'exercice fondé sur le savoir et le livre,

[1] Sur proposition du député Salvandy lors du Congrès médical de France en 1845

[2] Faure Olivier, « La médecine gratuite au XIXe siècle : de la charité à l'assistance ». *Histoire, économie et société*, 1984, 3e année, n° 4. *Santé, médecine et politiques de santé*. pp. 593-608.

[3] Leicher Claude, « Le médecin libéral en 2010 », *Les Tribunes de la santé*, vol. 28, no. 3, 2010, p. 55-63.

contrairement aux arts mécaniques des artisans.[4] Les médecins libéraux se positionnent progressivement par rapport à la médecine hospitalière et par rapport à la médecine sociale (aide médicale gratuite) avec l'instauration de la *Charte de la médecine libérale*, dont les principes sont proposés par le Docteur Paul Cibrie le 7 juillet 1927 : liberté d'installation, libre choix du médecin, liberté de prescription, et respect du secret médical.[5] Le paiement à l'acte est instauré en 1928, d'abord sur le principe de libre entente sur les tarifs, puis via une régulation conventionnelle à partir de 1945 avec la création de la Sécurité sociale. À l'époque déjà, l'Assurance maladie ne prenait en charge que 80 % des frais médicaux, le « ticket modérateur » ayant fait son apparition dès la Loi du 5 avril 1928 sur les assurances sociales.[6]

C'est une médecine de proximité qui se diffuse dans tous les villages et cantons, où le médecin acquiert son outil de travail (murs et matériel), travaille beaucoup, se déplace systématiquement à domicile, jour et nuit, son épouse assurant le travail administratif gratuitement. De cet exercice isolé et sacerdotal du médecin généraliste, à la création de cliniques privées consacrées aux spécialités de chirurgie ou d'obstétrique, voire de psychiatrie, c'est un capitalisme professionnel qui, en quelque sorte, habille les territoires délaissés par les grands CHU et élargit considérablement l'accès aux soins, notamment à partir des années 1960. Mais lorsque les ordonnances de 1958 ont structuré la médecine autour de pôles hospitalo-universitaires avec ses spécialités d'organes qui ont dominé le paysage[7], elles ont négligé de statuer sur la médecine de proximité, art libéral ayant progressivement émergé avec la fin des officiers de santé. Méprisés par la faculté et les pouvoirs publics, dévalorisés par leurs confrères spécialistes, désorganisés dans leur rapport de force avec ces derniers, les médecins généralistes réussiront néanmoins à faire naître progressivement une discipline, dont le modèle de soin holiste doit beaucoup - ce n'est pas un hasard - au Pr Cornillot (chapitre X.1). Cela reste un axe valide de différenciation des confrères spécialistes, dans une continuité remarquable avec les fondements hippocratiques : une « médecine des interactions »[8] qui sait *relier* (*complexum*) pour un même sujet le contexte, la santé, la maladie et ses représentations, le soin et la prévention.

Le premier choc pétrolier est l'occasion d'instaurer le « reste à charge » : hausse du ticket modérateur et création du forfait hospitalier « afin de

---

[4] Herzlich C., « Libérale (médecine) », Lecourt D. (dir.), *Dictionnaire de la pensée médicale*, PUF, coll. Quadrige, 2004, pp. 681-684.

[5] Leicher Claude, « Le médecin libéral en 2010 », *op cit.*

[6] A l'origine, le patient devait remettre ce ticket au médecin qui le transmettait à la caisse pour percevoir ses honoraires. IRDES : *Historique du ticket modérateur en France*. Juillet 2022

[7] Et le déséquilibre persiste, avec 45,9 % de spécialistes pour 41,3 % de généralistes (12,7 % de chirurgiens), Bulletin du CNOM, novembre 2024

[8] Martine Bungener, sociologue, citée dans Gervais Y. (coord.), *Histoire de la médecine générale de 1945 à nos jours. Mutations d'une profession, naissance d'une discipline*. Les Belles Lettres, 2022, p 406

responsabiliser le patient en le faisant participer au coût des soins. »[9] Mais, comme la "sécu" n'arrive toujours pas à suivre les dépenses de santé, en 1980 Raymond Barre ouvre le secteur conventionné à honoraires libres, et en même temps donne le champ libre aux assurances santé. Jusqu'en 1993, les dépassements d'honoraires augmenteront de plus de 40 %, essentiellement concentrés par les médecins spécialistes ; le reste à charge aura plus que doublé entre 1980 et 2008.[10] 1993, année du rapport de la Banque mondiale, *Investir dans la santé*, est aussi l'année où sont introduites les Références Médicales Opposables, adossées aux critères qualité/efficacité/efficience de la médecine fondée sur les preuves (EBM), puis toute une série de mesures visant « la maîtrise médicalisée des dépenses de santé », dont le transfert au parlement par Alain Juppé du budget de la Sécurité sociale, voté chaque année (ONDAM).

La crise financière déclenchée par les *subprimes* aux États-Unis en 2007 - 2008 sera l'opportunité d'engager des réformes structurelles importantes du système de santé en France : la Loi Hôpital Patients Santé Territoires de 2009 acte pour la première fois le déport de la santé du ministère vers les régions, avec notamment la création des Agences Régionales de Santé (ARS)[11] ayant pour mission de permettre un meilleur accès aux soins dans tous les territoires. La gouvernance des ARS aurait dû harmoniser la territorialisation des soins entre hôpital public (l'État) et soins ambulatoires (l'Assurance maladie), mais le projet initial est resté au milieu du gué. Ainsi, les ARS étant manifestement à la peine pour organiser l'offre de soins ambulatoires qui se dégradait toujours plus, furent créées les Communautés Professionnelles Territoriales de Santé (CPTS), dont la mission essentielle est un fléchage du parcours des patients entre médecins et équipes de soins primaires, médecins spécialistes et acteurs du champ médico-social, sur fond de rationalisation des soins, c'est-à-dire une amélioration du rapport coût-efficacité dans une enveloppe budgétaire contrainte. Le modèle de gestion des CPTS est aussi une gouvernance, qui appelle la multiplication d'acteurs intermédiaires (fonctions support) pour assurer les tâches administratives et les *reportings* visant à justifier les financements.

Le regroupement des professionnels du soin primaire en Maisons de santé pluriprofessionnelles (MSP) a été valorisé dès 2007 en vue d'« intensifier l'activité médicale », et notamment « améliorer l'efficacité productive de la médecine générale. »[12] La productivité médicale doit s'entendre ici comme une extension des motifs et de la fréquence des recours qui justifieront secondairement les « délégations de tâches » aux professionnels paramédicaux - la

---

[9] Da Silva N., Gadreau M., « La médecine libérale en France : une régulation située entre contingence et déterminisme ». *Revue de la régulation* n° 17, septembre 2015

[10] Ibid.

[11] Les ARS, héritières des Agences régionales d'hospitalisation, n'avaient pas la culture de la médecine ambulatoire – manque de culture que l'on retrouve au plus haut niveau institutionnel.

[12] Rapport Haut conseil pour l'Avenir de l'Assurance maladie, juillet 2007

primo-prescription par les paramédicaux étant déjà souhaitée en 2007. Le regroupement en MSP est donc un instrument d'action publique qui fait reposer le processus de rationalisation sur les professionnels de santé, qui se sont portés volontaires (et ont inspiré les tutelles) pour agir dans le sens du regroupement. Ce faisant, les médecins (généralistes majoritairement), qui cherchaient à échapper aux contraintes bureaucratiques déjà à l'œuvre à l'époque, se sont jetés « dans un exercice libéral sous contrainte »[13], et même double contrainte puisque borné d'un côté par les recommandations de bonne pratique (HAS) et de l'autre par le contrôle des caisses de Sécurité sociale. Mais la corde casse : le sous-investissement chronique dans les soins ambulatoires cristallise la colère de ces professionnels et favorise l'accélération de la financiarisation des soins primaires (ambulatoires), dernier secteur encore épargné. Cette financiarisation des soins de ville s'appuie sur la forfaitisation engagée par les tutelles en l'absence d'investissement à la hauteur des besoins de la population. Je reviendrai plus loin sur la lame de fond de la financiarisation qui commence à inquiéter aussi bien les tutelles politiques[14] que l'Assurance maladie, à propos de l'équilibre économique des structures regroupant les professionnels de santé :

> « Le sujet prend néanmoins une dimension croissante avec le développement des structures d'exercice coordonné, avec des enjeux d'équilibre économique (et de management) qui deviennent plus complexes qu'en exercice individuel. Les interrogations actuelles sur l'équilibre économique des centres de santé comme des structures collectives libérales soulèvent, en filigrane, la question de la capacité à investir. Cette question rejaillit aussi sur les collectivités dès lors qu'elles s'engagent dans la création d'un centre de santé ou d'une maison de santé pluriprofessionnelle (MSP) : de nombreuses structures bénéficient de loyers minorés (voire d'un patrimoine mis à disposition gracieusement). »[15]

Hormis peut-être pour les catégories d'usagers du système de santé les plus précaires, la bureaucratisation du système sanitaire ne remplit pas ses promesses en termes d'accès aux soins et de reste à charge - constat fait sans préjuger de la nécessité et du bien-fondé des transformations structurelles et surtout conceptuelles de ce que devraient être le soin, la santé et les besoins qui y sont associés. On peut tout de même remarquer que la managérialisation du système de santé, avec sa rationalisation technique et ses processus de formalisation et d'abstraction de la gouvernance, a produit une multiplication d'instances entre

---

[13] Moyal, A., « Rationalisation des pratiques professionnelles en maisons de santé pluriprofessionnelles : Le paradoxe d'un exercice libéral sous contraintes. » *Revue française de science politique*, 69, 821-843, 2019.

[14] Sénat, *Financiarisation de l'offre de soins : une OPA sur la santé ?* Version provisoire, 25 septembre 2024

[15] Haut conseil pour l'Avenir de l'Assurance maladie, *Financement et pilotage de l'investissement dans le secteur de la santé. Portrait du fonctionnement en France*, novembre 2023, p 14

le patient et le médecin à tous les niveaux intermédiaires entre le ministère (et ses agences) et les territoires, afin de traduire la bureaucratisation nécessaire à l'hybridation du système public de santé avec des entreprises privées, la "performance" en ligne de mire. Le prix à payer est élevé pour tous, professionnels de santé et usagers : pour les seconds, une forme de désengagement de l'État dans les soins curatifs au profit de la prévention et de la santé publique ; pour les premiers, englués dans les tensions entre logique de métier et logique bureaucratique, une perte d'autonomie qui pourrait participer à la déshumanisation des soins prodigués sur un mode industrialisé/standardisé.

De la convention médicale à la contractualisation avec l'État

Le paiement à l'acte conventionné, majoritaire pour les médecins généralistes exerçant en cabinet libéral, n'est plus revalorisé depuis des années et remplacé par des forfaits de plus en plus nombreux, ce qui permet aux pouvoirs publics des économies d'échelle, et un meilleur contrôle sur les actes en s'appuyant sur l'informatisation des cabinets. L'exercice isolé « doit disparaître » disait la Stratégie de santé 2018-2022, au profit du regroupement des médecins et des auxiliaires de soins au sein de maisons pluriprofessionnelles de santé (MSP), formule privilégiée par les pouvoirs publics, car les professionnels de santé restent dans un exercice libéral tout en se soumettant à la puissance publique via la forfaitisation de l'exercice - et bientôt la capitation, c'est-à-dire la forfaitisation des soins individuels, une sorte d'abonnement annuel payé au médecin par l'Assurance maladie. Ces professionnels de santé payent leurs charges sociales et le plus souvent leur outil de travail, ce qui est un gain pour les pouvoirs publics, tout en tentant de combler le vide laissé par les années de restriction d'accès à la profession médicale. Le regroupement des médecins et de leurs équipes de soins primaires se généralise au sein de structures de plus en plus grandes et, du fait de la numérisation et de l'interopérabilité des systèmes de communication et d'information (des professionnels entre eux et avec leurs tutelles), de nouvelles professions non soignantes s'imposent comme une nécessité « afin de libérer du temps médical ». Ce faisant, le principe de la capitation s'impose, actant la fin de la médecine libérale historique, et avec elle la disparition de valeurs précieuses pour les patients.

À la création de la "sécu" en 1945, les médecins libéraux ont combattu cette contractualisation[16] qui se généralise avec le développement ces dernières années de la forfaitisation du « parcours de soin ». Il faut bien comprendre qu'au-delà de l'aspect financier du paiement à l'acte, les médecins de l'époque défendaient jalousement leur indépendance professionnelle et leur autonomie de prescription, clairement énoncée dans la Charte de 1927. Nicolas Da Silva -

---

[16] B. Valat, « Résistance et sécurité Sociale (1941-1944) ». *Revue historique* n° 592, 1994, p 315-316 : « C'est un refus de s'engager dans la voie contractuelle, en obtenant un secteur libre délimité dans le cadre des dérogations légales, secteur dans lequel fonctionnera effectivement l'entente directe, sauf abus manifeste. »

un économiste qui n'est pas réputé pour sa tendresse envers les médecins libéraux, mais dont les travaux sont très contributifs - explique dans son ouvrage *La bataille de la sécu* :

« La médecine est une profession à pratique prudentielle au sens où le travail est caractérisé par la singularité et la complexité. La singularité tient au fait que le fondement de l'activité médicale est l'humain. (...) La complexité renvoie au fait que les problèmes auxquels sont exposés les médecins ne sont pas susceptibles d'être explicités a priori. (...) Le “bon” médecin doit faire preuve d'inspiration et être capable d'entretenir une relation de proximité avec son patient. Ce modèle justifie la grande autonomie des professionnels de santé dans leur travail. »[17]

Singularité, complexité, inspiration, proximité, autonomie : c'est (volontairement ou non) la définition du médecin libéral, et spécifiquement du médecin généraliste traitant ; d'ailleurs, plus loin Nicolas Da Silva ajoute : « Lorsque la Charte de la médecine libérale de 1927 refuse qu'un tiers public ou privé s'immisce dans la relation de soin, ce n'est pas seulement pour défendre des intérêts matériels, c'est aussi pour défendre le patient contre une pratique médicale sous l'influence de l'État ou du capital. »[18]

Toutefois, le conventionnement du paiement à l'acte, tel qu'il est négocié tous les cinq ans depuis 1971, est aussi l'échec de la capacité d'autorégulation tous ensemble : le secteur II (conventionnement à honoraires libres) créé en 1973 en tant que « politique délibérée de reste à charge (…) afin de responsabiliser le patient en le faisant participer au coût des soins »[19], est majoritairement le fait des médecins spécialistes, quand 96 % des médecins généralistes exercent en secteur I.[20] Pourtant, c'est sur l'ensemble de la médecine libérale que les pouvoirs publics font peser “le trou de la sécu”, ce qui justifie des augmentations régulières du reste à charge pour les patients[21], ou bien encore la notion de médecin traitant dont le rôle est « la prévention et la

---

[17] Nicolas Da Silva, *La bataille de la Sécu. Une histoire du système de santé.* Éditions La Fabrique, 2022, p 195

[18] Ibid., p 196

[19] Da Silva N, Gadreau M, « La médecine libérale en France : une régulation située entre contingence et déterminisme ». *Revue de la régulation* n° 17, septembre 2015

[20] Souvent par défaut : depuis 2008 il faut avoir exercé à l'hôpital comme chef de clinique pour accéder au secteur II.

[21] Le reste à charge deviendra le terrain de jeu des assurances complémentaires, notamment grâce à la bienveillance de la ministre de la Santé de la présidence Hollande. Avec l'obligation faite à toutes les entreprises d'assurer leurs salariés, quasiment aucun contrat groupe ne couvre les frais réels depuis le 1er janvier 2017, en s'alignant insidieusement (c'est-à-dire que les assurés eux-mêmes ne sont pas informés du changement) sur ces avenants dont l'objectif avoué est de réduire les dépassements d'honoraire. Le problème est que cette loi a été faite au prétexte d'une égalité d'accès aux soins. On voit quelques années plus tard que le reste à charge s'alourdit pour les patients.

maîtrise médicalisée des dépenses de santé accompagnée de mesures tarifaires. »[22]

En 2024, devant l'échec de ces mesures, on s'oriente vers un encadrement de plus en plus serré pour glisser vers un système de contractualisation, avec en ligne de mire la fin pure et simple des conventions médicales, comme exprimé clairement par le Haut Conseil pour l'avenir de l'Assurance maladie en 2018 : « stabiliser les modalités de tarification des acteurs de soins primaires, avec 3 étages, organisés de manière pérenne et ne dépendant pas des aléas des négociations conventionnelles. »[23] Il est vrai qu'en visant la création de petites structures infrahospitalières (avec plateau technique comme les MVZ[24] en Allemagne), on entre de plain-pied dans la contractualisation : la fin de la médecine libérale historique est actée. Si l'on prend un peu de hauteur par rapport à l'aspect financier du processus pour se pencher sur l'activité médicale *per se,* non seulement on comprend que la régulation par les médecins (et leurs représentants) n'a pas eu lieu, mais de surcroît, on s'aperçoit que l'indépendance professionnelle a été petit à petit avalée par un mouvement insidieux d'ajustement/asservissement aux normes de la santé publique (*Responsivity Health System*), telle que portée par le concept des soins de santé primaires, traduit en termes structurels par la création des CPTS et des MSP.

La dimension politique du "corps médical" a disparu avec la fin de son autonomie de régulation, une dimension politique qui portait les valeurs éthiques de ce qu'on appelait alors "le colloque singulier", c'est-à-dire une relation de confiance entre le médecin et son patient, relation construite lentement au fil des rencontres sur plusieurs années. Avec la contractualisation de l'exercice professionnel en santé, c'est précisément ce pan qui s'effondre, laissant le champ libre aux *processes* de quantification de la qualité des soins - une perte immense pour les patients qui seront privés d'un appui précieux dans les épreuves de la maladie (renvoyés à leur *empowerment*) et une perte dangereuse d'indépendance médicale (bien qu'encadrée par un Ordre, mais celui-ci semble égaré au regard des enjeux).

Nicolas Da Silva et Maryse Gadreau[25] avaient posé dès 2015 le cadre des jeux de pouvoir à l'œuvre, nous y reviendrons plus loin à propos du big data :

« Pour rendre possible le contrôle, la puissance publique cherche à lever le voile sur la relation patient-médecin. La création et le développement de nombreux systèmes

---

[22] Arrêté du 23 mars 2006 portant approbation de l'avenant n° 12 à la convention nationale des médecins généralistes et des médecins spécialistes

[23] Haut conseil pour l'Avenir de l'Assurance maladie (HCAAM) rapport 2018, p 57. En 2024 Madame la déléguée-adjointe de l'Assurance maladie, évoquant la Convention médicale récemment ratifiée, lors d'une visioconférence, fera deux fois le lapsus en parlant du "contrat" des médecins avec son administration.

[24] *Medizinische Versorgungszentren*

[25] Da Silva N et Gadreau M, « La médecine libérale en France, Une régulation située entre contingence et déterminisme », *art. cit.*

informatiques capables de collecter et d'exploiter les informations sur le travail des médecins libéraux, indispensables au contrôle de la main-d'œuvre, permettent de plus en plus de savoir ce qu'il se passe dans l'intimité du cabinet. En 2004, la réforme du "parcours de soin" est une étape supplémentaire vers la définition de la production médicale (...) utilisant des normes de bonnes pratiques, alors l'autorégulation de la profession n'a plus de raison d'être : les normes fournies par le champ médical peuvent être utilisées en retour contre lui. »

Dix ans plus tard, nous y sommes. Pour les médecins généralistes en particulier, soigner ne suffit plus, il faut *manager* des équipes au sein de structures de plus en plus administrées : l'heure est à la coordination, non pas seulement des soins selon un parcours prédéfini pour chaque usager de santé, mais surtout pour « mobiliser » des compétences par une « réallocation de main-d'œuvre » témoignant d'une gouvernance agile.

La financiarisation des structures de soin accélère ce mode entrepreneurial de gestion des ressources humaines et des performances de l'entreprise : l'engagement vocationnel n'est alors convoqué que pour culpabiliser des soignants écœurés par la maltraitance que génère l'industrialisation du déroulé des soins à la personne. Le parcours minuté et agencé entre plusieurs interlocuteurs accélère l'indifférenciation professionnelle en tant que levier de la rentabilisation des soins.

2) Les moyens pour refonder les soins de proximité

Soins de santé primaires, besoins de soin, « besoins de santé »

Si l'accès aux soins est un enjeu critique pour les politiques publiques en santé, comment expliquer une telle dégradation ces dernières années, sans rester bloqué sur le *numerus clausus* appliqué aux études de médecine ? Les travaux en sciences humaines élargissent le point de vue : l'hôpital était, est et restera à n'en pas douter la référence suprême des systèmes sanitaires, en tant que porteur avancé de la médecine moderne dans toute sa puissance, soutenue par les « élites » médicales, mais aussi la « pharmaceuticalisation »[26] du monde, et son économie. Ce sont en effet les crises économiques dans un premier temps, et secondairement la pandémie de Covid-19, qui ont remis à l'agenda les concepts de couverture de sanitaire universelle et de soins de santé primaires, qui cachent bien leur jeu sous leurs atours généreux en propulsant par exemple la notion de « besoins de santé » en lieu et place des besoins de soins, afin d'élargir le champ de la santé publique. Dans leur essai récent, Fanny Chabrol et Jean-Pierre

---

[26] Chabrol F, Gandillière JP, *Introduction à la santé globale*. La Découverte, 2023, p 79 : « Analogue de la médicalisation, la "pharmaceuticalisation" renvoie au fait que dans les années 1970-2000, en Europe et en Amérique du Nord, les prescriptions et la consommation de médicaments ont augmenté de manière considérable en lien avec la prise en charge des maladies chroniques et la prévention du risque de maladie. » Les auteurs documentent le processus dans les Suds, notamment en Inde avec les médicaments ayurvédiques, sujet abordé dans le chapitre IX.

Gandillière[27] nous livrent leur vision du concept de soins de santé primaires (SSP) :

« Les SSP sont nés d'une quête de modernité alternative nourrie par l'imaginaire d'une médecine sociale par et pour les Suds (...) Il s'agissait à la fois de s'approprier la biomédecine et la santé publique, de les localiser en sélectionnant les savoirs et technologies adaptés, de les hybrider avec d'autres formes de connaissances et d'interventions. Les soins de santé primaires étaient donc dès leur invention un champ de mines épistémique tout autant que politique, ce dont témoigne tout particulièrement leur trajectoire à l'OMS entre le début des années 1970 et la fin des années 1980. »

« Localiser la biomédecine et la santé publique », c'est le projet récurrent des transformations du système sanitaire *via* les ARS, puis les CPTS et les MSP en France, dans une délégation de tâches d'inspiration préfectorale ; « les hybrider avec d'autres formes de connaissances et d'interventions », c'est ouvrir le champ spécifique de la médecine à d'autres praticiens, quel qu'en soit le prix à payer ; « un champ de mines épistémique » : c'est peu dire, car c'est une logique opérationnelle de transformation des systèmes de soins en systèmes de santé, afin de répondre à l'impératif onusien de la conception de la santé et ses liens avec la productivité économique. Un champ de mines, car on le verra plus loin, ce concept de santé opéré par les soins de santé primaires a mis en crise la médecine dans ses buts et son organisation.

En France, sans jamais s'y référer, les autorités sanitaires n'ont eu de cesse de s'y conformer au fil des différentes lois de transformation du système de santé : renforcer la santé publique tout en s'appuyant sur le partenariat avec le privé et *in fine* acter qu'une petite partie de la population seulement peut bénéficier de la couverture de sanitaire universelle, la couverture santé solidaire (ex-CMU) en France. Ainsi, sans jamais s'appuyer explicitement sur le concept de soins de santé primaires, les politiques publiques ont progressivement reconfiguré l'organisation des soins ambulatoires pour « combler l'écart entre l'état de santé constaté et l'état de santé souhaité par les pouvoirs publics »[28]. Pour le dire simplement, les soins de santé primaires visent à absorber les soins primaires (à visée curative) - voire réduire ces derniers au minimum idéalisé par les outils de la santé globalisée (chapitre II). C'est la création des équipes de soins primaires en 2016 qui a lancé la réorganisation et le mode de financement des soins de proximité au sein d'une gouvernance portée par les CPTS et les ARS : on parle bien de réorganisation et de financement sans accroissement des personnels de santé, tandis que ces entités purement administratives, avec leurs exigences d'évaluation et de contrôle, vont augmenter jusqu'à représenter dans certaines structures de soin jusqu'à 40 % de l'ensemble des ressources humaines,

[27] Ibid., p 53

[28] Chantal Case, Dominique Baubeau, Peut-on quantifier les besoins de santé. *DRESS, Solidarité et santé* N° 1, 2004

et que sur le terrain ambulatoire, les différents *processes* et autres contrôles menés par l'Assurance maladie viennent alourdir l'exercice des professionnels. Dès 2005, dans leur *Essai sur la médicalisation de l'existence*[29], Roland Gori et Marie-José Del Volgo relevaient « un malaise dans la santé » lié à la pénurie de médecins, qu'ils mettaient sur le compte d'une « dilatation des nouveaux besoins et des nouvelles demandes sociales des populations placées sous protectorat médical ». Les auteurs citaient le rapport Berland de 2003, qui se penchait déjà sur la nécessité de transferts de tâches des médecins vers les personnels paramédicaux pour pouvoir faire face à cette médecine « étirée entre son bord social et son bord technologique » sous la menace du risque « de démédicalisation des prestations et services médicaux, au profit d'une industrialisation de la santé. »[30] Ce regard critique sur l'extension du champ de la santé publique dans ses dimensions épidémiologique et statistique est déjà ancien : Georges Canguilhem estimait en 1988 que « Santé publique est une appellation contestable. Salubrité conviendrait mieux »[31], et c'est une constante dans son œuvre. Ainsi, 10 ans plus tôt, en 1978, il affirmait :

> « Il est vrai que la notion de santé n'a pas pu ne pas subir un changement de sens par l'extension de son application à l'ensemble d'une population progressivement protégée par des mesures législatives et des institutions dites successivement d'hygiène, de salubrité, de sécurité (...) Du jour où l'on a dénommé santé ce qu'auparavant on appelait condition physique et morale d'une population, la santé a été perçue dans ses rapports avec la puissance économique et militaire d'une nation. La santé des individus n'est plus seulement, selon la définition de Leriche, “la vie dans le silence des organes”, elle est la vie dans le bruit fait autour des statistiques fondées sur des bilans. Corrélativement, le corps médical est devenu un appareil d'État. »[32]

Aujourd'hui, le « corps médical » n'est pas encore un « appareil d'État », mais il pourrait en prendre le chemin si la capacité de résistance des syndicats de médecins libéraux devait s'émousser encore lors des prochaines négociations conventionnelles (si elles perdurent).

À l'époque, on ne parlait pas des « soins de santé » tels qu'égrenés au fil des textes législatifs, puisque les outils de la santé globalisée n'étaient pas encore développés. Mais, d'un auteur à l'autre on perçoit l'inquiétude que provoque l'intrusion progressive de la santé publique, donc de la biopolitique, d'un côté sur les individus par une mainmise sur les âmes et les corps, d'un autre côté sur

---

[29] Gori R., Del Volgo M.J., *La santé totalitaire. Essai sur la médicalisation de l'existence. Champs essais*, 2005 éd. 2009, p 80-81

[30] Ibid., p 82

[31] Canguilhem G., La Santé : concept vulgaire et question philosophique. *Écrits sur la Médecine*, Seuil, 2002, p 62

[32] Canguilhem G., *Études d'histoire et de philosophie des sciences concernant les vivants et la vie.* Librairie philosophique J. Vrin, 2002, p 403. L'article *Puissance et limites de la rationalité en médecine* est une conférence de 1978 à Strasbourg.

le « corps médical » qui perd peu à peu sa subsidiarité. Le concept de soins de santé primaires contient en lui-même la notion de « besoins de santé » qui ne doit pas être confondue avec les besoins de soins, et qui participe à cet écart grandissant entre l'offre de soins médicaux et l'offre de « soins de santé » - autrement dit une amplification du domaine de la santé publique. Selon la Direction de la recherche, des études, de l'évaluation et des statistiques (DRESS)[33], « les "besoins de santé" peuvent être définis comme l'écart entre un état de santé constaté et un état de santé souhaité par la collectivité ou les pouvoirs publics » et les auteurs de s'interroger sur la norme à choisir pour définir et quantifier ces besoins de santé. Ils confirment que cette approche a pour objectif de définir un panier de soins standardisé selon les populations et leurs déterminants de santé évalués par territoires, et d'en faire un instrument de réduction des inégalités de santé. Clairement, la différence entre besoin de soins et « besoin de de santé » pose des problèmes méthodologiques, puisqu'il faudrait choisir entre indicateurs de consommation de soins et besoins de soins ressentis par la population. Les auteurs concluent d'ailleurs qu'« énoncer un besoin de santé est un véritable choix politique, éthique, philosophique qui doit s'adapter au lieu et au moment ». Le choix politique en France a été de s'aligner sur les concepts supranationaux avant même d'avoir la capacité d'évaluer les besoins en personnels de santé pour répondre à ces nouveaux « besoins de santé ».

De fait, des sociologues constatent un processus de médicalisation en lien avec la définition extensive de la santé qui, initialement saisie par les classes moyennes et supérieures, s'est élargie aux classes populaires stables (les salariés d'exécution) qui font de plus en plus preuve « d'une bonne volonté sanitaire »[34]. L'injonction « à prendre soin de soi » expliquerait d'un côté le refus de surexploitation du corps en se démarquant des générations antérieures de travailleurs, et d'un autre côté serait à relier avec les normes sanitaires prescrites en milieu professionnel, le tout sur fond de démarcation d'avec les plus dominés, perçus comme surconsommant ou se laissant aller - les plus précaires utiliseraient peu leurs droits sociaux (donc le recours aux soins primaires) pour s'adresser directement aux services d'urgence. Les « besoins de santé » peuvent ainsi être directement reliés aux injonctions à la bonne santé issues de la santé publique ou relayées par les professionnels de santé, ce qui mécaniquement augmente les recours aux services sanitaires. Nous verrons plus loin (Chapitre X.4) combien cette injonction à « prendre soin de soi » s'insère parfaitement dans la gouvernance de la *Santé globale,* laquelle ne vise rien moins qu'une *médecine de la santé* où la norme médicale est utilisée afin que les populations - autonomes pour avoir bien intériorisé ces normes - mènent une

[33] Chantal Case, Dominique Baubeau, « Peut-on quantifier les besoins de santé », *art. cité*

[34] Arborio, Anne-Marie, et Marie-Hélène Lechien, « La bonne volonté sanitaire des classes populaires. Les ménages employés et ouvriers stables face aux médecins et aux normes de santé », *Sociologie*, vol. 10, no. 1, 2019, p. 91-110.

vie « normalisée, rationnellement gérée, socialement adaptée et économiquement productive. »[35]

En somme, la logique conceptuelle des soins de santé primaires vise à élargir les interventions du système de santé, sa définition même y invitant. En conséquence, en augmentant la pression préventive, de dépistage et bientôt prédictive, les besoins de soins curatifs sont engloutis sous la masse des « soins de santé » engendrés par cette logique. Sur le plan structurel en France, les soins primaires - la médecine générale, la pharmacie, les soins infirmiers, kinésithérapeutiques, dentaires, orthophonistes, demain les psychologues - sont réorganisés et redistribués au sein de maisons de santé, qui ouvrent la voie à la forfaitisation selon un « parcours de soins » prédéterminé par les autorités sanitaires en fonction des pathologies à prendre en charge, ainsi désormais que les « besoins de santé » créés par l'extension du domaine de la santé publique. La médecine conventionnée devra renoncer au paiement à l'acte pour des raisons structurelles et idéologiques plutôt qu'économiques, puisque les « besoins de santé » représentent un fort investissement financier.

Financiarisation du système de santé

Il faut impérativement optimiser le système de santé du fait 1) du vieillissement des médecins (et de leurs patients) ; 2) d'une enveloppe de financement contrainte ; 3) du choix d'aligner notre système de santé sur les recommandations supranationales en procédant à des regroupements de plus en plus importants (même processus que pour les structures hospitalières) en vue de mutualiser les nouveaux métiers nécessaires à cette managérialisation en santé. En effet, en sus du médecin généraliste et des professionnels paramédicaux, ce type de gestion nécessite du personnel non soignant : certes des secrétaires, certes des assistants médicaux, mais aussi et surtout des personnels assurant les fonctions support (gestion de paie, d'informatique, de consommables, etc.) ; les centres de santé et les MSP promus par les tutelles sont aussi des entreprises ayant vocation à créer de l'emploi. Le mode de financement de ces structures étant multiple (CPAM, ARS, Fonds d'investissement régional, départements et communes), il y a concurrence pour les obtenir, ce que soulignent les sages de l'Assurance maladie. De ce maquis de normes et de financements publics éclatés, certains grands groupes ont su tirer avantage, tels Livi, Ramsay, Ipsos Santé : tous sans exception réclament des financements forfaitaires (capitation) qui sont bien plus rémunérateurs que le paiement à l'acte des professionnels de santé. Ils captent les usagers clientélisés par une offre multiple (ateliers santé, etc.) qui est financièrement indolore pour les usagers, mais pas pour l'Assurance maladie. France Assos Santé n'est pas en reste puisqu'elle publie en 2021 un *Manifeste pour refonder les soins primaires,* en

[35] Céline Lefève, « Questions de soins ». *Philosophie du soin : santé, autonomie, devoirs.* Vrin, 2019, p 130

partenariat avec le groupe AVEC-santé.[36] L'heure n'est plus vraiment à la convention entre professionnels de santé et Assurance maladie, mais plutôt à la contractualisation avec l'État décentralisé : changement de paradigme.

En combinant pénurie organisée des médecins, forfaitisation des parcours de soins et sous-investissement chronique, tant à l'hôpital qu'en ambulatoire, la santé, dans la France du XXIe siècle, est ainsi marquée par une gestion financiarisée de la médecine, adossée à de belles paroles universalistes portées par l'OMS, laquelle vise un lissage, à savoir une mise aux normes internationales des systèmes de santé et des professions de soin. En France comme ailleurs, le fait de socialiser les coûts de santé des plus fragiles renvoie automatiquement le reste de l'offre de soins au marché. C'est pourquoi on constate un sous-investissement majeur de l'État dans les soins primaires (ambulatoires) et l'intrusion des grands groupes à la faveur de récentes décisions politiques d'ouvrir des centres de soins non programmés. Aussi peut-on parier que, même si le *numerus clausus* n'existait pas, la dévaluation des actes de soins primaires aurait abouti aux mêmes conséquences avec les mêmes décisions : la mise à l'agenda de la santé dans le programme de réappropriation financière de toutes les sphères de la vie. Pour preuve, la sous-dotation financière des soins infirmiers ambulatoires et la pauvreté structurelle de l'hospitalisation à domicile, facilitent amplement le marché des EHPAD privés, avec les dérives que l'on connaît. Ce sont des orientations basées sur une idéologie économique dépourvue de sens politique : de la gauche à la droite, des années 1980 à aujourd'hui, les mêmes recettes ont été appliquées, sans discernement, sans ambition et en tournant le dos à l'histoire de notre système de santé et de notre Sécurité sociale. En 2000, nous étions encore le meilleur système au monde ; 24 ans plus tard, les affaires de retard de prise en charge dans les services d'urgence se multiplient, et la mortalité infantile à la naissance augmente.

Qu'est-ce que *La financiarisation dans le secteur de la santé* ? Selon les auteurs de cette note de Sciences Po[37], il s'agit « d'un processus par lequel des acteurs privés, non directement professionnels de santé, capables d'investir de façon significative, entrent dans le secteur des soins avec comme finalité première de rémunérer le capital investi » - des fonds d'investissement internationaux pour le dire simplement. Ce mouvement avait été initié avec le rachat des cliniques, puis la concentration des laboratoires d'analyse médicale et des centres d'imagerie, avec ensuite un élargissement aux centres d'ophtalmologie autorisant la prise en charge par les orthoptistes (ordonnance de 2018).

L'incursion dans les soins primaires a commencé par les centres dentaires : non soumis initialement à l'agrément des ARS, ils en ont profité pour surfacturer des soins à l'Assurance maladie. Concernant la médecine générale,

---

[36] https://www.avecsante.fr/wp-content/uploads/2021/11/manifeste-pour-refonder-les-soins-primaires.pdf

[37] Daniel Benamouzig, Yann Bourgeuil, *La financiarisation dans le secteur de la santé : tendances, enjeux et perspectives.* Chaire Santé Sciences PO, juillet 2023

des autorisations d'expérimentation de forfaitisation (article 51) ont permis l'éclosion d'acteurs nouveaux qui fournissent des prestations de service clé en main (fonctions support) très séduisantes pour des médecins assommés de tâches liées aux contrôles administratifs de leur exercice clinique. Il faut y ajouter les plateformes de prise de rendez-vous ou de téléconsultation, ou encore la multiplication de centres de soins non programmés qui fleurissent dans des zones porteuses, qui ne sont pas des "déserts médicaux" ruraux, avant que ces centres ne soient soumis à autorisation préalable. Cette logique de profitabilité pourrait être le frein principal à une meilleure répartition des professionnels de santé sur les territoires et pourrait même l'aggraver puisqu'ils sont directement en concurrence avec les professionnels de santé libéraux.[38] Loin de rationaliser les dépenses de soins, c'est une situation à risque de dérive consumériste (notamment les arrêts de travail *via* les plateformes de téléconsultation) pour des patients non plus usagers du système de santé, mais consommateurs de l'immédiateté ; par ailleurs, la politique publique assumée de faire plus avec moins grâce aux standards de l'industrie et du *management*, encourage ces développements d'acteurs économiques nationaux, et de plus en plus internationaux : la santé est globalisée et financiarisée, à rebours de l'esprit fondateur de la Sécurité sociale, et surtout à ses dépens et aux dépens des cotisants.

Industrialisation des soins

L'économiste Nicolas Da Silva considère que la réappropriation de la Sécurité sociale par l'État aux fins de maîtrise des dépenses de santé lui permet de se comporter en employeur qui « au nom de l'amélioration de la qualité des soins et de la lutte contre le gaspillage, a imposé un double processus d'industrialisation et de dépossession du travail du soin ».[39] L'industrialisation, voire la taylorisation des prestations sanitaires[40], s'inscrit dans le processus de financiarisation et de standardisation néo-managériale qui s'est immiscé dans le secteur de la santé avec la bénédiction des tutelles. Cette industrialisation impose un partage et des délégations de tâches des médecins vers des assistants, des infirmières, ainsi que les pharmaciens au prétexte « d'optimisation du temps médical ». Interposer des « producteurs de soins » entre le patient et son médecin devrait permettre à terme un véritable triage en amont de la consultation médicale (voir plus loin), dans des conditions qui ne sont à ce jour pas assurées en termes de sécurité des procédures - pour mémoire, le triage à l'entrée des urgences existe depuis longtemps, assuré par une infirmière supervisée par les médecins. Cette sécurité des procédures de délégation de tâches de soin se transforme *de facto* en tri pour l'accès au médecin, lequel est

---

[38] Ibid.

[39] Nicolas Da Silva, *La bataille de la sécu. Une histoire du système de santé,* déjà cité, p 194

[40] Alexis Jeamet, « Déposséder les soignants pour "reconstruire" l'hôpital public ? Une analyse d'économie politique », *Économie et institutions,* 30-31 | 2022

seul (à ce jour) à pouvoir poser un diagnostic. C'est une question tout à fait fondamentale en termes d'éthique et d'équité, mais elle est occultée par les législateurs. Il ne s'agit pas de dénier aux infirmières, aux pharmaciens ou autres paramédicaux, l'expérience acquise dans leur exercice pour déceler ce qui pourrait constituer un motif de consultation médicale - et tous les médecins qui travaillent depuis longtemps avec des infirmières le savent bien - mais plutôt de mettre en garde sur la mise en place précipitée, par défaut, de procédures immatures sur le terrain ; car le processus d'ouverture des tâches de soin et de suivi médical s'accélère, sous la poussée du sous-financement chronique des soins de proximité médicaux et paramédicaux.

3) Les conséquences de la refondation des soins de proximité

Indifférenciation des professionnels de santé

Il convient de bien prendre acte de la volonté politique d'instaurer une indifférenciation entre professionnels de santé au prétexte d'un manque de médecins, puisque le plus important pour les tutelles est que l'ensemble des « producteurs de soins » coordonnés fournissent l'immense masse de données dont la récolte leur est déléguée par l'Assurance maladie, grâce aux logiciels métiers *ad hoc* : ce travail du clic de chaque soignant est un instrument de soumission au modèle de l'État-plateforme et ses mesures de performance du système sanitaire. Cette politique de plateformisation du système sanitaire, nécessitant l'indifférenciation des professionnels de santé, est transparente : en 2018, le Haut Conseil pour l'avenir de l'Assurance maladie affirmait « l'idée forte d'une possible redistribution et extension des tâches au sein des soins primaires »[41]. Cette méthode d'indifférenciation entre les professionnels de santé est confortée en 2022, appelant à la « porosité » entre tous les secteurs :

> « Il est clair en effet que l'on est dans un marché global de l'emploi en santé, qui se traduit aujourd'hui par une grande porosité entre tous les secteurs, secteur public, secteur privé, sanitaire, médico-social, etc. Cette porosité (...) permet des évolutions au cours de la carrière et facilite les transferts de cultures par le transfert des professionnels d'un secteur à l'autre. Sous réserve que l'attractivité des différents modes d'exercice soit équilibrée, cette porosité permet en théorie une répartition des professionnels plus conforme aux besoins, en facilitant les réallocations de main-d'œuvre. »[42]

La « réallocation de main-d'œuvre » est l'expression d'une gouvernance agile où les métiers sont effacés au profit d'un éventail de compétences qu'on utilise au gré des besoins en ressources humaines, afin d'optimiser la perfor-

---

[41] Haut conseil pour l'Avenir de l'Assurance maladie (HCAAM), *Organisation des soins proximité*, rapport 2018, p 11

[42] Rapport du Haut conseil pour l'Avenir de l'Assurance maladie, *Organisation des Soins de proximité : Garantir l'accès de tous à des soins de qualité*, 2022

mance (économique) du système de santé. C'est ce paradigme de la gestion entrepreneuriale qu'un certain nombre de soignants vit mal, très mal même, car il emporte avec lui le sens du métier, et avec le métier la dimension d'engagement. Les conditions d'exercice - tant à la ville qu'à l'hôpital - cadencées sur un mode industriel, avec un partage des tâches qui peut devenir fordiste, contiennent en puissance la destruction du serment déontologique de bienfaisance et non-malfaisance.

L'indifférenciation des métiers s'élargit à la structure même des lieux de soins, où le paiement à l'acte doit disparaître pour rentabiliser la présence d'une multitude d'emplois de support pour faire fonctionner ces grosses machines à soigner et à produire des datas. D'ailleurs, en 2022 les sages de l'Assurance maladie estimaient « qu'en optimisant l'emploi du temps médical, les effectifs globaux de médecins généralistes pourraient être suffisants au niveau national, il reste néanmoins la question de la répartition de ces effectifs sur le territoire. »[43] Les mêmes sages réclamaient en 2018[44] « une réécriture du Serment d'Hippocrate » en y ajoutant l'interprofessionnalité, la préoccupation du juste soin, mais surtout l'approche de santé publique - normée par les tutelles - ce qui met en danger l'éthique du soin à la personne, supposée être jalousement gardée par l'Ordre des médecins.

Malheureusement, la vision des politiques, scotomisée par les économies immédiates, balaye avec mépris ces arguments et ces valeurs (suprêmes dans le soin). Par exemple, en réponse à l'Académie de médecine qui défend (elle est dans son rôle malgré un réveil trop tardif pour valoriser ses propos) la dimension intellectuelle et expérientielle d'un diagnostic médical, la députée S. Rist répond « nostalgie et condescendance ».[45] Peut-être cette élue oublie-t-elle dans ce message sa propre position de médecin en exercice, pour répondre à ses électeurs et aux associations de patients qui réclament leur droit immédiat à la santé en tout temps et en tous lieux. Peut-être aussi qu'accuser les médecins de nostalgie et de condescendance à l'égard de leurs collègues paramédicaux lui procure l'oubli des échecs successifs des politiques publiques en santé.

Égalité d'accès aux soins et triage

La rationalité néolibérale promeut l'égalité des chances, occultant délibérément l'énorme problème de l'égalité des situations, qu'on retrouve aujourd'hui de manière très aiguë dans la problématique de l'accès aux soins. Or, dans une société où chacun pourrait devenir "entrepreneur de soi", l'objectif est d'atomiser le portage du risque (social et économique) en le déportant du collectif vers l'individu, grâce au pouvoir incitatif de la co-construction des normes *(soft law).* En somme, le projet politique tend à se dissoudre dans une

---

[43] Ibid., rapport 2022, p 58
[44] HCAAM, rapport 2018, déjà cité
[45] Twitter (X) le 19 février 2024

technique de gestion socio-économique qui a prescrit aux États des cures d'amaigrissement récurrentes, notamment depuis 2008. Pour emporter l'adhésion des citoyens-usagers (et désormais consommateurs), la démocratie sanitaire (née de scandales sanitaires successifs) vise à rétablir la confiance dans la gouvernance sanitaire en les associant aux institutions - tel est le *mantra* des différentes stratégies de santé publiées à ce jour. Est-ce que les droits fondamentaux peuvent encore être revendiqués en situation sanitaire exceptionnelle ? La réponse est clairement non, on l'a vécu pendant la pandémie - identifiée par le président Macron comme une situation de guerre - qui a justifié un certain nombre de restrictions de libertés, au premier rang desquelles celles de circuler[46], ayant fortement altéré la continuité des soins, en contravention au droit constitutionnel (article 1) retranscrit dans le Code de santé publique[47]. Est-ce que les transformations du système de santé qui ont entériné la pénurie de médecins libéraux sont conformes à ce droit constitutionnel d'égalité d'accès aux soins ? Si le devoir de l'État est de protéger les citoyens en y mettant « tous les moyens disponibles » pour assurer la continuité et la sécurité des soins, pour tous les médecins (libéraux et salariés) c'est un engagement déontologique qui s'enracine dans l'antique *Serment d'Hippocrate*[48], dont la réécriture régulière pourrait conduire à une obligation de résultats et non plus seulement de moyens.[49] L'hôpital accueille en principe tout le monde, et les médecins libéraux n'ont pas le droit de trier les patients qui les sollicitent - en théorie puisque les assistants médicaux et les infirmières en pratique avancée s'en chargeront *de facto*. Tous les médecins participent aux missions de santé publique, et sans entrer dans les détails de ces missions, elles lui confèrent une obligation de soin, quelles que soient les circonstances.

Pourtant, le tri en santé existe et se développe, sous les coups répétés d'un projet de *Santé globale* qui, dès sa conception, a imposé la socialisation des coûts à l'égard des plus fragiles et la financiarisation du système pour ceux qui peuvent y accéder. Le reste à charge financier est né en même temps que la "sécu" qui, à son instauration, ne finançait que 80 % des soins, et le ticket modérateur est une invention de la mutualité.[50] Le principe de la couverture

---

[46] Théo Boulakia, Nicolas Mariot, *L'attestation. Une expérience d'obéissance de masse, printemps 2020.* Anamosa, 2023

[47] « Art. L. 1110-1. - Le droit fondamental à la protection de la santé doit être mis en œuvre par tous moyens disponibles au bénéfice de toute personne. Les professionnels, les établissements et réseaux de santé, les organismes d'assurance maladie ou tous autres organismes participant à la prévention et aux soins, et les autorités sanitaires contribuent, avec les usagers, à développer la prévention, garantir l'égal accès de chaque personne aux soins nécessités par son état de santé et assurer la continuité des soins et la meilleure sécurité sanitaire possible. »

[48] J. Jouanna : *Hippocrate,* Paris, Librairie Arthème Fayard, 1992. Annexe I, traduction du texte original : "Dans toutes les maisons où je dois entrer, je pénétrerai pour l'utilité des malades, me tenant à l'écart de toute injustice volontaire, de tout acte corrupteur en général."

[49] Rapport du HCAAM 2018, déjà cité, p 25

[50] Nicolas Da Silva, *La bataille de la sécu*, déjà cité, p 74

sanitaire universelle n'a jamais été non plus un principe de médecine gratuite, puisqu'il prévoyait un panier de soins moyen permettant aux populations de ne pas débourser des frais trop importants. Lorsque les centres de santé pratiquant le tiers payant intégral ont la mission d'accueillir les plus vulnérables, cela constitue une sorte de tri, tandis que les classes moyennes et supérieures cotisent à des assurances de santé complémentaires auxquelles l'Assurance maladie délègue le remboursement de restes à charge de plus en plus élevés. Hélas, pensant légitimement avoir le droit de choisir leur médecin, de plus en plus souvent ces catégories se trouvent dans l'impasse des "déserts médicaux", où obtenir un rendez-vous dans un délai décent est un combat au sens propre : les plateformes de rendez-vous sont une mise en compétition pour le premier créneau disponible ; lorsqu'une secrétaire médicale existe, elle est victime de torrents de colère et d'agressivité ; sans compter les agressions des soignants eux-mêmes dans leurs lieux de consultation.

En revanche, soyons lucides : le tri agit sur le "corps soignant", de plus en plus imprégné du modèle managérial, et s'éloignant toujours plus de la pratique professionnelle « artisanale », ils s'emploient à « valoriser » leur activité. On a découvert ce que certains qualifient d'« attitude mercenaire » dans le choix des postes de remplacement ponctuel dans les structures hospitalières (ce qui a conduit à une régulation par voie législative) ; en ambulatoire, trouver un remplaçant peut devenir un parcours du combattant pour un médecin généraliste, et l'époque d'une redistribution partielle des honoraires est révolue pour laisser place à un contrat de fidélisation afin d'assurer la continuité des soins. Enfin, la mise en place de structures dédiées aux soins non programmés - mieux rémunérés - entre en compétition directe avec l'activité régulière des médecins traitants, ainsi que l'activité de téléconsultation sur des plateformes dédiées.

Pour les populations les plus précaires, le reste à charge est une préoccupation constante depuis l'émergence des assurances sociales à la fin du XIXe siècle. À cet effet, les dispensaires avaient été créés à partir de 1916, mais il fallut attendre 1999 pour que leur existence à but non lucratif soit actée dans le Code de santé publique sous l'appellation « centres de santé ». Cette médecine sociale et communautaire présente cependant un équilibre financier précaire[51]. Les médecins et autres professionnels de santé y sont salariés localement par les municipalités (survivance de la médecine sociale de l'après-guerre) ou par des associations communautaires : ces centres sont subventionnés, car les actes (et désormais les forfaits) payés par l'Assurance maladie ne suffisent pas à financer leurs frais de fonctionnement. Dans ces centres de santé, les médecins effectuent leurs 35 heures hebdomadaires légales, contre plus de cinquante heures par semaine pour les professionnels libéraux, dans un contexte de pénurie de main-

[51] Rapport de l'Inspection générale des affaires sociales, *Situation économique et place dans l'offre de soins de demain.* 2013

d'œuvre généraliste (et aussi spécialiste). Leur patientèle majoritaire est cette population proche du seuil de pauvreté, bénéficiant de la complémentaire santé solidaire ou de l'Aide médicale d'État, et leur existence répond à un besoin qui s'élargit avec l'appauvrissement d'une partie des Français ces dernières années : le reste à charge est inexistant et ces populations fragiles bénéficient de plus en plus de la politique de l'« aller vers », dont la vertu principale serait de répondre aux besoins de soins ; mais cette politique n'est pas à l'abri d'un retour de l'hygiénisme et d'injonctions contraignantes à la prévention (par exemple la vaccination, on a déjà connu cela par le passé). Quoi qu'il en soit à ce stade, la complémentaire santé solidaire (ex-CMU) et l'Aide médicale d'État (AME) répondent à l'engagement de l'État français, membre de l'ONU, de promouvoir la couverture sanitaire universelle afin de protéger chaque personne et de réduire l'inégalité d'accès aux soins.

Pour autant, toute une frange de la population renonce à se soigner. Même si sa mesure en semble délicate (en lien avec la formulation des questions[52]) on sait que les renoncements aux soins concernent en 2020 4,4 % de la population, dont la moitié pour des raisons financières : parmi les déterminants sociaux, on trouve le niveau d'étude, le niveau de vie, le jeune âge, l'absence de couverture santé (la CMU et les affections longue durée seraient protecteurs), le handicap ou l'isolement social. Depuis 2017, la DRESS relève que ce phénomène s'accentue dans les zones particulièrement sous-dotées en médecins généralistes. Le reste à charge est responsable du renoncement aux soins pour raisons financières, en tout temps et en tous lieux.

Paradoxalement, le projet de couverture sanitaire universelle, soutenu par la Banque mondiale, a permis de formaliser l'entrée du secteur privé dans la santé, laissant aux États membres le soin de réguler le partenariat public-privé[53]. L'esprit même de la Sécurité sociale (chacun cotise selon ses moyens et reçoit selon ses besoins de soins curatifs) est mis à mal, d'autant plus que la notion de « besoin » devient suspecte de subjectivité non mesurable.[54] On l'a vu, couverture sanitaire universelle et soins de santé primaires sont intimement connectés.[55] Or, ce modèle d'organisation des soins ne tient pas ses promesses, ni en termes d'économie, ni en termes d'efficience et de performance du système de santé, comme on peut l'observer au *National Health Service* anglais (NHS), en très grande difficulté.[56] L'OMS, l'OCDE et la Banque mondiale continuent néanmoins de le promouvoir, puisqu'il permet non seulement de

---

[52] Aude Lapinte, Suivi dans le temps et impact de la formulation des questions sur la mesure du renoncement aux soins. *DREES* méthode, N° 10, 2023

[53] Birn, AE., Nervi, L. "What matters in health (care) universes: delusions, dilutions, and ways towards universal health justice". *Global Health* 15(Suppl 1), 0,2019

[54] Aude Lapinte, déjà cité

[55] Ministère de l'Europe et des Affaires étrangères, *La France, leader historique de la Couverture santé universelle.* Octobre 2020

[56] Mas S., « Les soins de santé primaires : enjeu paradoxal pour la fonction traitante des médecins généralistes ». *Revue Exercer*, #207, novembre 2024

faire entrer le sanitaire dans la financiarisation globalisée, mais aussi d'élargir les pratiques de soin/santé aux thérapies complémentaires et traditionnelles (2e partie).

4) Le médecin de famille : fin de vie programmée

Dans une étude sociologique récente des rapports entre les travailleurs salariés modestes et le système sanitaire, Anne-Marie Arborio et Marie-Hélène Lechien[57] montrent combien le médecin de famille garde une place privilégiée dans le paysage sanitaire : « mon médecin » est encore très valorisé pour ses capacités d'écoute par rapport aux spécialistes d'organes ; bien au-delà des besoins somatiques, il (elle) est celui qui s'enquiert de l'ambiance familiale et celui vers qui on se tourne si des conflits surgissent, lorsque des troubles psychologiques surviennent. Mieux : il jouerait un rôle important de soutien et de protection individuelle face à l'érosion des modes collectifs de défense contre la dégradation des conditions de travail ; c'est la dimension politique de la médecine que l'Assurance maladie souhaite leur retirer avec les délits statistiques sur les arrêts de travail. Peu reconnu et dévalorisé dans toutes les strates institutionnelles du système de santé, le médecin de famille semble être la première et la seule référence des classes populaires et, comme vecteur des normes de santé publique, il est sans doute celui qui a le plus contribué à l'évolution des comportements au sein des familles (alimentation et sport) tout en ajustant ses prescriptions normatives à chaque personne dans son environnement. Ce rôle primordial et spécifique « dans la réforme de l'intérieur des classes populaires stables »[58] n'est pas nouveau. Les procédures managériales basées sur la "confiance" ont méthodiquement visé à détruire le lien particulier entre les populations et les médecins sur un territoire. Or, en précarisant la liberté de choix de leur médecin de famille ("déserts médicaux" et regroupement en MSP), les pouvoirs publics précarisent la dimension politique de ces populations. En même temps, en interposant d'autres professionnels de santé paramédicaux dans la relation thérapeutique, les pouvoirs publics diluent le pouvoir politique des médecins de famille - soit le pouvoir de peser sur les lois du marché en protégeant leurs patients de la surexploitation ou de la maltraitance. Et ceci a commencé il y a plusieurs décennies, lorsque le médecin de famille/médecin généraliste a été transformé en *gatekeeper,* un filtre contrôlant l'accès aux autres spécialités pour réguler les dépenses de santé. Il faut néanmoins reconnaitre que le statut professionnel du médecin généraliste a toujours été précaire, il suffit de relire l'appréciation visionnaire de Georges Canguilhem en 1989 :

---

[57] Arborio, Anne-Marie, et Marie-Hélène Lechien, « La bonne volonté sanitaire des classes populaires. Les ménages employés et ouvriers stables face aux médecins et aux normes de santé », *Sociologie,* vol. 10, no. 1, 2019, p. 91-110.
[58] Ibid.

« Le médecin thérapeute à tout faire, actuellement nommé “généraliste”, a vu décliner son prestige et son autorité au profit de médecins spécialistes, ingénieurs d’un organisme décomposé comme une machinerie. Médecins encore par la fonction, mais non plus désormais par correspondance à une image séculaire, lorsque la consultation consiste dans l’interrogation par l’ordinateur de banques de données d’ordre séméiologique et étiologique et la formulation d’un diagnostic probabilitaire, soutenu par l’évaluation d’informations statistiques. »[59]

Nos ainés étaient la mémoire de l'excellence de la médecine au XXe siècle. Ils avaient bâti seuls leurs réseaux de coopération avec leurs collègues médicaux et paramédicaux pour assurer la continuité des soins de leurs patients, dans des délais raisonnables grâce à une communication directe (le téléphone reste le plus court chemin). Professionnels libéraux, ils ont pu bénéficier de l’indépendance dans leur exercice, indépendance qui s'est progressivement réduite jusqu'à être prise en étau entre les recommandations de bonnes pratiques (dont certaines sont opposables, c'est-à-dire porteuses d'une responsabilité médico-légale) et l'intrusion massive du chiffrage statistique de leur exercice. Ils ont souvent sacrifié leur santé et leur vie de famille par leur engagement auprès de leurs patients, avec une disponibilité et un dévouement tels que de nombreux patients en expriment la nostalgie. Leur relative liberté tarifaire jusqu'en 1993 leur permettait de soigner tout le monde selon ses revenus dans le respect de leur engagement déontologique (majoritairement). Plusieurs études ont révélé l’impact positif de la médecine de famille en termes d’hospitalisations et de décès prématurés évités : en 2007, Barbara Starfield signait un éditorial de référence[60] où elle montrait, chiffres à l’appui, que c’est bien le suivi régulier interpersonnel avec son médecin qui permettait ces résultats. Plus récemment, devant la persistance de l’invisibilisation des médecins de famille dans la refondation des systèmes de santé, un médecin autrichien, le Dr Florian Stigler, a fondé *Family Medicine Initiative*, dont le chapeau est : *8 raisons pour lesquelles les médecins de famille sont les stars actuelles de la médecine*[61]. Il reprend les vues et les études de Starfield et y ajoute quelques appréciations chiffrées sur la prise en charge des maladies chroniques et le rôle des médecins généralistes dans la prévention.

Clairement menacée dans ses fondements holistes par la managérialisation de l’organisation des soins, la médecine générale est une “zone à défendre” depuis sa constitution en une discipline autonome par rapport à la médecine d’organes, car elle présente des spécificités que l’on peut ramener à trois propositions : relation interpersonnelle de confiance, grâce au suivi régulier ;

---

[59] Canguilhem G., *Les maladies*. Encyclopédie Philosophique Universelle, vol 1, PUF, 1989

[60] Starfield B, Horder J., “Interpersonal continuity: old and new perspectives”. *Br J Gen Pract.* 2007 Jul;57(540):527-9

[61] https://family-medicine.org/blog/stars_of_medicine/

approche clinique prioritaire, qui permet d'établir des hypothèses diagnostiques centrées sur le patient dont il connaît la trajectoire ; capacité à affronter l'incertitude et le *je-ne-sais-pas* en hiérarchisant les diagnostics possibles, les explorant ou éventuellement adressant le patient au spécialiste de second recours. Or, ce qui compte fortement en médecine clinique (ce qui peut éventuellement être thérapeutique), c'est la qualité de la relation qui donne « la primauté à l'écoute et à la prise en compte du récit du patient (...) ayant la capacité à déployer une pédagogie de la vie en faisant comprendre au patient qu'elle comporte le risque de la maladie et que la santé ne peut faire l'objet d'une assurance, voire d'un droit. »[62]

Le vieillissement du corps médical est une aubaine supplémentaire pour une gestion purement comptable par la gouvernance sanitaire depuis le tournant néolibéral à la fin des années 1990 : avant d'instaurer en 1998 l'obligation pour les patients d'avoir un médecin référent pour contrôler le nomadisme médical supposé, il y eut en 1997 ce plan inouï (MICA[63]) offrant des primes aux médecins qui acceptaient de partir en retraite avant l'âge de 60 ans, les autorités de l'époque ayant calculé que cette prime reviendrait moins cher à la collectivité que les prescriptions de chaque médecin[64] ! Cela parait incroyable en 2024 : les médecins en exercice seront tous en retraite au-delà de 67 ans, et par ailleurs, les autorités sollicitent les retraités pour venir donner le coup de main dans les territoires en tension. Il se dit qu'il faudrait aujourd'hui trois médecins pour un seul de ces anciens mis au rebut pour raison comptable : les jeunes générations, maltraitées dès le concours d'entrée en médecine, déconsidérées ensuite dans leur fonction de médecin de famille, et désormais exploitées par une sur-administration, préfèrent un exercice allégé ou mixte, ce qui réduit les plages de consultations disponibles. Malgré le pseudo-affolement devant le manque de médecins traitants - pseudo, car cette fonction est à visée économique et surtout algorithmique - le médecin traitant/médecin de famille s'éteindra avec les anciens qui sont en train de partir en retraite. L'intrusion massive du chiffre, de la quantification, de l'évaluation, de la performance et de l'obligation de résultat porte un coup fatal à la préservation de la qualité relationnelle. Si l'on peut se réjouir de la fin du paternalisme - d'ailleurs c'est la féminisation de la profession qui a porté l'estocade plus que toute autre mesure de démocratie sanitaire - le médecin, porteur de savoirs et d'expériences pratiques, voit son exercice borné par les normes EBM d'un côté et de l'autre par une vision budgétaire contraignant à faire mieux avec moins, au mépris de l'évolution des besoins de soins, de la démographie et du contexte socio-économique. Les conséquences

[62] Céline Lefève, *Autour de Canguilhem. Vie, médecine, soin*, déjà cité, p 164

[63] La même année au Québec, 150 000 médecins et 4000 infirmières ont bénéficié du même plan pour équilibrer le budget de la couverture santé

[64]https://www.liberation.fr/futurs/1997/02/13/les-medecins-liberaux-pousses-a-la-retraite-une-prime-annuelle-de-260-000f-les-incitera-a-cesser-leu_197043/

sont désastreuses car, en déniant aux cliniciens la validité et l'autonomie de leur appréciation diagnostique, la standardisation des soins et le tri s'accentuent.

Si les politiques se renvoient la balle des « erreurs » des gouvernements passés, la refondation progressive du champ des soins primaires s'inscrit pourtant bien dans une continuité remarquable, comme le rappelait récemment Madame A. Buzyn.[65] Le "rafistolage" du tissu territorial des soins ambulatoires passe par des regroupements de plus en plus importants des professionnels de santé, sur le modèle des regroupements hospitaliers - d'ailleurs n'a-t-il pas été énoncé depuis plusieurs années qu'il fallait oublier l'époque d'un médecin dans chaque village ? C'est pourquoi, malgré le manque criant de médecins généralistes (et quelques spécialistes ambulatoires comme la pédiatrie et la psychiatrie), le *numerus clausus* s'est à peine ouvert[66] : maintenir la pression sur l'offre de soin continue de donner l'illusion économiciste d'une contenance de la demande. Il fut pourtant une époque pas si lointaine (2013) où le député socialiste Olivier Véran[67] écrivait ceci :

> « La demande de soins devrait constituer un indicateur de premier choix dans le cadre du pilotage efficace de l'offre. Plutôt qu'un décompte à la hausse ou à la baisse du nombre de déserts, il convient de statuer sur un niveau de recours en dessous duquel il n'est pas envisageable de descendre. La norme n'existe pas en matière de soins primaires, et le seuil d'acceptabilité ne peut rester subjectif. »
>
> « (...) À travers la polémique démographique, c'est aussi le modèle de la médecine libérale traditionnelle qui est remis en cause. La demande de soins primaires a explosé. De nouveaux besoins ont fait leur apparition, qui ont transformé la pratique même de la médecine générale, notamment en termes de coordination ou d'information du patient. Les consultations sont plus nombreuses, le temps nécessaire à passer auprès des patients a augmenté. »

Loin de prendre en compte les besoins de soins de la population, une tragicomédie est rejouée année après année, la pandémie de Covid-19 ayant fait éclater l'imposture : le choix méthodologique est bel et bien de former des auxiliaires de soin aux compétences élargies - mais réputées moins coûteuses - plutôt que des médecins de famille. Ce choix opérationnel est décliné selon le concept de soins de santé primaires, dont la visée est l'intégration complète et à tous les niveaux des standards de la santé publique dans la pratique des professionnels des soins primaires. C'est à cette fin que furent créées en 2016 les équipes de soins primaires au sein des maisons de santé pluriprofessionnelles ou des centres de santé, dont le modèle économique n'est plus tout à fait libéral : elles accueillent avec gourmandise le projet de capitation et de forfaitisation, car

---

[65] *Les Contrepoints de la santé*, février 2024

[66] Les universités n'auraient pas les ressources humaines et financières d'accueillir plus d'étudiants. En revanche former des IPA ne semble pas poser ce problème.

[67] Véran, O., « Des bacs à sable aux déserts médicaux : construction sociale d'un problème public ». *Les Tribunes de la santé,* 2013,39, 77-85.

ces structures de soins sont déjà référencées dans leur totalité comme « médecin traitant » pour chaque patient inscrit (qui du coup ne choisit pas son médecin).

Face à l'effondrement du modèle instauré après-guerre, seul le moins-disant économique semble guider les décideurs : moins de lits d'hospitalisation (le virage ambulatoire) et moins de médecins libéraux (les déserts médicaux), au profit de médecins salariés venant en appui d'un hôpital en coma dépassé pour les soins non programmés. Les plateformes de téléconsultation, en répondant à la quête d'immédiateté intériorisée par les usagers, effacent le lien de confiance et d'écoute entre le médecin généraliste et les patients. Ces derniers se tourneront d'ailleurs volontiers vers les infirmières si elles ne sont pas soumises aux mêmes cadences industrielles que les médecins, qui deviendront des machines à diagnostic et à datas... avant d'être remplacés par des *chatbots* entrainés par les données qu'ils auront fournies à l'Assurance maladie.

De l'indifférenciation entre professionnels de premier recours à la disparition du médecin de famille, le statut même du médecin et de la médecine clinique est remis en question dans ses fondements éthiques les plus anciens (chapitre VI). Avec une pointe d'ironie, rappelons que cette situation a déjà existé par le passé : les médecins aux pieds nus chinois sous Mao étaient le copier-coller de nos officiers de santé après la Révolution française… des « agents de santé » pour donner l'illusion d'offrir des soins à la population. Deux révolutions, deux échecs, quelle régression d'y revenir sous couvert d'efficience !

La médecine libérale - et ses rebelles qui osent penser et agir par eux-mêmes - doit disparaître, effaçant avec elle un pan historique de la société française et les acquis sociaux conquis de haute lutte, même si, dans son rapport de 2023 sur les soins de proximité, la Cour des comptes rappelle les « quatre libertés » consacrées par la *Charte de la médecine libérale* de 1927, considérant que « même aménagées et encadrées par des conventions librement négociées, ces libertés demeurent le pivot de l'organisation des soins en ville en France. »[68] En 2024, la défense de l'exercice libéral est perçue comme un résidu corporatiste âpre au gain tant par les usagers de santé que par les tutelles, alors que la préservation des intérêts des médecins se confond d'une part avec la préservation de leur santé et d'un équilibre vie privée/vie professionnelle qui est entré dans les mœurs, et d'autre part avec la nécessité éthique de non-malfaisance. Avec le vieillissement du corps médical, de nombreux cabinets libéraux (les exercices isolés qui doivent disparaître) ferment définitivement. Les jeunes médecins préfèrent l'exercice groupé (répondant aux injonctions gouvernementales) d'autres, de plus en plus nombreux, choisissent le salariat (donc des horaires compatibles avec une vie privée), d'autres se tournent vers la téléconsultation sur des plateformes privées et les centres de soins non programmés, quand ce n'est pas pour fuir vers des pratiques diverses (beaucoup

[68] Cour des comptes, *Soins de premier recours*, 2023, p 8

de médecine esthétique) : tous souhaitent échapper aux cadences industrielles d'une consultation si démonétisée qu'elle met en danger l'équilibre financier d'une pratique libérale « artisanale », et engendre une perte de sens lorsque sont remises en cause les valeurs de non-malfaisance.

En défendant leur exercice, les médecins libéraux défendent le respect de leurs patients - mais le contraire est plutôt rare. Avec leur comportement intériorisé de « néosujets », les impatients sont souvent aveugles et insensibles aux difficultés des professionnels de santé lorsqu'ils revendiquent l'immédiateté de leur prise en charge (sans bourse délier) quel que soit le degré d'urgence de leur problématique de santé. Comment les en blâmer puisqu'ils ont intériorisé (à l'insu de leur plein gré) les injonctions à l'autonomie via leur *empowerment,* et le droit individualiste à la santé qui ne souffre aucun délai de prise en charge - effaçant au passage la notion d'urgence : si les médecins généralistes sont débordés, alors on sollicite le service des urgences le plus proche, notamment dans les territoires. Pour les jeunes urbains, l'immédiateté se traduit par un recours plus élevé aux plateformes de téléconsultation ; et pour les personnes aisées, c'est le recours direct au spécialiste réputé de leur réseau social bien gardé. Pour ces catégories particulières, dotées d'un emploi suffisamment rémunérateur, le reste à charge se résume à une revendication "d'en avoir pour son argent" puisqu'ils ont cotisé afin que l'Assurance maladie et leur assurance mutuelle couvrent la « prestation de service » de santé à laquelle ils ont droit.

On observe ainsi des citoyens scindés en deux camps qui s'affronte(ront) : d'un côté ceux qui ont pu et su tirer bénéfice de la globalisation de l'économie, de l'autre des personnes appartenant à des classes sociales qui se paupérisent de plus en plus. D'un côté, ceux qui peuvent compter sur leur capacité d'autonomie et s'informer auprès de certains médecins publiant des *self help books*[69] ; d'un autre côté des patients qui peuvent se sentir abandonnés, voire maltraités - à cet égard, la politique de l'« aller vers » serait un vrai geste d'humanité s'il ne se limitait pas à la vaccination ou la santé mère-enfant (indicateurs mesurables pour la couverture de santé universelle). Malheureusement le schisme ne s'arrête pas là (chapitre IV.5).

5) La « crise » de la médecine est l'échec de la managérialisation

Utilisé de façon chronique depuis des décennies, notamment pour caractériser "le trou de la sécu", ce terme de « crise » est vidé de son sens : déjà en 2019 et encore plus après la pandémie de Covid-19, on peut parler d'effondrement du système dans son ensemble. Pour se consoler, on peut toujours regarder nos voisins européens qui sont bien à la peine eux aussi, et à l'analyse, on découvre que cela relève des mêmes procédures appliquées

---

[69] Rossinot H., *Ma famille, mon job et moi – les clés pratiques d'un médecin à ceux qui aident un proche.* Robert Laffont, 2023

aveuglément au champ médical et médico-social qu'à l'entreprise : comme dans d'autres secteurs, le *New Public Management* n'a pas fait ses preuves, et a même démontré qu'il coûte plus cher pour moins bien.[70] Ce constat négatif de l'Institut de la gestion publique et du développement économique (rattaché au Secrétariat général du ministère de l'Économie)[71] daté de 2019, avait déjà été souligné pour la santé par l'Assurance maladie, qui en 2018 attribuait « aux logiques techniques et financières l'insatisfaction croissante des usagers et la souffrance des professionnels liée à une perte de sens », et dénonçait « une régulation publique dans une impasse ».[72] Les sages de l'Assurance maladie pointaient l'absence de culture commune et l'exacerbation de « conflits nourris par de légitimes divergences d'intérêt ou de points de vue, mais aussi par une bonne part de méconnaissance des uns et des autres. »[73] Dans la même veine et la même année (2018), le Haut Conseil de la santé publique alertait aussi avec des propos forts, tels « collapsus », « concurrence généralisée », « confusion », « maquis de normes » :

> « L'action publique dans le champ de la santé se caractérise par un foisonnement d'interventions et de normes qui ne cesse de s'amplifier et provoque un véritable collapsus du secteur (…) Elle produit dans la réalité quotidienne des professionnels et des usagers des effets désastreux. Ce maquis conduit, pour les professionnels, à un sentiment de concurrence généralisée entre les dispositifs, structures et programmes, doublé d'une confusion quant à leurs responsabilités propres. Il génère chez les usagers et les citoyens, un sentiment d'inégalité d'accès à ces services, mal connus et mal répartis sur le territoire. Cette situation génère une sous-utilisation de ces services. »[74]

Les effets de la compétition et de la concurrence

En 2022, à côté d'un hôpital à l'agonie, les sages de l'Assurance maladie[75] ont constaté dans les soins ambulatoires une concurrence généralisée entre les professionnels d'un même territoire et entre territoires adjacents, donc un constat qui s'est élargi par rapport à 2018. Le mode de financement des structures sanitaires étant multiple (CPAM, ARS, Fond d'investissement régional, départements et communes), il y a concurrence pour les obtenir, ce que souligne l'Assurance maladie : concurrence entre les territoires adjacents, mais classés différemment (zonage des territoires par les ARS soit en intervention prioritaire

[70] Matyjasik, N., & Guenoun, M. (Eds.) 2019, *En finir avec le New Public Management.* Paris : Institut de la gestion publique et du développement économique

[71] https://www.economie.gouv.fr/igpde

[72] Rapport du HCCAM, *Contribution à la Stratégie de transformation de notre système de santé.* 28 juin 2018, p 17, 44 et 50

[73] Ibid., p 51

[74] Stratégie Nationale de Santé. Contribution du Haut Conseil de la santé publique, septembre 2017

[75] Haut conseil pour l'Avenir de l'Assurance maladie, *Organisation des soins de proximité : garantir l'accès de tous à des soins de qualité,* 2022, déjà cité

soit en action complémentaire), ce qui entraine une compétition pour l'aide à l'installation des jeunes médecins, lesquels entrent en concurrence déloyale avec leurs ainés qui ne bénéficient d'aucune aide.[76] La compétition se poursuit avec les pharmaciens qui s'équipent de cabines de téléconsultation et montent en compétence de pharmacie clinique. La lutte de tous contre tous a bien commencé, et on ne voit pas à ce stade comment la solidarité entre professionnels pourrait être valorisée - la situation de crise aiguë lors de la pandémie de Covid-19 en ayant montré tout le potentiel, mais de façon exceptionnelle. L'émulation des procédures financières par la performance et la compétitivité favorise les groupes financiers qui savent s'approprier les méandres du financement public pour augmenter leurs profits. Ce faisant, en fournissant clé en main lieux de consultation et personnels administratifs, ils captent la rareté, à savoir les médecins écœurés par le *management* de la puissance publique, emportée par la loi d'Ashby : plus c'est complexe, plus on crée de nouvelles structures (CPTS, MSP, centres de soins non programmés, service d'accès aux soins). Ces nouvelles structures, calquées sur le modèle hospitalier, sont en compétition avec les centres privés : les consultations de soins non programmés sont mieux rémunérées qu'une consultation chez un médecin généraliste en son cabinet. Ce faisant, un médecin généraliste qui fait des gardes, de la régulation et du soin non programmé dans les centres dédiés, ouvre son agenda aux régulateurs hospitaliers et ainsi passe sous leur contrôle. Résultat : on assiste, impuissants, à l'aggravation de l'accès au médecin traitant et au détricotage de sa fonction de suivi personnalisé.

Ce type d'organisation, mis en place dans la précipitation après la catastrophe pandémique, aggrave la concurrence entre l'hôpital et l'ambulatoire, c'est-à-dire exactement le contraire de l'effet recherché. La relation ville-hôpital ressemble à cela en 2024 : les médecins hospitaliers refusant de rédiger les prises en charge ALD[77] (ou les arrêts de travail) pour des pathologies lourdes qui seront suivies par eux, réorientent les patients vers leur médecin traitant, lequel devra se contenter des comptes-rendus rédigés et reçus dans un délai parfois très long ; ou bien le patient lui sera adressé lorsque les effets secondaires de ses traitements échapperont aux savoir-faire spécialisés. La mission - fondamentale - de suivi du patient se résume ainsi à un délestage opportuniste de l'hôpital vers la ville.

La rentabilité de la production de soins passe par les lois du marché, l'offre et la demande étant les leviers de la régulation des prix par la concurrence. En tant que « processus continu de coopération et d'accommodements entre des intérêts divers et conflictuels »,[78] la gouvernance néolibérale souhaite lisser les puissances et impuissances en les alignant sur l'intérêt. Or l'intérêt individuel

---

[76] Ibid., p39 -40

[77] Affections longue durée, dont la prise en charge par l'Assurance maladie est à 100 %.

[78] Global Governance Commission, 1992, *op cit.*

est en compétition permanente pour maximiser ses gains : mettre en concurrence (*benchmarking)* serait le meilleur chemin pour atteindre la performance et l'efficience au sein d'un marché, quel qu'il soit. Le domaine de la santé n'y échappe pas : organiser la rareté d'un service (ici les médecins) fait monter les enchères, ce qui au passage déconstruit la collégialité de professionnels dont les valeurs communes faisaient le ciment de leur solidarité. Au moment où j'écris ces lignes, on a pu observer des mouvements de révolte chez les urgentistes, chez les médecins libéraux, chez les infirmières libérales, et j'en oublie. À chaque fois on a pu observer l'émergence de « collectifs » qui débordent les traditionnels syndicats : l'objectif néolibéral de déstructuration des corps intermédiaires est atteint.

Ainsi, tandis qu'enfle une sorte de compétition revendicatrice entre les syndicats et les collectifs, la concurrence joue à plein et à tous les niveaux du système de santé :

- Entre certains territoires, comme nous l'avons vu ;
- Entre des médecins sur leur territoire pour obtenir les meilleures conditions financières (et administratives) possibles pour leur exercice ;
- En ambulatoire entre les médecins traitants et les centres de soins non programmés, mais aussi à l'hôpital entre les urgences qui supplient pour avoir des lits d'aval et les services de spécialité qui ne veulent pas bloquer leurs lits avec des personnes âgées polypathologiques ;
- Entre professionnels encore dans la défense de leur périmètre de « compétences » (les IPA et les médecins, les kinésithérapeutes et les médecins, les spécialistes et les généralistes, les hospitaliers et les libéraux, entre les libéraux conventionnés I et II) ;
- Entre les patients (via des associations ou via l'universitarisation de leur expertise, ou tout simplement via l'internet) et les soignants qu'ils sollicitent ;
- Entre les patients en compétition pour être le premier à obtenir un rendez-vous médical.

Cette compétition est voulue comme vecteur de la performance et de l'efficience, et elle installe une série de rapports de force qui efface progressivement l'intérêt général et ce qui nous est commun : le prendre soin. Les rapports de force en santé ont été instaurés afin d'effacer l'asymétrie de puissance entre les médecins (libéraux) et leurs tutelles et avec des malades promus usagers de santé, c'est-à-dire des clients qui font valoir leurs droits à la santé[79]. Chacun exprime son opinion sur les réseaux sociaux ; les législateurs, à l'écoute de leur base électorale, inscrivent des projets de lois coercitives à l'agenda parlementaire en pleine bataille pour la valorisation de la convention entre médecins libéraux et Assurance maladie : le rapport de force est de plus en plus en faveur des tutelles et de leurs alliés objectifs, au détriment de

[79] Code de santé publique : Art. L. 1110-1 : « Le droit fondamental à la protection de la santé doit être mis en œuvre par tous moyens disponibles au bénéfice de toute personne. »

l'indépendance de l'exercice médical qui s'effondre au gré de la forfaitisation de revenus, qui n'ont plus que le nom de libéraux avec la montée en puissance de la contractualisation territoriale en cours.

Les effets de l'hybridation structurelle et du benchmarking fonctionnel

Le système de santé est devenu un obèse administratif, qui étouffe la pratique des professionnels de santé avec la magie du numérique : le travail du clic (*bullshit jobs* pour paraphraser le regretté David Graeber) est largement délégué à l'ensemble des citoyens, dont les professionnels de santé, pour assurer le contrôle des procédures mises en place par l'Assurance maladie, mais pas seulement. En utilisant les mécanismes du marché, notamment le *benchmarking,* cette technique de gestion transforme insidieusement les usagers en clients, légitimant finalement le consumérisme, y compris dans une institution comme le système de santé, tout en fustigeant publiquement tous ceux qui « encombrent les urgences avec de la bobologie » ou encore ceux qui abuseraient d'arrêts de travail supposés indus (sur quels critères ?) - on est alors loin des largesses pandémiques. Pour illustrer l'absurdité du *management* en santé et ses velléités compétitives, voici un extrait de la Stratégie nationale de santé 2018-2022 :

> « Développer des indicateurs de qualité des parcours de soins en matière d'efficience et d'organisation ; faire évoluer les outils de mesure de la qualité et de la sécurité des soins et des prises en charge et développer la transparence vis-à-vis des professionnels et des usagers en publiant ces indicateurs ; développer des indicateurs de résultat, de vigilance et d'alerte pour les trois secteurs de l'offre de soins ; mettre en place des registres de suivi des patients, des observatoires ou des études de cohortes pour les pratiques complexes et innovantes et favoriser les recherches issues des données de santé ; du côté patient il s'agit de développer la mesure de la satisfaction des patients (expérience-client, *user experience*), qualité ressentie et déclarée. »

Avec le processus d'agentification, la création de nouvelles structures entraine de nouvelles procédures de contrôle (coûteuses sans retour sur investissement) : c'est l'État fort d'un point de vue managérial. Mais c'est un échec d'hybridation, car aux lourdeurs administratives classiques s'ajoutent des procédures d'évaluation de l'efficience économique du *management* par objectifs (par secteurs, par missions, sans trajectoire globale). Cette hybridation entre néomanagement et action publique a abouti dans le domaine de la santé à un empilement de procédures et de normes qui asphyxie le système de soin. Lorsque les sages de l'Assurance maladie cités plus haut s'inquiétaient du collapsus dans le fonctionnement sanitaire et dénonçaient une régulation publique dans une impasse, ils démontraient l'aporie insurpassable de la gouvernance qui vise à la coopération et l'accommodement, tout en préservant l'intérêt particulier et en exaltant la concurrence. Néanmoins, on remarquera que ces avertissements n'ont pas été pris en compte par la gouvernance en santé, et c'est logique : les agences sont indépendantes, leurs avis ne sont que consultatifs. L'Assurance maladie avait d'ailleurs proposé en 2018 « un scénario de rupture » afin de fluidifier la coopération entre catégories de professionnels, en ces termes :

« Ce processus devrait s'appuyer dans la durée sur une démarche collective de réflexion et d'apprentissage, fondée sur le retour d'expérience partagé, croisant les points de vue et les mettant à l'épreuve des connaissances académiques, mais aussi des preuves empiriques. Une telle démarche n'a malheureusement jamais existé dans le système de santé français, empêchant l'émergence d'une culture commune et favorisant l'exacerbation de conflits nourris par de légitimes divergences d'intérêts ou de points de vue, mais aussi par une bonne part de méconnaissance des uns et des autres. » [80]

En 2022, elle complétait sa réflexion prospective avec quatre scénarios pour répondre à l'augmentation du reste à charge pour les citoyens[81], dont l'enthousiasmante proposition de "Grande Sécu" qui engloberait le domaine habituel de l'Assurance maladie et les complémentaires santé. Qu'en reste-t-il dans l'évolution des politiques de santé ?

---

[80] HCAAM, *Contribution à la Stratégie de transformation de notre système de santé,* rapport 2018, déjà cité

[81] Rapport du HCAAM, *Quatre scénarios polaires d'évolution de l'articulation entre Sécurité sociale et Assurance maladie complémentaire.* Janvier 2022

CHAPITRE IV : INJONCTIONS CONTRADICTOIRES, TIERS PESANT DANS LES RELATIONS SOIGNANTS-SOIGNÉS

Les injonctions contradictoires sont un outil à visée normative, c'est-à-dire de soumission[1] à un ordre ou un régime politique bien précis tout en faisant en même temps la publicité de la liberté et de l'autonomie du sujet, entendu comme un agent consommateur éclairé. L'illusion de liberté de choix est savamment entretenue par les outils de la Gouvernance globale : non content d'être une injonction paradoxale pour les patients fléchés vers les gros centres de soins ambulatoires, et pour les médecins à l'exercice libéral de plus en plus forfaitisé, cette liberté de choix est un discours sur la liberté, un acte performatif qui permet d'embarquer tous les citoyens dans leur soumission à une vision purement capitalistique de la santé. Cette soumission était préparée de longue date par l'économie comportementale : tous deux prix Nobel d'économie, Daniel Kahneman (système 1 et système 2) « a révolutionné l'économie »[2] et Richard Thaler a inventé en 2008 le *nudge* (coup de coude) dont l'objectif est d'influencer vers la décision voulue, sans forcer - la Direction interministérielle à la transformation publique (DITP) avait par exemple sollicité cinq chercheurs afin d'améliorer le traçage des personnes contacts Covid-19.[3] En 2024, une politique de santé s'appuyant sur l'économie comportementale et utilisant l'influence n'est pas taboue, simplement « pour éviter de potentielles dérives de manipulation, il est important que les politiques de *nudge* soient systématiquement accompagnées d'informations expliquant le bien-fondé de l'intervention. C'est le fond, et non la forme, qui doit continuer d'être la boussole de toute intervention des pouvoirs publics. »[4] Il suffit d'y croire, avoir confiance dans la transparence…

---

[1] Gateau, V., El Haïk-Wagner, N., Brugeron, P. & Weil-Dubuc, P., « Injonctions contradictoires. Introduction ». *Revue française d'éthique appliquée,* 2023, 14, 25-33.

[2] https://www.lemonde.fr/disparitions/article/2024/04/17/daniel-kahneman-le-psychologue-qui-a-revolutionne-l-economie_6228349_3382.html

[3] https://www.lemonde.fr/economie/article/2021/05/25/covid-19-convaincre-sans-contraindre-comment-le-gouvernement-s-est-converti-au-nudge_6081398_3234.html

[4] Marsaudon A. (Irdes), Dourgnon P. (Irdes), Rochaix L. (Paris 1, Hospinnomics - APHP et PSE) et Galizzi M.M. (LSE), « Changer les comportements de santé : les perspectives de l'économie comportementale ». *Questions d'économie de la santé n° 287* - Mars 2024. L'IRDES est un groupement d'intérêt public dont la mission est « d'améliorer la coordination de l'action de l'État, de l'Assurance maladie et de la Caisse nationale de solidarité pour l'autonomie, en leur permettant de mieux articuler et rationaliser les ressources dévolues à la recherche, à la production de données et à l'expertise en économie de la santé. »

1) De la liberté de choix à l'injonction à l'émancipation

Relisons la Charte de 1927 qui fonde quatre libertés fondamentales : « Liberté de choix du médecin par son patient et, pour le médecin, liberté d'installation, de prescription et de choix du tarif. » Encore fonctionnelle en 2024, la Cour des comptes soulignant que « ces libertés demeurent le pivot de l'organisation des soins en France »[5], cette Charte instaure deux libertés indispensables à la relation soigné-soignant : la liberté de choix de son médecin pour le premier et la liberté de prescriptions par le deuxième, « même encadrées par des conventions négociées ». Ces libertés sont pourtant remises en cause, y compris dans le cadre de la démocratie sanitaire. Que s'est-il passé ? De la théorie du capital humain à la couverture sanitaire universelle, en passant par l'établissement de divers indicateurs fondés à évaluer un « panier de soins moyen », la théorie économique néolibérale a recodé des valeurs humanistes et universalistes en un calcul efficient du coût d'un système de soin, permettant le développement économique grâce au « capital santé » fléché vers la production de biens et de services. Cela nécessitait une nouvelle gouvernance publique, laquelle allait s'appuyer de plus en plus largement sur les partenariats public-privé.

À ce stade, on pourrait imaginer que le système de santé va être privatisé petit à petit, mais il n'en est rien : l'objectif est de le rendre rentable en socialisant la dette et en privatisant les profits. Depuis A. Juppé et la reprise en main étatique de l'Assurance maladie (ordonnances de 1996), la logique adoptée dans tous les plans santé qui se sont succédé est bien d'adapter le système à un budget public de plus en plus restreint (d'où la logique de participation de plus en plus importante des assurés à leurs soins par leurs assurances complémentaires, d'où la participation des grands groupes financiers), plutôt que de partir des données à disposition depuis au moins vingt ans : les besoins augmentent, d'une part à cause d'un élargissement des « besoins de santé », d'autre part parce que la population vieillit et que les maladies chroniques explosent ("malbouffe" de l'industrie agroalimentaire et pollution atmosphérique), tandis que le nombre de médecins diminue, avec de nouvelles générations qui ne souhaitent plus sacrifier leur vie et leur santé comme leurs ainés - ils ont bien raison.

La démocratie sanitaire énoncée par la Loi du 4 mars 2002 a consacré trois éléments : 1) le consentement éclairé et la décision partagée[6] ; 2) le terme d'usager du système de santé ; et 3) leur participation à l'élaboration des projets de santé dans tous les établissements - et de fait, elle a permis en son temps une

---

[5] Cour des comptes, *soins de proximité*, déjà cité

[6] Code de la santé publique, Art. L. 1111- 4. : « Toute personne prend, avec le professionnel de santé et compte tenu des informations et des préconisations qu'il lui fournit, les décisions concernant sa santé (…) Le médecin doit respecter la volonté de la personne après l'avoir informée des conséquences de ses choix. Si la volonté de la personne de refuser ou d'interrompre un traitement met sa vie en danger, le médecin doit tout mettre en œuvre pour la convaincre d'accepter les soins indispensables. »

véritable émancipation des soignés par rapport aux soignants, dont le "pouvoir" a été jugé tel qui fallait lisser cette asymétrie, équilibrer le rapport de force. En fait, l'objectif était d'influencer *l'empowerment* afin que chacun s'approprie la règle du jeu de l'autonomisation et de la responsabilisation en santé, en vue d'une gestion optimisée des dépenses de santé.

L'injonction à l'émancipation entretient cependant délibérément un certain flou sur les objectifs, sous couvert de transparence, et ce paradoxe aggrave les dissonances cognitives et la confusion. C'est précisément l'objectif du capitalisme cognitif - ne parle-t-on pas désormais ouvertement de « fiscalité comportementale » ? - que de favoriser l'intériorisation des normes en diminuant la résistance des individus à la gouvernance néolibérale. Des années 1980-90 dans les institutions internationales, aux différentes stratégies de transformation du système sanitaire français, elles s'inscrivent dans un ensemble idéologique, théorique et opérationnel qui sous-tend le projet toujours réactualisé de la gouvernance en santé. Les normes de la *Santé globale* énoncent l'égalité d'accès aux soins dans un système profondément inégalitaire en termes socio-économiques : on peut affirmer sans hésitation que les effets de la pandémie ont été les révélateurs bruyants de ces injonctions contradictoires et des paradoxes qui étaient sournoisement à l'œuvre auparavant. Mais surtout - et c'est fondamental - ces injonctions contradictoires s'interposent comme le tiers pesant dans la relation entre soignant et soigné. Avant d'analyser ce qui se joue dans les relations interhumaines, prenons en compte dès à présent le rôle et la place oligopolistique du numérique en santé (et dans chaque instance de nos vies hyperconnectées).

2) Gouvernementalité algorithmique[7] et prédation sur les datas

La *Digital Era* de la Gouvernance globale représente une véritable préemption des corps et des âmes par la récolte exponentielle des données de santé : la numérisation de toutes les structures de soin profite non seulement aux systèmes informatiques de l'État, mais aussi à tous les opérateurs liés de près ou de loin aux données de santé, par exemple l'accès des médecins du travail au *Dossier médical partagé*[8], lequel pourrait aussi tomber aux mains des mutuelles et des assureurs ; même si la loi sur la protection des données personnelles vient d'être appliquée, rien ne permet de véritablement les sécuriser. S'affranchissant de cette prudence minimale, les associations de représentants de la démocratie

---

[7] Rouvroy, A. & Berns, T., « Gouvernementalité algorithmique et perspectives d'émancipation : Le disparate comme condition d'individuation par la relation ? ». *Réseaux,* 2013,177, 163-196.

[8] Les médecins du travail pourraient être regroupés sous la tutelle les Agences Régionales de Santé, afin d'améliorer la performance sociale globale au travail grâce à une meilleure performance dans l'évaluation des risques (notamment psycho-sociaux). *Santé au travail : vers un système simplifié pour une prévention renforcée.* Rapport fait à la demande du Premier ministre, Août 2018.

sanitaire s'enorgueillissent de produire leurs propres données, afin de peser sur les choix de production des soins, notamment pharmaceutiques, mais aussi sur l'activité des professionnels de santé.

Le cinquième chapitre de la Stratégie de santé 2023-2033 est consacré au numérique en santé afin de « rendre chacun acteur de sa santé, améliorer la prise en charge des personnes grâce au numérique et améliorer l'accès à la santé pour les personnes et les professionnels qui les orientent grâce aux outils numériques. » Patients et soignants semblent avoir accepté depuis longtemps leur soumission volontaire au travail du clic. Pourtant d'une lourdeur administrative inouïe, très chronophage, il est surtout une instrumentalisation de l'activité du professionnel de santé à visée 1) de contrôle des prescriptions via les logiciels dédiés ; 2) de rémunération forfaitaire/contractuelle ; 3) de pré-triage des datas en vue de quantifier la qualité des soins. Non seulement nos soignants participent à la surveillance du comportement de leur patientèle (par exemple la prévention), mais en sus, ils participent à leur propre surveillance (et à leur punition si leur activité est statistiquement hors norme aux yeux du financeur principal) :

> « Pour rendre possible le contrôle, la puissance publique cherche à lever le voile sur la relation patient-médecin. La création et le développement de nombreux systèmes informatiques capables de collecter et d'exploiter les informations sur le travail des médecins libéraux, indispensables au contrôle de la main-d'œuvre, permettent de plus en plus de savoir ce qu'il se passe dans l'intimité du cabinet. »[9]

Le dernier rapport *Charges & Produits* pour 2025[10], mis en ligne par l'Assurance maladie en vue du budget (PLFSS), est d'ailleurs totalement transparent sur sa détermination à « guider » les prescriptions des médecins - en termes de gestion de risques - selon les sciences et l'économie comportementales, arguant par ailleurs que « le déploiement de l'IA en santé est inéluctable ». Il faut dire que la santé numérique est au programme de l'OMS[11] et que sa définition s'inscrit explicitement dans le projet « d'amélioration de la santé en droite ligne de la définition de l'OMS de 1946 avec un large éventail de technologies numériques. »[12] Après l'écran d'ordinateur qui s'était interposé entre soignant et soigné, voici venue l'ère de l'IA associée au logiciel métier, capable d'enregistrer l'ensemble de la conversation, d'en rédiger le compte-rendu et d'émettre la prescription. Certes, l'écran s'efface, mais la récolte des données explose en même temps que la surveillance des actes médicaux,

[9] Da Silva N. et Gadreau M., « La médecine libérale en France, Une régulation située entre contingence et déterminisme », *op cit*

[10] Déjà cité, p 325

[11] OMS, 2021, *Global strategy on digital health 2020-2025*

[12] MH Parizeau, « La santé numérique : une nouvelle métamorphose de la santé ? Analyse éthique à partir de la définition de l'Organisation mondiale de la santé (OMS) ». JP Pierron, B. Bogaert, *De l'IA à l'intelligence clinique. Ce que le numérique fait au soin.* Le Bord de l'eau, 2024, p 146

entrainant potentiellement d'une part un « formatage du raisonnement médical » par le poids des algorithmes « imposés autoritairement de l'extérieur », qui réinterprète la relation soignant-soigné « au sein d'un cadre de plus en plus normé »[13], et d'autre part une « technologie de pouvoir relevant de la biopolitique décrite par Michel Foucault, qui consiste en une utilisation des soignants dans le but de promouvoir la santé. »[14] À ces remarques, les collègues médecins répondront que ces données sont indispensables à la recherche, notamment en soins primaires : « L'un des principaux enjeux des prochaines années consiste à construire des algorithmes robustes d'aide à la décision pour les diagnostics et à visée thérapeutique. La science des données, qui est une branche de l'intelligence artificielle, jouera un rôle essentiel dans l'efficacité de la prise en charge des patients. »[15] S'il est exact que la recherche en soins primaires nécessite un saut qualitatif partant du terrain, il conviendrait de veiller à la maîtrise interne de ces données et d'assurer une éducation solide des médecins à l'incertitude pour contrer la sécurité apparente que peuvent procurer les algorithmes.

Le marché du big data semble s'emparer des vies, des comportements et des corps avec l'appui des neurosciences, qui bénéficient d'un financement de recherche hors norme et d'une publicité institutionnelle *via* des conférences ouvertes à tous : si le public doit s'emparer des questions que soulève l'intelligence artificielle, les messages sont suffisamment bien "marketés" pour laisser croire que l'IA pourra suppléer les biais des humains, décidément bien trop faillibles. Avec un État converti au (tout) numérique, les données de santé sont appelées à être totalement intégrées au Health Data Hub[16], conforme à la *start up nation*, c'est-à-dire monétisables au niveau supranational (relié aux données de santé européennes). Dit autrement, alors que l'informatique balbutiait au siècle dernier, le philosophe Georges Canguilhem invitait à la vigilance en pointant ces jeux de données dangereux dans le domaine de la santé :

« La santé des individus (…) est la vie dans le bruit fait autour des statistiques fondées sur des bilans. Corrélativement, le corps médical est devenu un appareil d'État. Cet appareil est chargé de jouer, dans le corps social, un rôle de régulation analogue à celui qu'était censée jouer la nature dans la régulation de l'organisme individuel (…) S'il y a déraison, c'est dans la tendance à considérer le pathologique non plus comme

---

[13] Didier Vinot, « Le numérique face aux soignants, où comment l'outil (dé)borde l'action des professionnels de santé ». JP Pierron, B. Bogaert (dir) : *de l'IA à l'intelligence clinique*, op. cit., p 166

[14] Sophie Clément-Perrin, 2023, « Soigner par algorithmes, entre santé et discipline ». *Éthique & Santé,* vol.20, n° 3, p 180-187

[15] Projet P4P, Plateform for Data in Primary Care: https://www.p4dp.fr/. Cette plateforme sera alimentée par exemple par les données générées par les 23 000 médecins utilisateurs du logiciel Weda.

[16] Projet européen de regroupement des données de santé de l'ensemble de la population.

déviation du physiologique dans l'individu, mais comme déviance dans le corps social. »[17]

Cette sentence un peu effrayante - médecin bien que philosophe, Canguilhem fut un résistant au totalitarisme - date de 1978, c'est-à-dire bien avant la mise en place progressive de la Gouvernance globale en santé. Elle pointe ce que pourrait être le devenir du système : des patients devant se soumettre aux injonctions de santé publique, sous peine d'être considérés comme déviants, voire exclus d'une structure de soin par des soignants aux fonctions de contrôle et d'agents régulateurs. C'est précisément ce risque qu'embarque avec elle la structuration du système de santé ambulatoire en trois étages : le centre de santé traitant sous la gouvernance de la CPTS - bientôt cette structure pourrait utilisée pour la régulation territoriale des professionnels de santé[18] - et l'ARS comme préfecture de santé dont les compétences sont déléguées par le ministère. Quant à la liberté de choix de son médecin, c'est déjà une histoire ancienne pour une majorité de patients des "déserts médicaux".

3) Soigner le système de santé

Dans le contexte actuel de pénurie, comment vivre sereinement son exercice lorsqu'on est amené structurellement à refuser un patient ou bien à proposer des rendez-vous dans des délais incompatibles avec la plupart des problèmes de santé ? Comment a-t-il été possible d'accumuler les situations de perte de chance (notamment dans les services d'urgence) alors que nos métiers doivent répondre « du droit fondamental à la protection de la santé » ? Fermer des lits pour accélérer le « virage ambulatoire » sans s'être préoccupé de l'accueil à domicile par les professionnels de soins primaires pourrait constituer une faute de l'État, qui ne devrait pas céder à la tentation de la rejeter sur les soignants, ni même sur les personnels administratifs d'ailleurs : ce sont des décisions gouvernementales, qui engagent la responsabilité de la puissance publique. En effet, en l'absence d'une augmentation extraordinaire du nombre de soignants et de professionnels du médico-social, c'est une mission absolument impossible que de répondre aux énormes besoins de soins et de santé. Cette injonction contradictoire, entre missions assignées et capacité à faire dans la bienfaisance et la non-maltraitance, explique très largement la perte de sens dans l'activité soignante et la fuite des professionnels vers des horizons moins douloureux pour ne plus ressentir le sentiment d'échec et de piétinement des valeurs fondamentales liées à ces métiers vocationnels. Dans un certain nombre de structures d'accueil et de soin, la déshumanisation que porte la gestion managériale

[17] Canguilhem G. (1978), *Puissance et Limites de la rationalité en médecine. Études d'histoire et de philosophie des sciences*. Vrin 2002, p 403

[18] Dans le cadre de l'avenant 2 de l'accord interprofessionnel pour la coordination des soins.

financiarisée menace très sérieusement la santé physique et psychologique des soignants.

Les tutelles imposent encore une contradiction profonde entre la volonté affichée par les sages de l'Assurance maladie[19] de centrer le système de soin sur la personne et l'injonction à soigner le système de santé. Les transformations successives ont conduit à des regroupements dont le caractère administratif avait pour objet de restructurer les établissements de soins primaires et ambulatoires en vue d'une meilleure performance, au prix d'un extraordinaire alourdissement des tâches administratives pour les soignants : bien qu'en sous-effectifs chroniques, ils ont en effet la charge de fournir à leur tutelle les statistiques nécessaires pour faire évoluer les périmètres de compétence et les réallouer pour une plus grande efficience. Tous les professionnels de santé ont ainsi contribué, par leur travail du clic, à donner les moyens de faire face à l'augmentation des besoins de santé avec des ressources humaines en pénurie. En appui à cette transformation administrative, toutes les stratégies de santé ont choisi la délégation de tâches des médicaux aux paramédicaux et, ce que les professionnels savaient faire de manière autonome et informelle, a été formalisé depuis la loi de 2016 instaurant les équipes de soins primaires : non seulement cela permettait une mainmise de la santé publique gouvernementale sur les soins primaires, mais de manière plus caricaturale sur les médecins généralistes libéraux. Comme la gouvernance ne peut exercer de contrôle qualité sans indicateurs, « ils doivent surtout être évalués en termes de résultats atteints, en intégrant de façon majeure la dimension de la qualité. »[20] Il s'agit de faire évoluer toutes les pratiques vers une obligation de résultat, donc faire évoluer la déontologie médicale en feignant d'ignorer ce qui fait le cœur du soin : l'incertitude. Si en 2018 on pouvait lire que « il convient, en outre, sans doute dans un certain nombre de cas de faire évoluer le droit de prescription des médecins généralistes », en 2024 cet objectif est atteint grâce aux délégations de prescription aux pharmaciens, kinésithérapeutes et infirmières.

Soigner le système de santé, c'est demander aux soignants d'assumer les décisions structurelles et économiques de la gouvernance néolibérale depuis les années 1990 qui a organisé la pénurie actuelle de médecins de ville, et spécialement des médecins généralistes traitants. Il y a ainsi une mystification lorsque le plus haut niveau de l'État déclame le besoin de médecins traitants pour les six millions d'usagers qui n'en auraient pas, tout en organisant le système sanitaire pour que le suivi par un médecin de famille disparaisse. Nous l'avons vu, le médecin traitant n'est qu'une ligne administrative et financière : les patients suivis à l'hôpital pour une maladie chronique voient rarement un médecin généraliste - sauf lorsqu'ils sont renvoyés vers ce dernier pour de basses besognes de remplissage de formulaires. Comme les médecins traitants libéraux

---

[19] HCAAM, rapport 2018, *op cit,* p 25

[20] Ibid, p 27

sont de moins en moins nombreux, leurs patients... doivent patienter pour être reçus. Si la plupart des médecins font au mieux pour assurer leur suivi à côté des soins spécialisés, il y a désormais des trous si énormes dans la raquette qu'on observe des pertes de chance dans le pire des cas, ou bien des téléconsultations de plateforme dont la réponse peut être mal ajustée à la situation particulière de ces patients complexes.

Soigner le système de santé par la redistribution des tâches et leur pesanteur administrative c'est opposer le contrôle à la confiance dans la capacité d'auto-organisation des soignants, telle qu'ils l'ont démontrée en mars 2020[21]. Mais après les applaudissements de la population assignée strictement à résidence lors du premier confinement, cette auto-organisation a ensuite été délibérément passée sous silence : l'usure, la fatigue, la maladie (et les morts) des soignants de ville ont été invisibilisées et leurs revendications pointées comme indécentes.

« Prendre soin de ceux qui soignent »[22] en 2018 s'est mué en 2023 en un discours qui aboutit à l'objectif de « former et outiller les managers en prise de poste, soit 2 300 managers, d'ici 2027. »[23] Non, pas question d'assigner des quotas de patients par soignant hospitalier (d'ailleurs c'est impossible en l'état actuel des ressources humaines) ; non, pas question d'annuler le *numerus clausus* pour former plus de médecins (on ira les chercher ailleurs, selon l'urgence des besoins sur les territoires) ; et non, pas question de valoriser leur engagement par des mesures financières décentes. Non, il faudra plus de *managers*, de gestionnaires de fonctions support et autres emplois dont le rôle sera de nourrir encore plus la *Digital Era Governance.* Avec le déploiement de l'IA en santé, non seulement dans la recherche et les soins spécialisés, mais aussi dans les soins primaires (objets connectés, télésoin, *chatbots* d'aide au diagnostic et à la prescription - chapitre X), pourquoi financer des personnels de santé dont le rôle pourrait devenir obsolète ? Quel sera le choix des citoyens entre le *chatbot* AMIE de Google perçu comme plus empathique que les médecins testés, et des médecins de terrain usés par des conditions de travail de plus en plus dégradées ? À quel genre de tri devrons-nous nous soumettre ?

4) Effets des lois du marché en santé : émancipation/aliénation

Avec une nouvelle asymétrie qui oppose le droit des malades aux devoirs des soignants dans des revendications de plus en plus agressives, on trouve la montée en puissance de groupements de malades de plus en plus fractionnés autour d'un intérêt particulier (Lévothyrox™ par exemple), ce qui augure de grandes difficultés à fédérer ces petits groupes autour d'un projet commun. Le

---

[21] Mas S., *Soins de santé primaire et missions de santé publique en situation sanitaire exceptionnelle. Quand le Covid-19 révèle un impensé.* Mastère Prévention et Gestion Territoriale des Risques, INSP, 2022.

[22] Stratégie nationale de santé 2018-2022, p 56

[23] Stratégie nationale de santé 2023-2033, p 51

deal - partant, la négociation systématique - ne peut conduire qu'à un élargissement de la contractualisation autour de l'acte médical[24], et c'est une remise en cause profonde et historique du rôle soignant. Par ailleurs, cette nouvelle asymétrie dérivant vers la contractualisation des soins efface la confiance mutuelle en faveur d'une judiciarisation de la relation thérapeutique.

Pourtant, si la puissance d'influence penche de plus en plus vers des usagers clients de leur système de santé, on trouve encore dans les stratégies de santé le terme de « prise en charge », ce qui ramène le patient à son étymologie passive de celui qui endure la souffrance. « Le soin n'est pas une transaction au cours de laquelle quelque chose est échangé, mais une interaction dans laquelle l'action va, vient puis revient aussi longtemps qu'il le faut »[25], faisant du soin un processus qui se déploie dans la durée. Il y a ainsi une tension entre ce patient en demande de soin curatif et le « patient contemporain »[26] transformé en usager d'un service supposé public, devant se comporter en « acteur informé, expert, partenaire », en « bon patient » autonome auquel les professionnels de santé peuvent déléguer la « gestion » de leur maladie, dans une délégation de pouvoir paradoxale :

> « Le projet du patient contemporain bouleverse les systèmes de valeurs, les mécanismes de légitimation du pouvoir, voire toute l'organisation sociale et nécessite aussi le consentement et l'engagement des différents acteurs du système de santé. »[27]

En effet, au cœur de la litanie des injonctions contradictoires, se trouve la relation thérapeutique : le patient supposé capacitaire a recours au médecin supposé choisi, lequel doit répondre à la demande de soin individualisée (soin à la personne) dans le cadre contraint de l'évaluation des « bonnes pratiques » et des mesures de la qualité des soins. Or, pour le médecin « l'exercice de la médecine est personnel ; chaque médecin est responsable de ses décisions et de ses actes ».[28] À cet endroit précisément, celui de la responsabilité, nous trouvons encore un paradoxe : la position du médecin reste celle du sachant, c'est-à-dire ayant acquis des savoirs structurés par l'expérience, donc bien une expertise qui lui donne la puissance de son champ d'action, de faire ; le patient capacitaire exerce lui aussi sa puissance du droit de recevoir les soins propres à son intérêt, c'est-à-dire qu'il peut vouloir dicter la conduite du médecin à son égard (exiger un examen complémentaire par exemple). C'est un contre-pouvoir acquis grâce au lissage d'une asymétrie dénoncée par la démocratie sanitaire. L'émancipation des patients viendra de plus en plus se heurter au mur de la contractualisation

---

[24] Par exemple ce que signale *Le Généraliste,* 5 mai 2018 : « Obligation vaccinale : le formulaire des antivax pour désigner les médecins comme responsables en cas d'effets secondaires »

[25] Anne-Marie-Mol, « client ou patients ? ». *Philosophie du soin,* Vrin, 2019, p 207-219

[26] Eve Bureau-Point et Judith Hermann-Mesfen, « Les patients contemporains face à la démocratie sanitaire », *Anthropologie & Santé,* 8 | 2014

[27] Ibid.

[28] Article 69 du Code de Déontologie

des soins prodigués par le médecin - leur aliénation progressive. Ensemble, ils partageront néanmoins leur impuissance à préserver le secret médical à cause de l'emprise des données de santé, grâce l'interopérabilité des systèmes, de plus en plus efficace.

L'autonomie accrue des patients les conduit à discuter pied à pied les options offertes par la médecine efficiente : la décision partagée avec le médecin nécessite un vrai dialogue et du temps pédagogique qui représente un des moments les plus exaltants du métier. Elle contient aussi en puissance une posture individualiste et consumériste de l'usager, au prix du poids énorme de l'autonomie du risque transférée sur l'individu par les divers outils de la santé globalisée, qui au premier regard, valorisent la prévention individuelle par la promotion de la santé par exemple. Mais le marché, en lissant les puissances et les impuissances entre les agents, modifie en profondeur ce que « l'on entend par connaissance et par ignorance. »[29] Pour les patients, ou toute personne en souffrance, le discours sur l'autonomie représente une double contrainte associant émancipation et aliénation dans la multiplication des normes et des injonctions institutionnelles qui ensemble exercent une pression trop forte sur les sujets, conduisant certains à adopter des comportements qui détruisent le commun. Ainsi, l'émancipation des patients par rapport aux soignants et l'*empowerment* comme reprise en main de son propre pouvoir de décider et faire, s'ils ont été vecteurs d'amélioration des soins dans les années sida[30], semblent aujourd'hui recodés par l'individualisme de performance et de compétition d'un côté, et par des contre-conduites qui peuvent nuire à la santé d'un autre côté. J'y reviendrai plus loin (chapitre V).

L'autonomie du patient, souvent revendiquée - et souvent à juste titre pour en finir avec le paternalisme supposé des médecins - non content d'être assez lourde à porter en termes de responsabilité personnelle, dévoile en filigrane un effet de suggestion, un assujettissement à l'injonction à ce que le patient se comporte de la façon qui semble bonne et saine en termes de politique publique. On peut alors légitimement suspecter cette autonomie d'être centrée sur la gestion de la pathologie (notamment chronique) plutôt que sur l'indépendance du sujet, et d'être une injonction normative dans une conception principalement économique d'individus réputés faire des choix rationnels - mais limités - ce qui

[29] Dardot P, Laval C, *La nouvelle raison du monde*, op cit

[30] Des groupes de pression suffisamment puissants pour avoir accès aux protocoles de recherche - voire y participer activement - et mettre son activisme « pharmaceutique » au service des populations les plus démunies et les plus touchées dans les Suds en obtenant la levée des brevets. Cette émancipation a été le début de l'inversion du rapport au pouvoir exercé par les médecins, mais a aussi montré leur grande confiance dans la biomédecine. Depuis cette époque, avec un certain nombre de scandales liés aux fraudes de certains laboratoires (Servier vient d'être finalement condamné pour ses fausses allégations sur le Médiator) et la crise économique et sociale depuis 2010, cette confiance s'est franchement érodée, au point de voir enfler de nombreuses théories complotistes dans le contexte d'incertitude majeure depuis la pandémie de Covid-19.

est une duperie cognitiviste. Les usagers prennent sans doute un pouvoir qui leur avait été confisqué jusqu'à présent par les sachants ; devenus et supposés sachants, ils portent le poids immense de leurs comportements, dont on présuppose qu'il est délibéré et conscient. D'autre part, il est implicitement prescrit, non pas directement, en tête à tête avec un soignant, mais par les institutions de la République, une multitude de normes (sous forme de recommandations) que l'usager est censé avoir suffisamment intériorisées pour qu'il se les approprie : il devient ainsi sa propre instance de régulation comportementale dictée par la santé publique, mais vécue comme un libre choix. Par ailleurs, le patient est invité à discuter la balance bénéfice/risque d'un traitement, ce qui implique une parfaite autonomie de jugement. Il est ainsi présupposé que l'usager a acquis, grâce aux moyens mis en œuvre par la politique publique et par ses propres efforts d'*empowerment*, toutes les capacités requises pour se donner les moyens d'agir en fonction d'une décision supposée consciente.

Pour reprendre les paroles d'une patiente filmée par Laura Taubman en 2017[31], il existe de nombreuses situations où la décision est difficile, et ce serait d'une certaine violence que de laisser le patient délibérer seul avec lui-même. Ceci pourrait expliquer pourquoi - tout en réaffirmant que le temps du patient objet d'étude clinique dans son lit d'hôpital est bien révolu au profit du sujet - cette patiente demande à « être autorisée à l'autonomie », ou encore demande des « propositions d'autonomie ». Ces paroles suffisent à montrer le gouffre paradoxal qui se présentera aux patients dans un futur proche. Un des médecins interrogés dans ce documentaire de Laura Taubman considère que l'asymétrie patient/médecin sera gommée petit à petit, mais pas totalement, car « cette autorité sera partagée tout en étant séparée : l'autorité de celui qui peut faire (le médecin) se confronte à l'autorité de celui qui veut faire (l'usager) ». En somme, l'usager autonomisé porte en lui ses comportements (donc une partie des facteurs de risque de la maladie), sa capacité d'apprentissage, d'intériorisation des normes de santé, de gestion de ses traitements : *in fine* il porte seul le choix de ses décisions, donc sa responsabilité. Ce même médecin relève à juste titre qu'à l'heure où on « déplace les pouvoirs », le patient « est le capitaine de la frégate, il doit prendre ses responsabilités. » Il conclut, sibyllin : « la relation est égalitaire sur le plan de la relation humaine, mais pas sur le plan du savoir ».

Autre exemple : le *benchmarking,* soit la mise en concurrence des acteurs du soin en santé, valorisé en son temps par la ministre A. Buzyn, qui invitait les usagers à tester leur médecin[32], peut produire des situations assez inextricables. Je pense à l'un de mes patients, soigné pour un premier cancer dans un grand institut. En rémission grâce à un traitement innovant, un autre cancer apparaît, non détecté dans ce grand institut. Se sentant malmené par un centre expert qui

[31] Laura Taubman, *Le patient éclairé.* Film produit par cancéropole Paca/EHESS, 2017
[32] *Marie Claire*, le 25 avril 2018 : http://www.marieclaire.fr/sante-femmes-agnes-buzyn-interview,1262602.asp

ne vise “que” son cancer très spécifique, il contacte alors une autre structure qui mène tous les examens, propose la conduite à tenir, mais… la surveillance du premier cancer nécessite de rester auprès du premier centre expert, comment articuler les deux prises en charge ? Il a fallu plusieurs consultations pour aider ce patient à s’orienter : le rôle du médecin traitant est d’écouter et l’aider à prendre sa décision, en s’appuyant sur une opération de réduction de complexité que le médecin sait faire. Cette histoire illustre la charge mentale qui s’ajoute à la maladie, et au passage le rôle fondamental du médecin traitant qui permet à son patient de ne plus être seulement client du système de soin, mais un acteur de ses soins mieux éclairé grâce à la délibération interactionnelle avec son médecin.

5) Un système de santé de plus en plus inégalitaire

Si dans les pages précédentes on a pu observer un schisme entre ceux qui sont à l’aise dans la Gouvernance globale et ses concepts, et les autres, en réalité les années Covid-19 ont été l'opportunité d'accélérer la scission en trois populations d'usagers de santé - on aurait attendu mieux en termes d'égalité d'accès aux soins.

Lorsqu’on applaudissait les soignants hospitaliers, l'exposition au risque de la maladie pour les “petites mains” qui assuraient la continuité de l'approvisionnement du reste de la population assignée à résidence, avait été oubliée. Lorsque le vaccin est arrivé, la politique de « l’aller vers » s'est mise en place et elle constitue désormais un grand pan de la santé publique, qui se diffuse structurellement dans les CPTS, les MSP et les centres de santé, soutenue localement par les contrats de santé territoriaux. Cette reconstruction du système de santé est conforme au principe de la couverture sanitaire universelle, y compris dans son financement pour soutenir un accès aux soins peu onéreux (mais pas gratuit) pour les populations les plus fragiles qui font tourner la machine de la consommation. Ces populations, n'en doutons pas, devraient être « accompagnées » dans leur *empowerment* et peut-être observerons-nous sous peu une autonomisation idéale de ces usagers de santé.

Pour les classes moyennes, obtenir un rendez-vous chez son médecin traitant peut devenir une foire d'empoigne, à moins qu'elles n'acceptent (comme c'est déjà le cas du transfert de la gynécologie médicale aux sages-femmes) un tri préalable lorsque les infirmières en pratique avancée seront totalement déployées sur tous les territoires CPTS ; à moins que ces personnes ne se tournent massivement vers l'autosoin, y compris avec des pratiques baroques.

À l'échelon supérieur, les catégories les plus favorisées ayant bénéficié de la globalisation, leur autonomisation se traduit par une consommation de soins supérieure aux besoins réels (il faudrait étudier la question) par une attention à leur « capital santé » qui va de pair avec la compétitivité exigée par le monde entrepreneurial[33] : à côté de téléconsultations "plateformisées", le dépistage pour anticiper un éventuel "dérèglement de la machine" devient alors une exigence du patient transférée sur le médecin. Mais même pour ces patients dans la promptitude, le médecin perd peu à peu sa subsidiarité par rapport à l'organisation sanitaire, et sa réponse sera de plus en plus limitée par des contraintes sur son exercice - comme on peut l'observer par exemple avec le délit statistique sur les arrêts de travail, dont l'explosion provient en grande partie (avec les accidents du travail) de la souffrance psychologique en milieu professionnel.[34] Cette souffrance (les risques psychosociaux) est le résultat du néolibéralisme, qui a transformé en profondeur les individus en les incitant à l'engagement, à la motivation et au désir de se réaliser à travers un projet, le plus souvent professionnel, jusqu'à ce que le sujet s'y assimile totalement par lui-même, par choix, incorporant et s'appropriant finalement ces processus de surveillance qui ne disent pas leur nom. L'identification progressive du sujet - son moi - à ce qu'il fait, passe par un gouvernement de soi surdéterminé par la gouvernance néolibérale. Les conséquences de ce sur-engagement se traduisent par un surtravail (encouragé jusqu'à la rupture et l'effondrement), et par la perception que cet engagement n'est pas reconnu comme tel : « s'il s'agit de tenir compte de la personne elle-même, comment répondre à sa demande lorsqu'elle désire qu'on l'aide à rester à la hauteur des attentes auxquelles elle dit vouloir satisfaire ? »[35] Il fut une époque récente où les grandes entreprises avaient mis en place un certain nombre de subterfuges pour contourner ces risques psychosociaux et montrer leur prise en compte du « bien-être au travail » : sophrologie, massages assis express, *mindfullness*, *happiness managers,* etc. Il s'agissait en fait d'augmenter la performance et la compétitivité d'une structure, quelle qu'elle soit, avec encore une fois un discours sur l'épanouissement personnel ou l'estime de soi, afin que la moindre parcelle de ressource interne de chaque individu soit mise au service de la productivité et de l'efficacité : où l'on retrouve cette injonction paradoxale à être soi-même dans un cadre contraint.

---

[33] Dans les très grandes entreprises, des bilans extensifs – bien au-delà du bilan de santé de la CPAM - sont proposés aux personnels dirigeants tous les ans ou tous les deux ans.

[34] Les troubles psychologiques étaient la deuxième cause des arrêts maladie en 2022 : https://www.souffrance-et-travail.com/magazine/dossiers/stress-travail-et-sante/causes-arrets-maladie-2022/

[35] Bernard Baertschi, « Le soin au service de l'autonomie », art. cité, p 173

CHAPITRE V : DE L'AUTO-EXCLUSION AUX CONTRE-CONDUITES EN SANTÉ

1) Les différents aspects du renoncement aux soins

Le renoncement aux soins est mesuré en France depuis 1992 - date concordant avec l'injonction à la rationalité néolibérale en santé - mais cette mesure comporte d'importantes difficultés épistémiques. Parmi ces difficultés, on relève que le besoin de soin est observé sous le seul angle du modèle de la médecine conventionnée, inféodée aux injonctions de la santé publique : extension de son domaine d'offre de médicalisation de la vie (les « besoins de santé ») et épidémiologie massive (dépistages organisés par exemple). Parmi les causes du renoncement aux soins, sont pointées principalement la difficulté d'accès aux soins dans les territoires d'une part, et les raisons financières d'autre part.[1] Les travaux des anthropologues permettent toutefois d'affiner cette lecture : il existe d'autres facteurs, plus complexes à analyser, relevant de l'intime des sujets et de leur capacité de délibération, de choix et d'autonomie. À cet égard, bien que déjà ancien (2013), l'article de Caroline Desprès[2] servira de fil rouge à la suite de cet exposé, car elle distingue deux modalités de renoncement aux soins : la barrière et le refus.

La barrière de l'accès aux soins c'est par exemple se faire arracher une dent pour ne pas avoir à payer une couronne ou bien ne pas changer de lunettes lorsque la vue se dégrade - le « 100 % santé » dans ces deux domaines n'ayant pas fait évoluer significativement le reste à charge ; la barrière de l'accès aux soins c'est faire des arbitrages entre certains examens complémentaires prescrits, jugés trop coûteux par rapport aux bénéfices attendus pour la santé de l'individu ; la barrière, ce sont des revenus très bas (le SMIC), mais encore trop hauts pour bénéficier d'une complémentaire santé solidaire : une illustration de la tripartition des usagers dans leur rapport au système de santé. Dans son ouvrage publié en 2010, *Les quais de Ouistreham*[3], Florence Aubenas racontait Marilou et ses choix en matière de soins dentaires :

« L'autre soir en rentrant du ferry, elle a appelé SOS Médecins, on lui a donné des calmants, pour patienter. Elle attend que toutes ses dents soient pourries pour les faire

[1] Blanco-Cazeaux, I., « Les déterminants du renoncement aux soins pour raisons financières en France : une revue systématique ». *Journal de gestion et d'économie de la santé*, 2023, 2, 132-153.

[2] Desprès, C., « Significations du renoncement aux soins : une analyse anthropologique ». *Sciences sociales et santé,* 2013, 31, 71-96.

[3] Aubenas F., *Le quai de Ouistreham.* Paris, Éditions de L'Olivier, 2010, p 108-109, cité par Musso, S., « À propos des façonnements sociaux du renoncement aux soins : Commentaire ». *Sciences sociales et santé,* 2013, 31, 97-102.

arracher à l'hôpital, d'un coup, sous anesthésie générale. "Tout le monde fait ça maintenant (...) On se réveille après l'opération, tout est parti sans qu'on se rende compte de rien, on rentre chez soi très vite, on mange de la purée pendant un mois, puis on commande un appareil intégral, que la sécurité sociale rembourse. On est tranquille pour la vie". »

À y regarder de près, Marilou avait fait un choix - certes radical - mais un choix qui s'inscrivait dans son environnement social et représentait un écart à la norme prescrite - très maladroitement exprimée en son temps par un président de la République qui avait nommé cette catégorie de la population "les sans dents". D'autres situations moins radicales démontrent la capacité de tri et d'affranchissement de la prescription médicale : les individus sont tous capables de dire non à un moment ou à un autre.

Cette prise de liberté dans l'observance - ou l'abandon de traitements jugés inefficaces ou trop onéreux - est souvent analysée dans les sciences humaines comme un refus de l'emprise de la rationalité médicale. L'emprise médicale telle que perçue au XXe siècle s'efface au profit d'une emprise de la gouvernance sanitaire : les médecins sont de plus en plus aliénés par la puissance publique dans leur exercice, tandis que les usagers de santé ont acquis une forme d'autonomie qui conditionne leurs rapports avec l'ensemble du système de santé. Cette autonomie - *empowerment* - est qualifiée par Caroline Després de « renoncement-refus ». Si on laisse de côté les dépressions (notamment chez les chômeurs) ou le refus de la poursuite des soins en fin de vie, l'anthropologue distingue plusieurs motifs : le refus de soins perçus comme inutiles ou nocifs, le refus des normes prescrites par la santé publique (la vaccination étant l'exemple le plus courant), le doute sur l'efficacité, ou l'insatisfaction éprouvée vis-à-vis du soignant ou de ses recommandations. Avec d'autres chercheurs, elle relève que, si la défiance à l'égard du modèle biomédical augmente dans toutes les catégories socioprofessionnelles, elle distingue toutefois deux chemins dans ce refus : d'un côté, le choix de l'autosoin et le recours aux ressources domestiques (les "recettes de grand-mères") dans les catégories modestes ; de l'autre côté, le recours aux thérapies non conventionnées pour les catégories un peu plus aisées.

En revanche, dans les deux groupes distingués par ses travaux, Caroline Després constate les mêmes ressorts dans le refus de soins conventionnés : l'évitement (à cet égard, il n'est pas rare de croiser des personnes qui ne consultent pas par peur d'un diagnostic invasif dans leur qualité de vie), l'anticonformisme et même la résistance au "pouvoir médical". Néanmoins, c'est rassurant pour les médecins cliniciens, « un même individu peut mettre en œuvre, à différents moments de sa vie et en fonction du type de soin dont il a besoin, les deux catégories de soins (conventionnels et non conventionnels). »[4]

[4] Caroline Deprès, *déjà cité*, p 90

En effet, le rapport à la maladie et aux soignants est complexe et même pluriel en se déclinant selon l'histoire familiale et culturelle de chaque individu.

2) Comprendre la défiance à l'égard de la médecine conventionnée

La gouvernance néolibérale promeut une certaine autonomie comportementale, à condition qu'elle réponde à la guidance invisible des injonctions à la « bonne santé ». Si l'individu conforme ne fume pas, ne boit pas, mange ses cinq fruits et légumes par jour, mesure son nombre de pas et la qualité de son sommeil avec sa montre connectée, qu'il fait du sport au moins trois fois par semaine, alors il est dans le club des *winners.* Ceux-là sont les premiers à exécuter les dépistages de masse de la santé publique, et si par malheur le test est positif, c'est un choc incommensurable. Un *performer* en pleine santé (et qui comptait bien le rester en se conformant au dépistage) est déclaré malade par les standards de santé publique qui l'enjoignaient à la vie saine : il le vit comme une déchéance et une faute. Déchéance, car il ne peut plus rester dans la course ; faute parce qu'il s'est conformé à toutes les recommandations, donc quelque chose à l'intérieur de lui-même a dysfonctionné. Non content de véhiculer un fond de culpabilisation d'inspiration chrétienne, la faute est aussi la dette (*Schuld* en allemand), ce qui ramène la question de la maladie à sa dimension économique telle que décrite dans les premiers chapitres. De fait, dans un monde compétitif qui mise sur un capital humain efficient, donc en bonne santé pour produire la rentabilité exigée, la maladie exclut de la course, coûte toujours trop cher aux entreprises et aux assurances, et finalement donne le signal pernicieux d'une mauvaise conduite qui mène à la déchéance du statut social, acquis pourtant en se conformant aux normes prescrites. Je peux témoigner de ces nombreux patients qui avaient vraiment une conduite de vie saine (c'est-à-dire conforme aux prescriptions) et n'arrivaient pas à comprendre pourquoi un cancer leur "tombait" dessus, oscillant alors entre colère, sentiment d'avoir été dupé, angoisses du devenir, désespoir ou révolte - cette fois non pas contre les normes de vie saine, mais contre la médecine qui n'a pas été capable d'empêcher cette déchéance. Il convient d'entendre cette intrication d'émotions : cette personne en pleine forme, se sentant protégée par ses comportements sains et sa compliance au dépistage, voit sa vie basculer vers une altération physique qui va s'accentuer au fil de traitements parfois très lourds - c'est toujours la peur qui est le moteur du patient lorsqu'il décide de prendre plusieurs avis spécialisés, de faire un tri dans les protocoles de soin, et souvent de se tourner vers d'autres pratiques afin d'optimiser ses chances tout en espérant diminuer les effets secondaires. Être "entrepreneur de soi" dans la maladie grave est une charge mentale incroyable qui s'ajoute au stress de l'annonce, des examens complémentaires, et de l'attente atroce des résultats pour choisir quel chemin thérapeutique sera le plus efficace, avec le moins d'altérations possibles qui pourraient même permettre de continuer l'activité professionnelle. Être à l'écoute - longuement - de ces patients proactifs et souvent dans tous les sens est le fondement de l'exercice clinique en médecine générale : accueillir toutes ces émotions, expliquer le contexte de la pathologie et le pourquoi des protocoles thérapeutiques, mais surtout aider à ne pas faire tout et n'importe quoi avec les pratiques non conventionnées - cette clinique-là sauve des vies. Mais parfois, cet effroi et les souffrances psychiques qu'il provoque peuvent altérer le lien de confiance avec les médecins prescripteurs de protocoles standardisés - cette standardisation acceptée et intériorisée via les dépistages de masse est désormais vécue comme un déni de singularité ; « je ne suis pas une statistique », disent ces patients, qui sont passés brutalement d'une vie « dans le silence des organes » à la sensation d'être embarqués dans le filet dérivant d'une médecine toute puissante, lorsqu'elle organise avec une célérité remarquable « le parcours de soins » dans l'établissement hautement spécialisé. Ce « je ne suis pas une statistique » revient comme un *leitmotiv* chez les patients qui ont développé une attitude critique vis-à-vis de la médecine contemporaine. Ce regard critique est le résultat d'un accès à l'information relayé par divers canaux, et l'internet devient souvent le premier recours avant toute consultation ; il est aussi à mettre sur le compte de la capacitation offerte par les outils de la santé globalisée.

Les usagers de santé ont intériorisé les procédures d'évaluation et s'en servent pour leur propre compte en santé : le libre arbitre, la capacité de décision et de choix se doublent souvent d'une perte de confiance en la puissance de la médecine, vécue comme iatrogénique en elle-même. Si certains, comme Steve Jobs, vont jusqu'à mettre au défi la puissance médicale en se tournant radicalement vers des propositions thérapeutiques alternatives exclusives[5], c'est de plus en plus un mouvement de défiance - du moins décrit comme tel par les pouvoirs publics - qui se manifeste chez les usagers de santé, avec une majoration notoire sur la vaccination depuis le Covid-19.

Mais il faut faire attention à la sémantique : la défiance n'est pas la méfiance, cette dernière étant le contraire de la confiance. La défiance est plutôt une confiance limitée grâce à une forme de rationalité qui permet de soupeser ses choix dans un environnement complexe.[6] De plus, la théorie du choix rationnel et la théorie du capital humain n'excluent en aucune façon les comportements fondés sur des croyances, tout en promouvant la satisfaction des préférences. Par ailleurs, la défiance envers la médecine peut aussi s'expliquer par le fait que la « science normale » est mise au défi d'un côté par les maladies chroniques et, de l'autre par la standardisation à l'échelle mondiale, qui promet la sécurisation

---

[5] Johnson S.B. et al., "Complementary Medicine; Refusal of Conventional Cancer Therapy, and Survival Among Patients with Curable Cancers." *JAMA Oncol*, 2018. Sur plus d'1, 9 millions de patients en 10 ans, et parmi ceux qui avaient recours aux médecines complémentaires, les auteurs ont relevé 7 % de refus, ce qui confirme que ces refus de soins conventionnels restent minoritaires.

[6] Luhman N., « La confiance : un mécanisme de réduction de la complexité sociale ». *Economica/Études Sociologiques,* 2006

des soins par ses procédures de validation, sans pour autant éviter les dérapages incontrôlés de certains laboratoires pharmaceutiques, dont la médecine est très dépendante. Dans un univers sanitaire qui se complexifie, l'usager est invité aussi par la démocratie en santé à faire valoir son droit à être éclairé sur son sort[7] : le consentement lors de soins spécialisés est désormais contractualisé, et le patient a toute latitude pour refuser tout ou partie de l'intervention médicale.

L'esprit critique envers la médecine semble, de source sociologique[8], essentiellement provenir des patients suivis pour une maladie chronique et par les femmes qui souffrent de pathologies souvent inexpliquées ou pour lesquelles la médecine est impuissante (par exemple, les maladies auto-immunes ou bien ce que Didier Fassin[9] appelle « les malades sans maladie », comme le syndrome de fatigue chronique, Lyme chronique ou plus récemment les séquelles de Covid). Ce sont alors moins les médecins que les produits pharmaceutiques prescrits qui éveillent la défiance, dans un aménagement des normes médicales conduisant à des recours de plus en plus élargis, y compris dans les classes populaires, à des thérapies qui paraissent plus en conformité avec leur vision du monde (voir infra). À cet endroit précisément, le médecin généraliste joue un rôle décisif : sa mission est d'apporter des soins centrés sur la personne « dans ses dimensions individuelle, familiale et communautaire » ; il doit « répondre aux problèmes de santé dans leurs dimensions physique, psychologique, sociale, culturelle et existentielle ».[10] À la standardisation et aux pratiques protocolisées, le médecin généraliste répond par ses soins à la personne qu'il connaît bien, puisque son rôle spécifique est le suivi continu par des contacts répétés (médecin traitant). C'est cette médecine clinique que défendait Georges Canguilhem, le philosophe de la vie comme normativités multiples (dont la pathologie et le ratage seraient des déclinaisons possibles) qui reconnaissait la singularité du patient qui instruit son médecin :

> « Mon médecin, c'est celui qui accepte, ordinairement, de moi que je l'instruise sur ce que, seul, je suis fondé à lui dire, à savoir que mon corps m'annonce à moi-même par des symptômes dont le sens ne m'est pas clair. Mon médecin, c'est celui qui accepte que je voie en lui un exégète avant de l'accepter comme réparateur. »[11]

---

[7] Code de santé publique 2002, Art. L. 1111-2. : « Toute personne a le droit d'être informée sur son état de santé. Cette information porte sur les différentes investigations, traitements ou actions de prévention qui sont proposés, leur utilité, leur urgence éventuelle, leurs conséquences, les risques fréquents ou graves normalement prévisibles qu'ils comportent ainsi que sur les autres solutions possibles et sur les conséquences prévisibles en cas de refus »

[8] Arborio, Anne-Marie, et Marie-Hélène Lechien. « La bonne volonté sanitaire des classes populaires ». 2019, *déjà cité*

[9] Didier Fassin, *Santé publique*. Cours au Collège de France, 12 mai 2021

[10] World Organization for Family Doctors (WONCA), 2002

[11] Canguilhem G. (1988), La santé, concept vulgaire et question philosophique. *Écrits sur la médecine*, 2002, Seuil, p 64

À la complexité de la médecine et du système sanitaire, le médecin généraliste traitant répond au patient dans toutes ses dimensions de Sujet, tout en étant capable d'opérer une réduction de la complexité de sa problématique à la lumière de son histoire médicale, personnelle, professionnelle et aussi culturelle. En ceci pour le médecin généraliste « la médecine est un art ou technique au carrefour de plusieurs sciences »[12] et en ceci, il représente le meilleur appui du patient pour déterminer la place qui revient aux soins personnalisés par rapport aux standards de santé publique - à moins que cette dernière ne devienne une obligation de résultat qui viendrait écraser le caractère singulier de chaque personne ayant à se confronter à la médecine contemporaine.

Si les usagers de santé montrent souvent leur défiance à l'égard de la médecine, c'est aussi qu'au-delà des ratés de la biomédecine, le statut du médecin généraliste, en proximité immédiate avec la population dont il prend soin, est de plus en plus subsumé vers celui d'un administrateur de santé publique, ce qui interroge en profondeur la rationalisation de la santé.

3) De la rationalité en médecine à la rationalisation de la santé

Georges Canguilhem reste un repère puissant pour interroger les dérives de la rationalisation de la santé par les mécanismes de la Gouvernance globale. Si ses textes sont déjà anciens, ils restent éclairants et inspirants. Ainsi en 1978, il nous mettait en alerte concernant l'emprise de la santé publique sur la médecine clinique :

> « La médecine, par le biais des exigences politiques de l'hygiène publique, va connaître une altération lente du sens de ses objectifs et de ses comportements originaires. Du concept de santé à celui de salubrité puis à celui de sécurité la dérive sémantique recouvre une transformation de l'acte médical. De réponse à un appel il est devenu obéissance à une exigence. (...) Et l'on doit constater ici, une troisième fois, la mise entre parenthèses du malade individuel, objet singulier, électif, de l'attention et de l'intervention du médecin clinicien. »[13]

La même année dans un autre texte, il exhortait à s'interroger en urgence « sur la place que l'attention accordée par un médecin singulier à un malade singulier peut prétendre encore tenir dans un espace médical de plus en plus occupé, à l'échelle des nations dites développées, par les équipements et règlements sanitaires et par la multiplication programmée des "machines à guérir". »[14] Or, cette année 1978 est marquée par la conférence d'Alma Ata d'où

---

[12] Canguilhem G. (1988), Le statut épistémologique de la médecine. *Études d'histoire et de philosophie des sciences,* Paris, Vrin, 1994, 7e éd., p.413-428.

[13] Ibid., p 422

[14] Canguilhem G. (1978), Une pédagogie de la guérison est-elle possible ? *Écrits sur la médecine*, Paris, Seuil, 2002, p 86

émergea l'idée des soins de santé primaires et de la couverture sanitaire universelle, les deux étant les armes de l'extension du domaine de la lutte en santé publique. Les « machines à guérir » auxquelles fait allusion le philosophe doivent se comprendre comme la puissance économique des industries pharmaceutiques qui viennent peser tant sur les patients que sur les médecins, mais doivent se comprendre aussi comme ces programmes de transformation de systèmes sanitaires visant l'industrialisation, la rationalisation et finalement la taylorisation des soins en vue d'un meilleur rendement des investissements. D'ailleurs, parce qu'il défendait la médecine comme art d'appliquer les sciences dans la clinique, Canguilhem ne voyait pas d'un bon œil ce qu'on appelle aujourd'hui la délégation de tâches, qu'il nommait avec son ironie perçante « la participation conviviale » à la relation médecin-malade. S'il n'entrevoyait pas alors l'industrialisation des soins telle qu'elle se dessine en 2024, il n'acceptait pas l'idée qu'il n'y aurait plus que des médecins scientifiques ayant délégué la relation thérapeutique à ceux qu'il nommait « des contremaîtres ».[15]

Dans *Puissance et limites de la rationalité en médecine*[16], le philosophe prenait acte de la puissance et des réussites de la médecine depuis l'invention des antibiotiques, tout en relevant que cette puissance « a, dans son progrès, suscité des antagonismes et provoqué, par les moyens mêmes de ses succès, de nouvelles sortes d'échec ». Il s'interrogeait : est-ce que la pratique médicale n'aurait pas des conséquences sur les revendications des patients-usagers de santé qui viendraient en retour « perturber et infléchir l'exercice de la rationalité scientifique dans son champ initial », en « l'expression d'une confiance irrationnelle dans la rationalité médicale et son progrès. Croire au progrès qui conduit souvent à confondre valeur et dernier cri »[17]. Mais qu'est-ce qui vient infléchir l'exercice de la rationalité scientifique dans la conversion en pratique médicale, si ce n'est le patient lui-même dans la narration de son état de mal-être qui le conduit vers son médecin ? Georges Canguilhem nous guide vers la notion de Sujet - avec la majuscule :

« Il faut parvenir à admettre que le malade est plus et autre qu'un terrain singulier où la maladie s'enracine, qu'il est plus et autre qu'un sujet grammatical qualifié par un attribut emprunté à la nosologie du moment. Le malade est un Sujet, capable d'expression, qui se reconnait comme Sujet dans tout ce qu'il ne sait désigner que par des possessifs : sa douleur et la représentation qu'il en fait, son angoisse, ses espoirs et ses rêves. (...) En bref, il est impossible d'annuler dans l'objectivité du savoir médical la subjectivité de l'expérience vécue du malade (...) Cette protestation d'existence mérite

---

[15] Ibid., p 96

[16] Canguilhem G., *Études d'histoire et de philosophie des sciences concernant les vivants et la vie.* Librairie philosophique J. Vrin, 2002, p 403. L'article *Puissance et limites de la rationalité en médecine* est une conférence de 1978 à Strasbourg.

[17] Ibid., p 398-400

d'être entendue, alors même qu'elle oppose à la rationalité d'un jugement bien fondé la limite d'une sorte de plafond impossible à crever. »[18]

La « protestation d'existence » : cette question est fondamentale puisque la perception de l'état de maladie par un patient se modifie dans le dialogue avec ce dernier ; et inversement, le dialogue avec le patient amène parfois le médecin à moduler non seulement la thérapeutique, mais aussi la "sentence diagnostique" en fonction de la perception de son patient. Ce qui signifie, pour le dire autrement, que la notion de maladie se "co-construit" de façon inédite avec chaque patient, et selon l'époque. D'ailleurs, pour Canguilhem l'opinion du public vient moduler la pratique quotidienne, et c'est précisément ce qui empêche de confondre science et médecine dans la même discipline :

« Il apparaît ainsi que la puissance de la rationalité d'en haut, chez les détenteurs du savoir et chez ceux qui l'appliquent, est, dans chaque société, sous la dépendance de la rationalité d'en bas, dans l'opinion de ceux qui sont charnellement concernés par de nouvelles avancées en thérapeutique. »[19]

Être » charnellement concerné », c'est vivre des effets secondaires tels que le traitement proposé est retiré du marché ; c'est être amené à décider si l'on prend le risque de la nouveauté (protocoles expérimentaux) ; c'est aussi se sentir objet de la science par défaut d'information - ce à quoi la transparence devrait répondre avec honnêteté pour éviter de perpétuer la défiance. Mais il y a plus que de la défiance dans le public, et s'en contenter serait une profonde erreur d'analyse des comportements : la « rationalité d'en bas » interpelle de plus en plus la « puissance de la rationalité d'en haut », notamment en se tournant vers des pratiques thérapeutiques qui ne se réclament pas des progrès de la science. D'ailleurs lorsque Canguilhem affirmait que « croire au progrès conduit souvent à confondre valeur et dernier cri »[20], il cherchait à alerter sur les dérives possibles d'une science toute puissante, un scientisme auquel certains patients s'opposent lorsqu'ils sont réduits aux déboires de leurs organes devenus trop bruyants pour que les médecins entendent les souffrances subjectives qui ne manquent pas de survenir. S'il considère la médecine comme « la science des limites des pouvoirs que les autres sciences prétendent lui conférer »[21], Canguilhem lui assigne ainsi le rôle d'encadrer les pratiques thérapeutiques scientifiques par une prise en compte de la clinique du Sujet dans toutes ses dimensions : telle est la mission du médecin traitant. Canguilhem va plus loin, estimant que la médecine contemporaine « trouve ses limites dans sa propre

[18] Ibid., p 409
[19] Canguilhem G., *Puissance et limites de la rationalité en médecine*, déjà cité p 401
[20] Ibid., p 400
[21] Canguilhem G. (1985), Le statut épistémologique de la médecine. *Études d'histoire et de philosophie des sciences.* Vrin 2002

puissance »[22] et désormais, puisque la rationalité médicale a montré toute sa légitimité, il y a « obligation de changer de registre. »[23]

« Changer de registre » signifie pour le médecin de mettre entre parenthèses le diagnostic et ses traitements pour entendre la personne singulière qui le consulte. Et le registre de l'écoute de toutes les dimensions du Sujet doit pouvoir encore s'élargir vers une anthropologie de la maladie et du malade lorsque celui-ci est dans le refus de soins conventionnés et vient le signifier à son médecin, dans un mélange contradictoire de défi et de peur. Ces situations très particulières, hautement critiques et périlleuses pour les relations thérapeutiques, sont aussi celles qui sont les plus riches d'échanges, de questionnements et de respect mutuel. Elles font écho à ce que Céline Lefève défend en tant que philosophe du soin[24], considérant qu'il faut « mettre en suspens la parenthèse dans laquelle la science place l'art du soin et le sujet malade » :

> « Contre l'adaptation à une société qui, en dehors de la médiatisation héroïsante ou compatissante, invisibilise les difficultés tant des soignés que des soignants, le soin peut être regardé comme une transformation de soi et de la société visant à y intégrer l'expérience de la maladie et les personnes vulnérables. L'écueil éthique et politique est double : premièrement, en manquant l'articulation autonomie-vulnérabilité, responsabiliser et culpabiliser le patient, au lieu de créer des relations l'accompagnant dans le déploiement de ses capacités ; deuxièmement, en manquant l'articulation justice-vulnérabilité, évacuer les mécanismes de fragilisation et d'exclusion, sociaux et liés à la maladie, au lieu de rechercher l'égalité dans les relations de soin ainsi qu'un accès juste à ces relations. »[25]

Ce double écueil a entrainé le recodage insidieux du registre de la philosophie du *care* dans la gouvernance néolibérale et ses outils d'autonomisation, ce qui peut expliquer et faire redouter un accroissement de ce que Michel Foucault avait relevé comme une « antimédecine »[26], laquelle se manifeste

---

[22] *Puissance et limites de la rationalité en médecine,* op cit, p 398

[23] Ibid., p 408

[24] Lefève, C., « De la philosophie de la médecine de Georges Canguilhem à la philosophie du soin médical ». *Revue de métaphysique et de morale*, 2014, 82, 197-221. « La philosophie du soin consiste à étudier les transformations épistémologiques, sociales et organisationnelles de la médecine et à distinguer – dans des pratiques dont la finalité est toujours à la fois individuelle et collective –, entre, d'un côté, l'individualisation des soins où la subjectivation vise la réadaptation sociale et, d'un autre côté, le soin de l'individuation qui vise à restaurer la normativité ou la puissance d'agir du sujet. La première tend à enjoindre le patient – en dépit des inégalités sociales, économiques et culturelles qui le rendent vulnérable – à mener une vie normalisée et, si possible, économiquement productive ; le second vise à l'accompagner afin qu'il assume la part d'activité et d'autonomie qui lui est propre. »

[25] Ibid., https://doi.org/10.3917/rmm.142.0197

[26] Foucault M, *Crise de la médecine ou crise de l'antimédecine ?* Dits Écrits Tome III n°170. Gallimard. C'était une critique de l'ouvrage d'I. Illich : *Nemesis médicale. L'expropriation de la santé*. Seuil, 1975

aujourd'hui par un recours désordonné et parfois dangereux à des pratiques de soins non conventionnées.

4) Du concept de contre-conduite en santé

De la gouvernementalité foucaldienne[27] à la gouvernance, s'est installée une attitude procédurale dans la manière d'édicter les normes en vue « d'infléchir les conduites. » Contre la « médicalisation de l'existence »,[28] les individus exercent leur libre arbitre et font des choix réputés rationnels, éclairés par des sources multiples d'information, souvent contradictoires et même parfois fausses et dangereuses. Néanmoins, pour faire face à la souffrance et à la place laissée vacante par une médecine de proximité à bout de souffle qui n'a plus le temps du "colloque singulier", les patients cherchent le soulagement - voire une forme d'optimisation anticipatrice de leur santé - dans des pratiques hétérodoxes. Le phénomène inquiète le corps des professionnels de santé, mais ce n'est pas récent, puisque Canguilhem relevait déjà en 1978 que :

> « La revendication d'autonomie individuelle quant à l'appréciation et au ménagement de la santé favorise le regain des médecines pré-rationnelles. N'y a-t-il pourtant, dans l'amalgame idéologique en question, aucun noyau de positivité digne d'être retenu et reconnu comme appel à un renouvellement de la rationalité, capable de surmonter la limitation de l'ancienne ? »[29]

À cette question à laquelle je tenterai de répondre plus loin avec prudence, je propose d'en ajouter une autre : et si la reprise en main de « son propre pouvoir » de décider et faire, se traduisait par des conduites qui ne sont pas prévues au programme de la Gouvernance globale ?

La notion de conduite est intéressante à explorer dans le cadre des comportements en santé, en tant que *pattern* modulant le gouvernement de soi par rapport aux normes dans lesquelles chaque individu est immergé. Si pour John Dewey, le terme de conduite référait aux habitudes, aux pulsions et à

---

[27] Foucault M (1984), *L'éthique du souci de soi comme pratique de la liberté*. Entretien, Dits et Écrits, tome IV (1980-1984), Éditions Gallimard, 1994, pp. 728-729 : « La gouvernementalité implique le rapport de soi à soi, ce qui signifie justement que, dans cette notion de gouvernementalité, [est visé] l'ensemble des pratiques par lesquelles on peut constituer, définir, organiser, instrumentaliser les stratégies que les individus, dans leur liberté, peuvent avoir les uns à l'égard des autres. Ce sont des individus libres qui essaient de contrôler, de déterminer, de délimiter la liberté des autres et, pour ce faire, ils disposent de certains instruments pour gouverner les autres. Cela repose donc bien sur la liberté, sur le rapport de soi à soi et le rapport à l'autre [...], c'est-à-dire ce qui constitue la matière même de l'éthique. »

[28] Weber, J., « La médicalisation de l'existence : Quelques remarques sur ses racines anciennes ». *Le Sociographe*, 2020, 72, 23-35.

[29] Canguilhem G., *Puissance et limites de la rationalité en médecine*, déjà cité, p 404

l'intelligence dans leur confrontation à la société[30], c'est dans le cadre de la gouvernementalité qu'il conceptualisait en 1978, que Michel Foucault introduisit la conduite et son corrélatif de contre-conduite :

« La conduite permet d'analyser les composantes dans la manière dont quelqu'un agit effectivement dans le champ très général de la politique ou dans le champ très général des rapports de pouvoir. Cela permet de repérer la dimension de contre-conduite qu'on peut parfaitement trouver en effet chez les délinquants, chez les fous, chez les malades. »[31]

Sans surprise, entre biopouvoir (sur les individus) et biopolitique (sur les populations), l'emprise de la médecine était convoquée pour expliquer le recours à des pratiques hétérodoxes :

« On peut dire que la médecine a été une des grandes puissances héritières du pastorat. Et dans cette mesure-là, elle a suscité elle aussi, toute une série de révoltes de conduite, ce qu'on pourrait appeler un dissent médical fort, depuis la fin du XVIIIe siècle jusqu'à nos jours compris, qui va du refus de certaines préventions, comme la vaccination, au refus d'un certain type de rationalité médicale : l'effort pour constituer des sortes d'hérésies médicales autour des pratiques de médication qui utilisent l'électricité, le magnétisme, les herbes, la médecine traditionnelle, le refus de la médecine tout court, qui est si fréquent dans un certain nombre de groupes religieux. C'est là où on voit bien comment les mouvements de dissidence religieux ont pu se lier à la résistance à la conduite médicale. »[32]

Pour Foucault, ce terme de contre-conduite était clairement associé aux recours à des pratiques de soin alternatives comme « résistance, refus, révoltes. » Dans le contexte de l'époque, il s'harmonisait plutôt bien avec la contre-culture des années 1960 -70 ; il lui permettait aussi d'écarter le terme de dissidence - très connoté à l'époque de la guerre froide avec l'internement psychiatrique des opposants au régime soviétique - ainsi que celui d'inconduite, car « il ne se réfère qu'au sens passif du mot, du comportement : ne pas se conduire comme il faut. »[33]

Si l'on met de côté les influences religieuses, comment pouvons-nous exploiter cette notion de contre-conduite dans le paradigme contemporain du soin, décliné non pas seulement en termes de maladie, mais aussi des « besoins de santé » déployés jusqu'au bien-être par la santé publique ? D'un côté, on l'a vu, le recours à des pratiques complémentaires peut se lire comme une démarche d'optimisation de la santé en vue de la performance sociale : c'est

[30] Dewey J. (1921), *Nature humaine et conduite. Introduction à la psychologie sociale.* NRF/Éditions Gallimard, 2023

[31] Foucault M., Sécurité, *Territoire, Population.* Cours au Collège de France, Leçon du 1er mars 1978. Hautes Études EHESS Gallimard, Seuil, 2004, p 205

[32] Ibid., p 203

[33] Ibid., p 205

alors une conduite parfaitement en phase avec la gouvernance néolibérale. Mais d'un autre côté, l'injonction paradoxale à l'autonomie en santé et le transfert des risques sur les patients, peuvent parfois conduire ces derniers à adopter des comportements d'échappement, où la défiance à l'égard des normes se mue en défi, comme dans certains renoncements aux soins retardant une médicalisation indispensable ; ou bien par le recours à des pratiques charlatanesques dénoncées par la puissance publique et le "corps médical" ; ou bien encore par des conduites addictives (tabac alcool, "malbouffe", drogues[34]) désignées comme malsaines, donc irrationnelles, « des contre-conduites qu'on peut parfaitement trouver en effet chez les délinquants, chez les fous, chez les malades. »[35] Si l'on transpose ces propos dans le spectre de la *médecine de la santé* qui se profile (chapitre X.4), serait alors délinquante toute personne s'appropriant sa santé (ou visant le soulagement de ses maux) dans des recours non validés par la médecine académique (chapitre X.2) et les institutions de la politique sanitaire globalisée. Quand, pour G. Canguilhem, les recours hétérodoxes représentaient « une contestation en opposition aux abus d'une rationalisation déraisonnable »[36], pour Michel Foucault ces contre-conduites en santé traduisaient bien une forme de résistance :

> « Nous ne voulons pas de cette vérité. Nous ne voulons pas être pris dans ce système de vérité : nous ne voulons pas être pris dans ce système d'observation, d'examen perpétuel qui nous juge en permanence, nous dit ce que nous sommes dans le fond de nous-mêmes, sain ou malade, fou ou pas fou, etc. »[37]

Tout médecin (au sens canguilhemien) a le devoir d'entendre cette résistance, ce refus ou ce défi, ce qui nécessite une véritable suspension du jugement, un oubli complet de ce qu'il a appris, de ce qu'il sait (ou croit savoir), pour accueillir ce « dissent médical fort », cet autre qui lui est inconnu. Il y va de son indépendance et de son éthique professionnelle ; il y va surtout du respect du Sujet qui le sollicite.

---

[34] On relèvera que la consommation de cocaïne « pour tenir le rythme » et de cannabis pour « relâcher la pression et aider à dormir » se développe dans le contexte professionnel de performance.

[35] Foucault M., *Sécurité, Territoire, Population, déjà cité*, p 205

[36] Canguilhem G., Puissance et limites de la rationalité en médecine. *Études d'histoire et de philosophie des sciences,* op cit, p 404

[37] Foucault M., *Sécurité, Territoire, Population*, op.cit. p 204

5) Comprendre les recours « aux pratiques de soin non conventionnelles »

Il est désormais avéré que le renoncement aux soins augmente d'un facteur 8 dans les zones sous-dotées, particulièrement en médecins généralistes.[38] D'un autre côté, la perte de lien régulier avec son médecin traitant (lorsqu'on en a un) ou encore l'insatisfaction à son égard (consultations trop courtes) seraient les moteurs du recours aux pratiques non conventionnées.[39] Cette analyse est aussi celle de philosophes[40] qui font le lien entre la plateformisation du système de santé, le nomadisme médical, la disparition du médecin de famille et la consommation de « soins non conventionnels », autant de facteurs que Guillaume Leblanc considère comme une clientélisation en santé. Il est vrai que certaines pratiques, rendues visibles sur une plateforme hégémonique de prise de rendez-vous médicaux et paramédicaux, ont pu trouver une forme de légitimation aux yeux du public, quand bien même la bataille engagée en 2018 par le Collectif NoFakedmed[41] se poursuit et qu'une loi récente vise certains praticiens encourageant les patients malades à abandonner les soins conventionnés.

Mais ces considérations sont insuffisantes pour expliquer le recours exponentiel « aux pratiques de soins non conventionnelles » - terme choisi par le ministère de la Santé. Dans sa thèse de santé publique, Juliette Guéguen[42] invitait en 2017 à une attitude pragmatique vis-à-vis de ces pratiques, puisqu'elles sont déjà sur le marché, en ne se contentant pas de pointer les risques directs d'effets indésirables, mais en s'intéressant au plus près au positionnement du praticien. En 2020, Albin Guillaud relevait 68 intitulés de pratiques non conventionnelles[43] et dégageait deux motifs principaux de

---

[38] « Renoncement aux soins : la faible densité médicale est un facteur aggravant pour les personnes pauvres. » *Études et résultats,* n°1200, DRESS, juillet 2021

[39] Albin Guillaud, *Décrire et expliquer le recours aux thérapeutes alternatifs en France. Médecine humaine et pathologie.* Université Grenoble Alpes Thèse de santé publique, 2020.

[40] « Comment Doctolib a transformé notre rapport au soin ». *Philosophie magazine,* 1er mars 2024

[41] « L'Appel de 124 professionnels de la santé contre les médecines alternatives », *Figarovox*, 18 mars 2018.

[42] Gueguen J., *Évaluation des médecines complémentaires : quels compléments aux essais contrôlés randomisés et aux méta-analyses ?* Thèse de Santé Publique, Université Paris-Saclay, 2017

[43] INSEE, *Emploi et revenu des Indépendants, Édition 2015.* L'URSAFF a établi une liste des pratiques déclarées (j'en exclus volontairement les psychologues cliniciens), parmi les 68 recensées : homéopathie, psychanalyse, psychotechnicien, sexologue, sophrologue (et ses déclinaisons), conseil en prérinatalité Doula, acupuncture non médecin, aide relationnelle, analyste comportemental, analyste psycho-organique, argilothérapie, aromathérapie, art-thérapeute, aurathérapie, auriculothérapie, ayurveda, bio-énergéticien, chromothérapie, coach en développement personnel, psychophanie, digitopuncteur, diététicien, équithérapie, étiopathe, fasciathérapeute pulsologue, graphothérapie, guérisseur, holothérapeute, hypnose et hypno-thérapeute, iridologue, irrigateur du colon, kinésiologue, lithothérapeute, magnétothérapie, masso-thérapie, médecine traditionnelle chinoise, musicothérapeute, naturopathe, oligothérapie, olfacto-thérapie, parapsychologue, phytothérapeute, tuina, méthode Grinberg, neuro-et biofeedback, reiki ; shiatsu, méthode de libération des cuirasses, énergétique chinoise, programmation

recours : les troubles musculosquelettiques et les troubles anxieux liés au stress. Le jeu de l'offre et de la demande tourne à plein pour ces motifs, et c'est l'ostéopathie qui tire son épingle du jeu, soutenue par une négociation habile avec l'offre de prise en charge partielle des séances par la plupart des mutuelles. En effet, la France est championne du monde du nombre d'ostéopathes avec une densité de 42/100 000 habitants[44]. Avec un grand nombre de praticiens partout en France, c'est incontestablement vers les ostéopathes que se tournent les patients le plus spontanément en l'absence d'un avis médical, majoritairement pour des troubles musculosquelettiques. Est-ce que ces recours entrent dans la catégorie des renoncements aux soins essentiels pour les remplacer ? Ce n'est pas si simple, car ils pourraient s'inscrire dans le cadre d'un rapport à sa propre santé qui évalue en autonomie le besoin de voir un ostéopathe plutôt qu'un médecin par exemple, l'ostéopathie faisant partie du paysage culturel depuis de nombreuses années.[45]

Le stress et l'anxiété seraient, selon Albin Guillaud,[46] l'autre motif majeur de recours à des thérapeutes non professionnels de santé dans la moitié des cas : des hypnothérapeutes, des naturopathes ou encore des reflexologues. Ces recours entrent-ils dans la catégorie des pratiques du bien-être dans un univers de performance, ou bien sont-ils des substituts à un avis médical qui retarderaient un soin nécessaire, voire constitueraient une perte de chance ? Nous avons vu précédemment avec l'anthropologue Caroline Després que les recours aux pratiques non conventionnées pouvaient procéder de ressorts psychologiques ou culturels tels l'évitement, l'anticonformisme et même la résistance au “pouvoir médical”.

S'appuyant sur des travaux sociologiques, Juliette Guéguen[47] avait repéré quatre logiques non mutuellement exclusives pouvant décrire les motifs de recours aux soins non conventionnés. En premier lieu, une logique « pragmatique de tâtonnement réactif », d'essais successifs de différentes pratiques, particulièrement dans les pathologies graves où le patient est prêt à tout essayer. Cette logique pourrait aussi conduire à une errance thérapeutique dans certaines maladies chroniques où la médecine conventionnée n'apporte pas de réponse.

---

neurolinguistique, psycho-énergéticien, psychogénéalogie, radiésthesiste, rebouteux, reflexologue, somato-thérapeute, thérapeute manuel non diplômé, training autogène.

[44] 5 000 ostéopathes exclusifs non professionnels de santé plus 10000 professionnels de santé, majoritairement des kinésithérapeutes. Par comparaison on compte en moyenne 150 médecins généralistes/100000 habitants et 188 spécialistes/100000 habitants : https://www.vie-publique.fr/en-bref/289582-osteopathie-une-place-ambigue-dans-le-systeme-de-soins.

[45] Le premier geste d'officialisation de la pratique remonte à 2002, les premiers décrets autorisant l'exercice à 2007, et les procédures d'agrément des écoles à 2014 et 2015, avec un accès direct post-bac pour les jeunes postulants.

[46] Albin Guillaud., *Décrire et expliquer le recours aux thérapeutes alternatifs en France.* Déjà cité

[47] Gueguen J, *Évaluation des médecines complémentaires,* déjà cité, p 25-26

Ensuite, une logique « symbolique » lorsque les patients sont en quête de sens et d'explications accessibles à leur univers cognitif et culturel. Juliette Guéguen reprenait ensuite à son compte le recours exclusif à une pratique alternative (et non pas complémentaire) dans une posture « politique/idéologique de contestation » de la médecine conventionnée ; j'y ajoute la posture de défi comme expression de la toute-puissance du Sujet comme Steve Jobs, situation qui rejoint la logique « de singularisation ». Cette dernière logique est la plus proche du "néosujet empowerisé" par la santé globalisée : acteur de santé, le Sujet revendique ici l'exigence d'une prise en charge dans sa globalité et le recours aux pratiques complémentaires « holistiques » viendrait compenser l'espace laissé vacant par la médecine d'organes.

Pour Jacques Kopferschmitt[48], Professeur des universités - praticien hospitalier, la « quête des usagers » se déclinerait aussi selon quatre axes : l'énergie et le vitalisme, la spiritualité, la recherche du naturel, enfin le culte du bien-être (voire la sur-santé). Cet auteur décèle en sus dans ces pratiques un autre type de relation thérapeutique, où les usagers-consommateurs pourraient faire leur *shopping* au sein d'une offre très large, suivant leurs penchants philosophiques. L'auteur note au passage que ces choix relèvent bien d'une maîtrise personnelle et d'une grande autonomie, avec une dimension sociale d'autocontrôle et d'autoresponsabilité. Les usagers seraient attirés par une qualité des soins, une efficience perçue et une vision esthétique du soin, qui satisferaient leur éthique de consommation.

Selon Jean-Jacques Wunenburger[49], philosophe spécialiste de Gaston Bachelard, les pratiques non conventionnées seraient en résonance avec la définition de la santé selon l'OMS, lorsqu'elles représentent une offre sur le bien-être ou la préservation de l'état général dans l'équilibre propre à chaque personne. Il souligne les motivations principales dans ces consommations de soins : la « religion de la nature », comme dans la naturopathie ou l'hydrothérapie, ou encore « l'option holistique » qui, selon l'auteur, représenterait une véritable rupture épistémologique, soulignant par ailleurs l'importance de la dimension symbolique et de l'imaginaire comme sources profondes du sujet qui oriente ses préférences de soin.

Suivant la discipline convoquée, les sciences humaines tentent de cerner les motifs de consommation des pratiques non conventionnées, et l'on constate qu'elles se déploient selon plusieurs axes que l'on peut diviser en deux groupes. D'un point de vue contemporain d'abord, on observe une perte du lien avec le médecin de famille en rapport avec la pénurie de médecins généralistes, leurs consultations aux cadences trop brèves, l'atomisation de la prise en soin entre

---

[48] Kopferschmitt J., « Évolution de la perception de toutes ces Thérapies...en 5 actes. » *Santé, bien être : place des médecines complémentaires*. Eurocos (Strasbourg) - Les rencontres santé-société Georges Canguilhem, 2015

[49] Wunenburger J.J., *Imaginaires et rationalité des médecines alternatives*. Les Belles Lettres, 2008

de multiples intervenants, la plateformisation du système de santé qui invite au nomadisme médical, la plus grande visibilité des praticiens non conventionnés sur ces plateformes incitant au *benchmarking* dans un culte du bien-être et de la performance. Ensuite, certaines valeurs plus intemporelles, mais aussi plus individuantes sous-tendent ces conduites : anticonformisme, évitement ou résistance au corps médical s'inscrivent dans une dimension politique, tandis que la dimension symbolique et même spirituelle d'un culte de la nature rejoint le besoin plus concret d'une approche globale, holiste.

Pourtant, ce n'est pas dans les sciences humaines que les blogueurs NoFakemed[50] avaient puisé leurs arguments en 2018, pour attaquer l'homéopathie et obtenir son déremboursement. Hormis le fait que l'utilisation du terme *fakemedicine* pour qualifier les pratiques non conventionnées est un contresens - la traduction exacte désigne un médicament contrefait - le recours à cette terminologie s'inscrivait dans l'ère trumpienne des *alt-facts*, une post-vérité[51] comme objectif contre-démocratique porté par le développement exponentiel des *fake news*. Leur tribune s'inscrivait surtout dans la perception que le développement des pratiques non conventionnées résulterait d'un « activisme des pseudo-médecines sur internet, tentant de discréditer notre discipline pour vendre la leur », leur mission étant de défendre la « médecine scientifique » - encore un contresens - considérant que des polémiques « alimentent et s'appuient sur une défiance de fond vis-à-vis de la médecine conventionnelle ». Il convient de contextualiser cette tribune en 2018 : la déconsidération des médecins par les usagers de santé avait conduit le Conseil de l'Ordre à faire diffuser des spots TV visant à « valoriser la profession médicale » aux yeux du public, tandis que la ministre de la Santé avait laissé entendre que les jeunes recrues médicales manquaient d'empathie[52]. La “crise” de la médecine pré-pandémique se situait alors dans une crise d'identité de certaines catégories de médecins, qui avaient trouvé un objet négatif pour revaloriser la positivité de leur activité scientifique, en une schismogenèse réactualisant la différenciation antique du médecin et du charlatan (chapitre VI). Nos blogueurs avaient choisi le thème de la défiance des usagers qui viendrait aggraver la crise de légitimité de la médecine conventionnée. Et s'ils avaient raison et réaffirmaient par leur tribune que le sujet est capacitaire, réputé rationnel, accordant une confiance limitée qui lui permet de soupeser ses choix ? Être critique à l'égard de la médecine et son organisation n'empêche pas d'être éclairé dans son parcours de soin ; se tourner vers des pratiques non conventionnées ne fait pas

---

[50] http://fakemedecine.blogspot.fr

[51] Définition selon l'Oxford Dictionnary 2016 : « ce qui se rapporte aux circonstances dans lesquelles les faits objectifs ont moins d'influence sur le public que ceux qui font appel à l'émotion ou aux croyances personnelles ». Cité par Revault d'Allonnes M., *La Faiblesse du vrai. Ce que fait la post-vérité à notre monde commun ?* Seuil, 2018

[52] *Marie Claire*, le 25 avril 2018 : http://www.marieclaire.fr/sante-femmes-agnes-buzyn-interview,1262602.asp

systématiquement du sujet un croyant aveuglé par des tours de magie. Dit autrement, les signataires de cette tribune considéraient-ils que les usagers de santé s'imposent à eux-mêmes des injonctions paradoxales (simultanées), tissant de façon serrée émancipation totale de la médecine conventionnée avec aliénation confiante en un praticien « alternatif » ? Ou bien devrions-nous suivre J. Kopferschmitt,[53] pour qui l'augmentation du recours aux pratiques non conventionnées interpellerait plutôt la crise du modèle médical ? Selon lui en effet, face à l'émergence de pathologies nouvelles, les thérapies complémentaires apporteraient des réponses inédites, ou pour le moins des hypothèses heuristiques qu'il ne faudrait pas négliger, leur conférant un caractère intégrateur : « se cramponner à une unique médecine va sans doute à l'encontre d'un des mouvements de fond de l'époque contemporaine. »[54]

En 2012, l'OMS recensait 100 millions d'utilisateurs en Europe.[55] En France, l'Ordre des médecins a pris acte du recours aux « pratiques non conventionnelles » pour 40 % de la population en 2015, et 70% en 2019 (selon le *Quotidien du médecin,* chiffre repris par l'Ordre en 2023), soit 26 millions de personnes, dont environ 1/5 des actes en milieu hospitalier, notamment les « soins de support » en oncologie. En ambulatoire, l'Ordre des médecins avait recensé 4 892 médecins « à exercice particulier »[56] en 2015 et dans sa thèse de 2017, Juliette Guéguen arrivait à peu près aux mêmes chiffres.[57] En 2022, l'Assurance maladie n'en recense plus que 4 294, dont 60% de plus de 60 ans.[58] Avec si peu de praticiens médicaux, il faut se rendre à l'évidence : les usagers de santé se tournent massivement vers des praticiens non professionnels de santé.[59] En France, on compte 15 000 ostéopathes exclusifs, auxquels il faut ajouter les 10 000 kinésithérapeutes et quelques médecins.[60] Concernant les recours à l'acupuncture, avec 1000 médecins environ et, depuis 2007 des sages-femmes parmi les professionnels de santé, ils sont difficiles à quantifier en l'absence de comptabilité précise des praticiens non professionnels de santé - les écoles de formation leur sont largement ouvertes ; même remarque pour la naturopathie pour n'observer que les plus fréquentes des 68 pratiques recensées.

---

[53] Kopferschmitt J, « Évolution de la perception de toutes ces Thérapies…en 5 actes ». Déjà cité

[54] Ibid, p 88

[55] *Who Traditional Medicine Strategy 2014-2023*

[56] Dont 37% d'homéopathes, 32 % d'ostéopathes, 22% d'acupuncteurs et 9% de mésothérapeutes.

[57] Guéguen J., *Évaluation des médecines complémentaires*, déjà cité. Elle comptabilise notamment la cotation des actes, sachant que l'hypnose et la mésothérapie sont cotées à 0 euros

[58] https://www.assurance-maladie.ameli.fr/sites/default/files/2022_fiche_medecins-a-exercice-particulier-mep-liberaux.pdf

[59] L'Urssaf en avait recensé 24 363 en 2010 et 31 000 en 2011, soit une augmentation de 6 637 praticiens en un an. Je n'ai pas trouvé de données plus récentes.

[60] Selon le Registre des Ostéopathes de France, s'appuyant sur le n° ADELI et le recensement de la DRESS, la France comptait en janvier 2022 36861 « porteurs » du titre d'ostéopathe, soit une augmentation de 218% en 12 ans :
https://www.osteopathie.org/documents.php?url=demographie_des_porteurs_du_titre_d_osteopathe_v31012022_550.pdf

Le recours aux pratiques de soin non conventionnées et aux pratiques de santé et de bien-être est un fait social en France qui s'amplifie. Dans son rapport sur les *Pratiques de soins non conventionnelles et leurs dérives*, daté de février 2023[61], le Conseil national de l'Ordre des médecins a reconnu que cette augmentation des recours est liée à la « pénurie de l'offre de soins », aux « carences de prise en charge globale » et au « manque d'écoute des soignants », en soulignant néanmoins qu'en tant que « soins de support, la sophrologie, l'hypnothérapie, l'acupuncture ou la méditation pleine conscience, s'ils améliorent la qualité de vie, ne soignent pas » (p 13). Nous verrons pourtant plus bas comment le corps médical tente de s'approprier ce champ curatif.

6) Les médecins pratiquant les thérapies complémentaires

Dans les pages précédentes, les motivations et le contexte de recours aux pratiques complémentaires non médicales ont été décryptés du point de vue des patients selon plusieurs approches. Maintenant, s'il reste quelques « médecins à expertise particulière » - ils furent accusés en 2018 par l'Assurance maladie de « générer des phénomènes de pénurie de l'offre »[62] - quelles sont leurs motivations à cet exercice, et dans quelles conditions ? Curieusement, peu d'études s'y intéressent, quelques thèses de médecine générale interrogeant plutôt comment un médecin généraliste accueille la parole de ses patients quant à ses recours en thérapies complémentaires, ou bien dans quelles conditions ils proposent un adressage. Peu de travaux essaient de comprendre les motivations - fort différentes des expériences ou consultations mises en place dans les structures hospitalières - des médecins généralistes pratiquant des thérapies complémentaires d'une part, et d'autre part, comment ils articulent leur pratique académique avec d'autres modèles de soin.

Le Dr Lukasz Jablonski a réalisé une enquête de terrain en 2019[63] dans laquelle il a pris en compte plusieurs facteurs : les lacunes de la médecine générale et son activité « répétitive peu passionnante » ; l'expérience d'une efficacité perçue en pratique quotidienne permettant une valorisation de l'expertise en médecine générale ; l'environnement du praticien ; et enfin, sa biographie personnelle. Partant, il dégage de son enquête trois profils de praticiens intégrant les thérapies complémentaires dans leur pratique clinique. D'abord, ce qu'il nomme le « profil complété » : il s'agit d'utiliser la médecine académique et d'y ajouter des recettes glanées ici ou là au fil de l'expérience ou de formations courtes. Ensuite, il décrit le « profil alterné » : le clinicien agit

---

[61] Conseil national de l'Ordre des médecins, *Les pratiques de soins non conventionnelles et leurs dérives état des lieux et propositions d'actions*, 3 février 2023

[62] Haut conseil pour l'Avenir de l'Assurance maladie, *Contribution à la transformation du système de santé.* Rapport 2018, p 6

[63] Dr Lukas Jablonski, *Intégrer : avec quelle intention ?* Actes du Congrès Faformec 2021, p 250 et suivantes

soit en tant que médecin généraliste, soit en tant que thérapeute complémentaire, avec des agendas et des modes d'organisation séparés. Enfin, il distingue le « profil intégré » résultant dans la durée d'une synthèse personnelle entre les deux mondes, leurs théories et leurs applications cliniques, dans « une sorte de bilinguisme » autorisant la « résolution des dissonances cognitives », sans hiérarchisation entre les deux approches, mais de façon systématique, permettant « la prise en compte des propriétés émergentes », c'est-à-dire la synergie ou la potentialisation de l'efficacité thérapeutique. L'auteur conclut que cette « hybridation » par appropriation culturelle serait un facteur d'autonomisation du médecin généraliste vis-à-vis des cadres institutionnels (HAS, recommandations de bonnes pratiques, etc.).

Preuve que le sujet devient majeur en médecine ambulatoire, la *Revue du praticien en médecine générale* a enquêté en mars 2023[64] auprès de 316 médecins généralistes pratiquant des thérapies complémentaires dans treize régions. Sans surprise, ce sont majoritairement des femmes (54%) d'âge moyen de 54 ans, qui pratiquent l'homéopathie (49,8%), l'acupuncture (23,3%), la micronutrition (24,8%) et la mésothérapie (22,3%). Leur motivation principale (65%) est l'insatisfaction ressentie vis-à-vis de la médecine académique dans les pathologies chroniques, alors qu'en miroir ces médecins trouvent dans leur pratique complémentaire une gratification, une liberté, une meilleure relation avec leurs patients, dans une approche « holistique » venant combler les manques de la médecine académique, avec moins d'effets secondaires. Si l'on met en perspective l'âge moyen des « médecins à expertise particulière » et les sujets de thèse sur les thérapies complémentaires depuis dix ans, il apparaît clairement que les jeunes générations sont beaucoup moins investies dans la pratique que dans le souci d'adressage dans des conditions de sécurité, sans pour autant avoir de réponse à ce jour sur le statut des praticiens non professionnels de santé. La relève n'est donc pas assurée chez les médecins généralistes, ce qui pourrait représenter une perte des connaissances acquises depuis le XXe siècle. À leur décharge, la précarisation et la protocolisation de leur exercice ne laissent pas beaucoup d'espace pour aller explorer d'autres pistes qui demandent une certaine gymnastique intellectuelle, par exemple les concepts de la médecine chinoise. Pourtant, la confrontation avec différentes théories de la maladie issues d'autres aires culturelles est un puissant moteur heuristique et l'occasion d'une méditation sur la philosophie du soin constamment renouvelée. On cherche, on réfléchit… dans les années 2000, il y eut la revue de *Santé intégrative* portée à l'époque par le Dr Philippe Tournesac[65], inspirée par ce qu'il se passait aux USA. Remontant à la source, je me suis procuré mon

[64] Jean-Baptiste Herbreteau, Elsa Tavernier, Valérie Tauveron, Annabel Maruani, « Pratiques alternatives et complémentaires en médecine générale ». *La Revue du Praticien Médecine Générale* 37(1075) ;133-7

[65] A quitté paris pour fonder en Suisse son Institut de Médecine Intégrative : https://www.institutdemedecineintegrative.com/newpage

premier - et dernier - livre sur la médecine intégrative publié en 2004[66] ; il reprenait les travaux menés depuis 1997 à l'Université d'Arizona dans le cadre du *Program in Integrative Medicine.* Pour les auteurs, il n'était déjà pas question de considérer la médecine intégrative comme synonyme de médecine complémentaire : le principe fondateur était « de travailler avec les ressources de l'organisme en activant les mécanismes d'autoguérison par des composés naturels et revenir aux missions d'origine de la médecine, savoir prévenir les maladies dans une approche holistique de la personne ». Le positionnement était intéressant puisqu'il semblait renouer avec quelques principes hippocratiques ou vitalistes ; mais les chapitres ensuite égrenés par pathologie d'organe avaient éveillé un doute à l'égard de cette approche, y décelant une contradiction interne entre approche "holistique" et prise en charge organiciste - et non pas organismique. D'autre part, il s'agissait essentiellement de prévention des maladies et, de ce point de vue, les auteurs se rapprochaient beaucoup de la naturopathie. Je me suis donc détournée durablement de ce "concept", construisant ma consultation avec d'autres prémisses. Il faut pourtant y revenir, puisque c'est l'OMS qui donne l'impulsion.

****

En tant qu'« état de complet bien-être physique, mental et social, ne consistant pas seulement en une absence de maladie ou d'infirmité » (Constitution de l'OMS, 1946), la santé n'est plus l'absence de maladie, elle est devenue non seulement l'objet d'investigations épidémiologiques en vue de les éviter, mais aussi une attention soutenue au bien-être dans toutes ses dimensions - physique, économique, social, environnemental, psychique et même spirituel : *One Health.* La *Santé globale* ne pouvait pas rester sans conséquences sur l'organisation sanitaire : à l'augmentation des besoins de soin liés au vieillissement de la population, à l'augmentation des maladies chroniques, au non-ajustement du nombre de professionnels de santé aux besoins exponentiels de la population, s'ajoutent les « besoins de santé », soient les actions de prévention, la promotion de la santé ainsi que les besoins liés à la préoccupation du bien-être intériorisée par toutes les strates de la population (excepté les plus précarisées).

Dès sa fondation, l'OMS a considéré que les États membres avaient universellement le devoir de protéger les populations en proposant le financement d'un panier de soin minimal. C'est le principe de la couverture sanitaire universelle qui recouvre les services » préventifs, curatifs, de réadaptation et de

[66] Kliger B., Lee R., *Integrative Medicine, Principles for Practice*. Mac Graw Hill Companies, 2004

promotion de la santé ». À cet effet, cette organisation supranationale a inventé en 1978 un concept particulier qu'elle n'aura de cesse de diffuser et d'élargir « en vue de la santé pour tous en l'an 2000 » : les soins de santé primaires. Conçus comme « le pilier » des systèmes de santé, ils doivent contribuer « au développement économique et social global de la communauté ». À partir des années 1990 et la globalisation de l'économie néolibérale, l'OMS va s'appuyer sur la théorie du capital humain pour créer des indicateurs d'évaluation de la santé des populations basés sur des analyses coûts/bénéfices. Le modèle entrepreneurial sera convoqué, de même que celui de Gouvernance globale, afin de rendre les systèmes de santé efficients. À côté des indicateurs coûts/bénéfices, des outils spécifiques sont mis en place afin d'élargir le champ de la santé publique : les déterminants de santé, la promotion de la santé, l'éducation thérapeutique sont des mesures populationnelles, agrémentées de propositions plus individuelles, comme l'autosoin ou l'*empowerment.*

La promotion de la santé revêt une importance particulière par son influence sur les comportements des individus et des groupes communautaires : concept institué en 1986 par la charte d'Ottawa comme « un processus qui confère aux populations un plus grand contrôle sur leur propre santé, de sorte qu'elles puissent choisir des options saines plutôt que celles qui sont néfastes », c'est un véritable tournant vers une vision globale de la santé qui va progressivement imprimer sa marque sur les transformations ultérieures des systèmes de santé, notamment en Europe.[67] De fait, le concept de promotion de la santé va encore élargir le champ de la santé avec la charte de Bangkok en 2005 : « Concept positif et complet de santé comme déterminant de la qualité de vie, qui recouvre également le bien-être mental et spirituel ». Il ne faut pourtant pas perdre de vue que ces considérations humanistes s'inscrivent dans le modèle économique dominant en cours : la Gouvernance globale est une méthode de rationalisation, considérant que « la santé étant elle-même une forme de capital humain, le capital humain améliore la santé » (OCDE, 2001). Le capital humain est donc un projet économique pour le monde, puisqu'il « peut faire progresser ou soutenir la productivité » (Banque mondiale, 2019). Si on décèle difficilement le projet politique de l'OMS, son projet économique, associant les financeurs privés aux systèmes sanitaires publics, est transparent : en 2016 la Charte de Shanghai arrime explicitement la promotion de la santé à la bonne gouvernance globale (Banque mondiale 1994) - laquelle soutiendra la promotion de la santé avec les outils d'influence (*nudges*) nés de l'économie comportementale.

Le concept de soins de santé primaires, jamais publicisé en France, en assignant différentes missions « de santé » à la médecine ambulatoire - prévention, promotion de la santé, besoins de santé et de bien-être - asphyxie la réponse aux besoins de soins primaires : c'est pourquoi le processus

[67] Alami, Hassane, et al. « La réorientation des services de santé et la promotion de la santé : une lecture de la situation », *Santé Publique*, vol. 29, no. 2, 2017, p. 179-184.

d'indifférenciation entre les catégories de professionnels de santé est en marche afin de répondre à ces injonctions multiples. C'est au fond le principal moyen, en termes opérationnels, pour se conformer aux injonctions de l'OMS et utiliser le thème de la santé comme ligne de tissage de la Gouvernance globale, dont la conséquence la plus criante est la déconstruction de la protection sociale, notamment en France. L'échec de la gestion de la pandémie de Covid-19 (en termes d'alerte) n'a pas infléchi la ligne de l'OMS, elle a même été renforcée et soutenue par l'OCDE[68], pour accélérer l'implémentation des soins de santé primaires dans les organisations sanitaires. Une redondance remarquable depuis 1978 qui touche au but : la destruction de l'organisation des soins ambulatoires du XXe siècle, au profit d'un tissu sanitaire globalement administré par le principe organisateur de la santé publique et son vieux rêve préventif/prédictif.

[68] Organisation de coopération et de développement économiques. *Realizing the Potential of Primary Health Care*. OCDE, 2020.

DEUXIÈME PARTIE :

DES SOINS DE SANTÉ PRIMAIRES À LA « SANTÉ INTÉGRATIVE »

En attendant l'avènement de l'idéal d'éradication des maladies, voire de la vieillesse et de la mort dans sa version transhumaniste, l'OMS prend acte des limites actuelles de la biomédecine en impulsant l'intégration - nous discuterons ce terme - des thérapies complémentaires aux systèmes de santé, dans le cadre opératoire des soins de santé primaires ainsi que leur couverture financière. En effet, une large frange de la population se tourne désormais vers des thérapies « non conventionnelles » : c'est un marché florissant pour les praticiens comme pour les assurances qui les couvrent partiellement, aussi l'OMS a porté dès 2003 le projet et la stratégie d'associer ces différentes pratiques de soin à la médecine conventionnée/dominante/biomédicale dans le grand ensemble de la « médecine intégrative » puis de la « santé intégrative » (chapitre VI). Ce *processus intégratif* s'inscrit dans le cadre de la désagrégation du lien avec le médecin de famille (déserts médicaux, consultations aux cadences trop brèves, plate-formisation et nomadisme médical), mais aussi comme une tentative de réappropriation de conduites individuantes déjà anciennes, culturellement ancrées depuis l'avènement de la médecine moderne en Europe. Il est donc nécessaire de s'attarder sur ce programme pour au moins deux raisons :

- Du point de vue des consommateurs de soins de santé/bien-être, les motivations peuvent traduire une sorte de résistance à une santé prescrite par les pouvoirs publics, dans un jeu de liberté de choix qui n'est pas sans lien avec cet *empowerment* souhaité en démocratie sanitaire. Quelles seront les conséquences sur leurs recours ultérieurs si elles sont contrôlées par le pouvoir médical instrumentalisé par le projet de la *Santé globale ?*

- Du point de vue des institutions sanitaires, il y a un mouvement fort afin de sécuriser les pratiques, mais aussi de s'approprier des savoir-faire ayant échappé à la juridiction d'une biomédecine dévitalisée par la technoscience - et en retour, un malaise devant l'échappement d'une catégorie de patients au cadre médical. Cette posture intégrative pourrait traduire une crise de la médecine à ses « frontières épistémiques » (Didier Fassin) s'ajoutant au délabrement de l'organisation territoriale des soins primaires. Nous verrons que les institutions sanitaires sont invitées à financer de nouvelles « cliniques intégratives » et autres centres de recherche afin de revitaliser un hôpital lui aussi à bout de souffle, tout en incitant à accorder le statut de professionnels de santé aux praticiens à ce jour autoproclamés. Doit-on comprendre ce mouvement comme une nouvelle modalité d'hospitalo-centrisme, ou bien se projeter à dix ans (comme dans les années 1970-80 en France) lorsque le nombre de médecins généralistes sera si excédentaire qu'ils pourront proposer des thérapies complémentaires, à l'instar des actuels 60% de généralistes allemands ?

Pour tenter de cerner ces problématiques, je vais montrer la position de l'OMS dans ses plus récentes déclarations et examiner le projet des sociétés savantes françaises, pour ensuite décrypter les mouvements souterrains à l'œuvre dans cette impulsion intégrative. Explicite par sa visée sécuritaire, le projet a besoin de la figure du charlatan, dont on a pu observer, après des années de laisser-faire, le retour fracassant en 2018 lorsque l'homéopathie a été déremboursée sous les attaques du Collectif Nofakemed[1] - à cet égard, la radicalité de leur communication n'est peut-être pas étrangère au développement de plusieurs sociétés savantes promouvant la « médecine intégrative ». Cette figure du charlatan - le contre historique ayant permis à la médecine rationnelle de se situer en position dominante - illustre l'invariant anthropologique de schismogenèse (Gregory Bateson). Si l'émergence de la médecine moderne constitue une « rupture épistémologique », l'histoire montre une remarquable continuité du vitalisme (chapitre VII) qui étonnamment infuse autant la biologie contemporaine qu'il constitue la matrice commune aux thérapies complémentaires autochtones européennes (chapitre VIII) et aux systèmes médicaux savants asiatiques (chapitre IX).

---

[1] https://nofakemed.fr

CHAPITRE VI : L'IMPULSION INTÉGRATIVE AU XXIe SIÈCLE

Intégratif : ce terme aurait émergé en français[1] sous la plume de Daniel Lagache en 1955 dans son Que sais-je : *La psychanalyse*.[2] Dissertant sur la conception fonctionnelle des désordres de la conduite (Foucault) et considérant que ces derniers sont une tentative de solution pour résoudre les tensions (Bateson), il écrivait : « l'orientation du conflit vers ces ajustements intégratifs ou dissociatifs que sont la santé et la maladie est encore à bien des égards, mystérieuse. » Depuis cette époque, l'adjectif « intégratif » a été utilisé de façon exponentielle[3], dans tous les domaines, sans jamais définir son sens en contexte ni interroger sa signification spécifique en anglais. Introduit en 1867 par Herbert Spencer[4], l'adjectif à connotation évolutionniste qualifiait une agrégation ou un amalgame visant une synthèse ou l'unification centralisée de procédures diverses[5], et l'on retrouve dans cette définition le procédé onusien impulsé aux systèmes de santé sous le terme *integrated* : « l'intégration est une technique organisationnelle à plusieurs dimensions non hiérarchisées, ayant pour objectif la continuité des interventions dans les différents niveaux du champ sanitaire et social. »[6] Or ceci est fort différent du concept d'intégration en biologie des systèmes - intégrative dans ce sens très précis -, apparenté à celui de régulation et s'appuyant sur la théorie des niveaux d'organisation[7] : l'approche intégrée est une méthode qui réfère à l'architectonique des différents niveaux d'organisation d'un système complexe. Cette absence d'organisation et de méthode d'intégration claire est problématique dans la mesure où le terme « intégratif » est associé régulièrement à des termes non définis (global, holistique, inter- ou transdisciplinaire), faisant de la « médecine intégrative » une « combinaison de la médecine avec les thérapies complémentaires. » D'où l'intérêt à porter à la citation de Lagache ci-dessus : il y évoque d'un seul trait le conflit et ses ajustements intégratifs et dissociatifs, ce que décrivent assez justement les mouvements historiques successifs en médecine.

L'OMS est le moteur depuis plusieurs décennies de cette impulsion intégrative à l'égard des médecines traditionnelles et des thérapies complémentaires, pour des raisons politiques et économiques que je laisserai de côté pour le moment, afin de me concentrer sur les concepts mobilisés, les définitions

[1] https://www.cnrtl.fr/etymologie/intégratif
[2] Lagache D, *La psychanalyse*. Presses universitaires de France,1955, p 59
[3] https://www.lalanguefrancaise.com/dictionnaire/definition/integrative
[4] https://www.oed.com/dictionary/integrative_adj
[5] https://dictionary.cambridge.org/dictionary/english/integrative
[6] OMS, *Integrated Health Services: What and Why ?* 2008
- *Integrated care models : an overview.* Working document, October 2016
[7] JC Dupont, « L'histoire de l'intégration, de Spencer à Sherrington et après ». Jean Gayon, Armand de Ricqlès (dir), *Les fonctions, des organismes aux artefacts,* PUF, 2010, p 211-226

éventuellement proposées ainsi que leurs modalités d'application au sein des systèmes de santé. Après avoir analysé les attentes de l'OMS à l'horizon 2034, je présenterai le mouvement actuel d'intégration des thérapies complémentaires en France. J'interrogerai les implicites conflictuels qui sous-tendent « les ajustements intégratifs » avec des questions conceptuelles, notamment sur la santé promue par l'OMS qui « valide le dépassement du modèle biomédical et l'entrée dans le modèle de la santé »[8], avant d'examiner les ajustements dissociatifs à l'œuvre d'une part dans l'opposition médecin/charlatan depuis l'antiquité, et d'autre part avec le schisme entre les vitalismes (continuité) et l'émergence de la médecine organiciste au XVIIIe siècle (rupture épistémologique, discontinuité, « révolution »).

1) La position de l'Organisation mondiale de la santé

Les « trente glorieuses » de la consommation de masse et du développement extraordinaire des sciences biomédicales, ont été en même temps marquées par la contre-culture importée des États-Unis[9] et son cortège de pratiques *New Age,* qui ont donné le signal de départ à un intérêt croissant pour l'écologie et les « médecines naturelles », considérées alors comme alternatives dans le contexte de la multiplication des scandales sanitaires à partir des années 1970 (Chapitre X.1). Avec la montée en puissance du néolibéralisme et son impact sur les performances individuelles, c'est la notion de bien-être qui a marqué les années 1980-90 avec la multiplication de pratiques très hétérogènes, soient importées de mondes asiatiques idéalisés (yoga, qi gong, méditation, etc.), soient inventées - ou plutôt recodant - les philosophies indiennes ou chinoises. C'est dans ce contexte que l'Organisation mondiale de la santé a commencé à élaborer sa future stratégie pour l'intégration des médecines traditionnelles aux systèmes de santé, marquée en 2003 par la résolution WHA56.31 qui invitait les États membres à « reconnaitre le rôle de certains tradipraticiens en tant qu'importante ressource des services de soins de santé primaires, notamment dans les pays à faible revenu et en fonction de la situation nationale. »[10] La première phase (2005-2012) portait essentiellement sur les herbes médicinales utilisées dans les médecines autochtones, puis l'OMS élargit sa stratégie (2013-2024) aux « médecines traditionnelles et thérapies complémentaires », pour adopter en 2017 le terme de « médecines traditionnelles, complémentaires et intégrative ».

En août 2023 s'est tenu au Gujarat en Inde le *Sommet mondial de l'OMS sur la médecine traditionnelle* (un étonnant singulier), à la suite duquel les États membres ont signé un engagement pour l'intégration des « médecines traditionnelles, complémentaires et intégrative » (TCIM) dans leurs systèmes

---

[8] Klein, A., « La santé comme norme de soin ». *Philosophia Scientiæ*, 2008, 12-2

[9] Monnais L., « Médecines alternatives, du continent nord-américain à l'Asie orientale : entre exclusion réitérée et pluralisme incorporé ». *Médecine/sciences* 2017 ; 33 : 183-7

[10] Cinquante-Sixième Assemblée Mondiale de la Santé, 28 mai 2003

de santé à l'horizon 2034[11] (Point 20). Cette déclaration, placée sous le thème sanskrit *Vasudhaiva Kutumbakam* (le monde est une famille[12]), appelle à la promotion et au respect « des connaissances, compétences et pratiques fondées sur les histoires, les valeurs, les théories, les croyances et les expériences uniques propres à différentes cultures » (point 7). Le motif principal de la déclaration consiste en une reconnaissance des savoirs autochtones (point 1) et la promotion des approches holistiques qu'ils portent, ouvrant « en matière de santé et de bien-être individuel, physique, mental, social et spirituel » (point 6) à une approche « complexe, personnalisée en fonction du contexte » (point 5).

Considérant que la sécurité sanitaire est fondamentale, les États s'engagent à mettre les moyens nécessaires pour élaborer des données probantes avec des méthodes de recherche « inclusives » permettant de valider les interventions (points 17 et 19) ; ensuite, ils s'engagent à la création de chaires d'enseignement au sein des universités chargées de produire les normes de leurs programmes (points 18 et 23), ainsi qu'à la création de centres cliniques de référence chargés de collecter les données (en utilisant l'IA) et les mettre en réseau afin d'élargir la classification internationale des maladies (CIM-11) aux TCIM (points 24 et 26).

L'OMS poursuit sa volonté de couverture sanitaire universelle par l'intégration des TCIM en « utilisant l'approche soins de santé primaires » (point 21) afin de « permettre aux populations de faire des choix holistiques, pertinents, fondés sur les données probantes, y compris dans la prévention des maladies, le maintien de la santé et les soins primaires » (point 22) ainsi que « s'attaquer au fardeau des maladies non transmissibles et de la santé mentale » (point 23). À cet effet, afin de « contribuer à l'élaboration, à la mise en œuvre, au suivi et à l'impact transformateur de la Stratégie mondiale de l'OMS pour la médecine traditionnelle pour la période 2025-2034 » (point 14), les États s'engagent à « reconnaitre la diversité des professions et des pratiques afin d'élargir le champ de « la santé traditionnelle complémentaire et intégrative » (TCIH, point 23). Les politiques nationales sont ainsi incitées à investir financièrement le champ des TCIM « afin de traduire cette stratégie en politiques et pratiques pour la santé et le bien-être des populations. » (point 14).

En conclusion de ce « Sommet global de la médecine traditionnelle », le Dr Tedros Adhanom Ghebreyesus, directeur général de l'OMS, a modulé la notion d'intégration par le qualificatif « d'approprié », ce qui laisserait espérer une sorte de méthode :

> « Il faut renforcer l'intégration appropriée de la médecine traditionnelle dans les systèmes de santé nationaux [puisque] la médecine traditionnelle, complémentaire et

---

[11] *WHO Traditional Medicine Global Summit 2023 Meeting Report*: Gujarat Declaration

[12] « L'un est un parent, l'autre un étranger, disent les esprits étroits. Le monde entier est une famille, soutiennent les magnanimes. Soyez détachés, soyez magnanimes, élevez votre esprit, profitez du fruit de la liberté brahmanique. » *Maha Upanishad* 6.71–75

intégrative, est particulièrement importante pour la prévention et le traitement des maladies non transmissibles et de la santé mentale, ainsi que pour un vieillissement en bonne santé. »[13]

Le Dr Hans Kluge, Directeur régional de l'OMS pour l'Europe, a affirmé de son côté :

« Ensemble, nous avons gentiment bousculé le statu quo qui a trop longtemps séparé les différentes approches de la médecine et de la santé ; en nous attaquant aux silos, nous affirmons que nous collaborerons d'autant plus pour trouver les meilleurs moyens d'intégrer les médecines traditionnelles, complémentaires et intégrative dans le cadre des soins de santé primaires et de la couverture sanitaire universelle. »[14]

Cette déclaration interpelle : en contradiction avec l'intitulé - au singulier - du Sommet, elle prend acte qu'il existe une pluralité d'approches en médecine. Arrêtons-nous brièvement sur cette notion de pluralité d'approches, à travers le regard de l'anthropologue Iliaro Rossi : en 2011, il considérait que « le recours à une pluralité de thérapies s'inscrit dans une mouvance historique et culturelle qui s'exprime par la mobilité croissante des personnes, des savoirs, des pratiques et des techniques, d'ici et d'ailleurs, ici et ailleurs. Cette circulation des compétences soignantes et médicales, loin de s'estomper avec la modernité, puise dans celle-ci une force toujours plus grande. »[15] En 2016 son analyse évoluait en ces termes :

« C'est dans le cadre de ce renouvellement social [l'émergence de sociétés plurielles] que le pluralisme thérapeutique ne cesse de se redéfinir et de se reconfigurer, au gré des changements sociaux et politiques, favorisant de nouveaux rapports entre les individus, les médecines, les thérapies, les professionnels de la santé, les politiques de santé et la gouvernance des États. Il s'ensuit l'exigence d'un changement sémantique, à savoir le passage de la notion de pluralité - présence de plusieurs modèles thérapeutiques dans un même espace géographique -, à celle de pluralisme - processus de cohabitation et interactions de plusieurs modèles thérapeutiques. »[16]

« Cohabitation et interactions de plusieurs modèles » : ici est ébauchée une approche systémique sous le terme pluralisme, approche sur laquelle je reviendrai plus bas. Mais l'auteur va plus loin dans son appréciation, faisant écho aux questionnements développés dans la première partie de cette étude :

---

[13] L'OMS propose de mieux intégrer les médecines traditionnelles dans les systèmes de santé. 17 août 2023. https://news.un.org/fr/story/2023/08/1137712

[14] En Inde, un Sommet de l'OMS aboutit à des engagements en faveur de la médecine traditionnelle. 21 août 2023. https://news.un.org/fr/story/2023/08/1137792

[15] Patrick Cohen et Ilario Rossi, « Le pluralisme thérapeutique en mouvement ». *Anthropologie & Santé* 2 :2011

[16] Rossi, Ilario, « Pluralisme thérapeutique et société », *Cancer(s) et psy(s)*, vol. 2, no. 1, 2016, pp. 52-62.

« La rationalité médicale fait désormais appel à la rationalité économique à l'aune de laquelle on mesure l'adéquation et le bien-fondé de toute pratique thérapeutique par des variables scientifiquement et économiquement fondées. »

Revenons à la déclaration du Gujarat, car elle mérite plusieurs commentaires. En premier lieu, on reste songeurs en découvrant ce croisement plutôt baroque des croyances et de la spiritualité avec les données probantes de la science, fussent-elles soutenues par l'IA. Il s'agit de « respecter ces croyances » et leur culture sous-jacente, et reconnaitre la « diversité des professions et des pratiques » tout en les sécurisant par l'instauration de normes internationales - proposition contenant en creux l'idée que certaines peuvent être dangereuses : l'injonction est on ne peut plus paradoxale. Cette contradiction logique (sur un même niveau de réalité) découle de l'imprécision de la définition de la médecine traditionnelle par l'OMS :

> « La médecine traditionnelle est la somme totale des connaissances, compétences et pratiques qui reposent sur les théories, croyances et expériences propres à une culture et qui sont utilisées pour maintenir les êtres humains en bonne santé ainsi que pour prévenir, diagnostiquer, traiter et guérir des maladies physiques et mentales. »[17]

Accoler croyances et théories dans le cadre de la médecine des données probantes et de ses procédures de raisonnement diagnostique, revient à renoncer à la rationalité médicale, qui distingue pourtant les médecines préscientifiques occidentales ou asiatiques des guérisseurs, chamanes ou charlatans (voir infra). Ensuite, l'OMS définit désormais comme « médecine complémentaire » ce qu'elle considérait jusqu'à présent comme « thérapies complémentaires » :

> « Les termes "médecine complémentaire" ou "médecine alternative" désignent un large éventail de pratiques de soins de santé qui ne font pas partie de la tradition ou de la médecine conventionnelle de ce pays et qui ne sont pas pleinement intégrées dans le système de soins de santé dominant. Ils sont utilisés de manière interchangeable avec la médecine traditionnelle dans certains pays. »[18]

On trouvera comme exemple paradigmatique la naturopathie et l'homéopathie comme thérapies complémentaires importées en Inde ; pour autant, on interrogera le statut de l'ayurveda ou de la médecine chinoise en Europe (chapitre IX), par rapport à la naturopathie ou l'homéopathie qui, selon cette définition, seraient des pratiques autochtones européennes - traditionnelles selon la sémantique onusienne (chapitre VIII).

Deuxièmement, que représente l'ensemble désigné comme « médecines traditionnelles, complémentaires et intégrative » (TCIM) ? L'absence de définition précise laisse beaucoup de marges de manœuvre à des interprétations

---

[17] OMS, Médecine traditionnelle, 9 août 2023 :
http://www.who.int/topics/traditional_medicine/definitions/fr/
[18] Ibid.

multiples dans leur application locale et régionale, position de l'OMS cohérente avec sa définition de la santé élargie à la notion de bien-être, notamment social (on l'oublie trop souvent). En revanche, regrouper sous une seule catégorie les pratiques à transmission orale, les pratiques populaires et les médecines savantes préscientifiques à transmission écrite, perpétue la démarcation avec la médecine fondée sur les preuves (EBM), diffusée désormais partout dans le monde et sur laquelle s'appuient les politiques de santé publique. Cette position d'inclusion extrêmement large, bien qu'elle soit en phase avec le concept de Gouvernance globale, ne permet pas la hiérarchisation des pratiques et des savoirs en termes méthodologiques.

Ensuite, quelle différence et quel projet s'insinuent entre la « médecine intégrative » et la « santé intégrative », cette fois déclinée sous le terme de « santé traditionnelle, complémentaire et intégrative » (TCIH) ? Non définie (non conceptualisée ?) par l'OMS, la « santé intégrative » ouvre un champ épistémique non dénué d'inférences économicistes et d'injonctions contradictoires. Dans cette déclaration performative du Gujarat, on peut apprécier la détermination à promouvoir « une approche holistique et complexe de la santé » et l'intention de mettre « fin aux silos » ; en revanche, ce glissement vers une « santé intégrative », subsumée par la *Santé globale,* augure plutôt une consolidation de la domination universelle de la médecine aux fondements organicistes, dont les spécialités résistent à toute tentative d'approche holiste, ne serait-ce que dans leur organisation au sein des Centres Hospitalo-Universitaires.

En troisième lieu, l'intégration des médecines traditionnelles vise à soulager les systèmes de santé débordés par « le fardeau » des maladies chroniques et des pathologies mentales auquel ils savent peu répondre dans l'état actuel de l'art. N'est-ce pas l'aveu implicite d'une certaine impuissance du modèle biomédical, qu'il aurait créée lui-même par sa propre puissance, comme le suggérait en son temps Georges Canguilhem ?

Quatrième point : l'appel politique et économique de la déclaration. L'effort d'investissement semble énorme tant en recherche, en enseignement qu'en création de centres de référence ; parallèlement, on découvre la volonté d'inscrire les pratiques dans le cadre des soins de santé primaires ambulatoires, c'est-à-dire pouvant bénéficier de la couverture sanitaire universelle. Cela signifie alors qu'« intégratif » vise à incorporer dans les systèmes sanitaires les praticiens considérés jusqu'ici comme non professionnels de santé - comme cela se pratique déjà dans les hôpitaux concernant les « soins de support » en oncologie (sophrologie, méditation, etc.) ou en psychiatrie (art-thérapie). On verra d'ailleurs comment l'hôpital, puis les CHU et autres centres de recherche vont s'emparer de ces pratiques, tandis que la recherche par les professionnels des soins primaires reste balbutiante, faute de temps et de moyens.

Dernier point, le plus intéressant : l'intérêt qui devrait être porté aux « histoires, valeurs et théories » qui sous-tendent les pratiques traditionnelles et complémentaires. Ce sera l'objet des chapitres ultérieurs : l'histoire épistémologique est rarement convoquée dans ce champ pourtant, elle est très contributive lorsqu'on retrace la généalogie des pratiques autochtones européennes, donnant une perspective sur la trajectoire des médecines savantes préscientifiques asiatiques vers l'Europe et ses consommateurs avides d'approche holistique. Ce cheminement permettra alors d'ouvrir un débat : qu'est-ce qui peut être considéré comme « traditionnel » dans ces médecines depuis la globalisation des savoirs ?

2) Comment la France s'empare-t-elle du sujet ?

Diverses agences (A-MCA[19]), collèges universitaires (CUMIC[20]) ou plateformes (CEPS[21] et NPIs[22]) ont été créés et publicisés depuis la controverse, puis le déremboursement de l'homéopathie. Chacune de ces organisations s'est donné pour mission de trier le bon grain de l'ivraie dans les pratiques complémentaires dites non conventionnelles. Avec le Collectif Nofakemed[23], désormais constitué en association d'utilité publique, elles sont régulièrement invitées à produire leurs travaux au ministère de la Santé. Chaque groupe propose sa vision de la médecine, de la santé et du bien-être en s'inspirant de la définition onusienne, pendant que le marché des thérapies complémentaires fleurit dans le contexte d'aggravation de l'accès aux soins et de la « défiance » à l'égard de la médecine contemporaine, réputée inféodée à l'industrie pharmaceutique et ses dérives avérées ou soupçonnées. Les sociétés savantes françaises se sont donc partagé le travail : à la NPIs les protocolisations, et au CUMIC la formation des médecins, l'AM-CA ciblant plutôt la légitimation des praticiens non professionnels de santé, notamment dans la sphère du « bien-être ».

La *Non Pharmacological Intervention Society* (NPIs), propose des protocoles d'évaluation des interventions non médicamenteuses (INM) nutritionnelles, corporelles ou psychosociales : « La NPIs œuvre au développement de la recherche sur les INM pour leur meilleure intégration dans les systèmes de santé avec une vision globale et intégrative de la santé. » Porté en France par le Pr Gregory Ninot, ce groupe de chercheurs répond aux attentes onusiennes « d'intégration dans les systèmes de santé » en s'appuyant sur une conception de la santé élargie aux actions de prévention, les INM étant conçues non seulement comme un secteur « d'innovation », mais aussi comme une source

[19] Agence des Médecines Complémentaires adaptées : https://www.agencemca.fr

[20] Collège Universitaire des Médecines Intégrative et Complémentaires : https://www.cumic.fr

[21] Ninot, G., Agier, S., Bacon, S., Berr, C., Boulze, I., Bourrel, G. & Trouillet, R., « La Plateforme CEPS : une structure universitaire de réflexion sur l'évaluation des interventions non médicamenteuses (INM) ». *Hegel,* 2017, 1, 53- 56.

[22] Non-Pharmacological Intervention Society : « Accélérer par la science, l'intégration des Interventions Non Médicamenteuses (INM) dans les parcours individuels de soin et de santé » https://npisociety.org

[23] https://nofakemed.fr

« d'emplois de proximité ».[24] Le projet définit en même temps ce qu'est une INM :

> « Des protocoles de prévention santé et de soin efficaces, personnalisés, non invasifs, référencés et encadrés par des professionnels qualifiés (...) répondant aux critères suivants : décrite (référencée), expliquée (mécanismes d'action), étayée (étude bénéfices/risques publiée), administrée par un(e) praticien(ne) qualifié(e), personnalisée (cadrée et ajustée au contexte), intégrée dans un parcours individuel (tracée). »[25]

Autant dire que l'acupuncture par exemple, qui accumule une masse impressionnante d'études « scientifiques » cherchant à expliquer son mécanisme d'action, ne risque pas de figurer dans la liste des INM avant longtemps ! Pourtant, cette méthode d'évaluation et de protocolisation « innovante » cherche à devenir la référence en vue d'une réglementation française et européenne, tout en énonçant se conformer aux attendus de l'OMS - on relèvera gentiment la contradiction interne -, « dans le patrimoine immatériel des pratiques humaines de prévention et de soins ». Et c'est très ambitieux : 5000 protocoles établis sont prévus pour 2025, et 10 000 à l'horizon 2030. Les exemples fournis recouvrent d'ailleurs très peu les thérapies complémentaires socio-culturellement inscrites dans le paysage français[26] : les chercheurs visent plutôt les protocoles de physiothérapie, d'activité physique adaptée, les cures thermales, les interventions nutritionnelles, les psychothérapies et les programmes de prévention santé formatés sur mesure, pour une prise en charge courte (trois séances) par des infirmières en pratique avancée. La dimension économique de la démarche est tout à fait transparente[27], tant dans le cadre de la recherche que de la mise en pratique, et colle de très près aux attentes du ministère de la Santé en termes « d'innovations ». Cette poussée de protocolisation des « innovations » en santé des INM ne répond pas à la question de fond : qu'est-ce qui différencie une médecine d'une thérapie complémentaire, et comment les articuler dans leur continuité entre santé, maladie et prévention à l'échelle de chaque individu ?

Les pratiques de bien-être ne devraient pas, *a priori*, être passées à la loupe du ministère de la Santé : les massages, les thalassothérapies, les pratiques gymniques de toutes origines ont-elles à voir avec l'institution médicale ? C'est pourtant sur le créneau du bien-être que se positionne l'A-MCA (Agence des médecines complémentaires adaptées). Si le nom de l'agence contient le terme médecine, et se présente comme un « lieu d'expertise des pratiques complémentaires et de prévention », son positionnement est néanmoins dans la sphère

---

[24] Sénat, *Interventions non médicamenteuses (INM) : De la science à la règlementation.* Conférence de consensus scientifique ; Cadre scientifique et éthique standardisé d'évaluation des INM. 6 octobre 2023, p 4

[25] https://npisociety.org/definition/

[26] https://www.referentielinm.org/fr/

[27] Invité au Congrès Faformec en 2021, Gregory Ninot confirmait son intérêt « pour ce marché et pour une médecine biotechnologique complétée par les INM. »

du bien-être. L'A-MCA dresse une liste de pratiques « acceptées » par les pouvoirs publics (23) qui complèteraient les pratiques validées par la HAS (5) et les pratiques « recommandées par les Autorités » (7). Elle s'est donné pour mission de proposer des formations afin de rendre ces pratiques « adaptées » aux publics auxquels elles s'adressent : entreprises, EHPAD ou autres structures du médico-social[28]. L'A-MCA produit quelques chiffres sur les usages et veut peser sur leur prise en charge par les mutuelles. Sans surprise, on trouve l'ostéopathie, la naturopathie et l'acupuncture dans le trio de tête, parmi 28 pratiques recensées[29]. Les auteurs visent sans ambiguïté l'intégration des pratiques « acceptées », donc régulées, au sein des institutions médico-sociales, dans une approche « transdisciplinaire » (non définie) et se portent volontaires pour créer des « critères d'intégration » de pratiques et de praticiens non professionnels de santé. On peut accorder aux auteurs le mérite de souligner la confusion entretenue dans la sphère publique concernant ces professionnels : les acupuncteurs non médecins ou sages-femmes devraient se voir poursuivis pour exercice illégal de la médecine - il n'en est rien, ou si peu ; ou bien la mise en concurrence entre deux types de validation pour une même pratique,[30] ou bien encore un registre national des compétences professionnelles à géométrie variable selon les années, ajoutant ou retirant certaines « formations réglementaires » au gré de l'évolution de l'opinion. Tout naturellement les auteurs proposent « l'homogénéisation des connaissances qui permettrait de clarifier la délimitation des champs d'intervention de chacun et de sortir du cloisonnement et des inégalités qui font la difficulté de repères et, mais aussi et surtout intensifient les risques de dérives »[31] - homogénéisation qui met en péril la diversité des pratiques et des cultures qui les sous-tendent.

Le Collège universitaire des médecines intégrative et complémentaires (CUMIC) propose que le concept de « médecine intégrative » (qui est bien au singulier dans l'intitulé) englobe tous les actes réalisés dans un cadre thérapeutique, c'est-à-dire en suivant leur raisonnement, dans un cadre disciplinaire médical. Le CUMIC[32] distingue « thérapie » de « thérapeutique », se référant au dictionnaire médical pour faire du deuxième terme une discipline médicale, alors que le premier pourrait être utilisé dans d'autres domaines. Ce n'est pas faux, par exemple les psychothérapies, mais ce n'est pas complètement juste non plus lorsqu'on parle de thérapies génique ou cellulaire, qui sont alors des techniques (τέχνη) c'est-à-dire des procédés issus de recherches scientifiques -

---

[28] A -MCA, *Rapport d'expert qualité/sécurité des pratiques*, 2022

[29] A-MCA, *Rapport annuel. Les pratiques complémentaires en France. Constats, attentes et perspective,* 2023

[30] Exemple de la sophrologie validée Afnor comme pratique thérapeutique sans validation scientifique.

[31] A-MCA, rapport 2023, déjà cité, p 20

[32] *Réponses du CUMIC au questionnaire du ministère de la Santé et de la Prévention* dans le cadre du comité d'appui pour l'encadrement des pratiques non conventionnelles en santé (PNCS), p 5

la *technè* renvoyant aussi au savoir-faire et à l'habilité d'un métier (*ars* en latin, puis art en français). Néanmoins, si l'on fait une démarcation entre thérapeutique et thérapie, on s'éloigne des racines qui ont fondé la culture médicale européenne : *therapeia* (θεραπεια) désigne à la fois la préparation du remède et le traitement par des soins médicaux, tandis que *therapeuthikos* (θεραπευτικο'ς) signifie prendre soin, voire l'art de prendre soin *therapeutikè* (θεραπευτικη'). Certes, les distinctions sont si subtiles qu'elles finissent synonymes en français ; elles introduisent en revanche la notion du prendre soin - *care* en anglais - qui prête attention à *páthos* (πάθος, passion, émotion) et permettent une mise à distance de l'art de guérir les maladies *nósos* (νόσος) - *cure* en anglais -, réservé (à ce jour) en France aux médecins. Ce cadre posé, voici comment le CUMIC conçoit la « médecine intégrative » - au singulier :

« La médecine intégrative associe les pratiques validées issues de la médecine dite "conventionnelle" et les pratiques complémentaires les plus pertinentes. Elle peut être utile pour proposer à chaque patient un parcours de soin adapté à ses besoins et à ses souhaits. Elle tient compte de la personne dans sa globalité (corps, émotions, croyances, motivations) et propose une approche personnalisée, interdisciplinaire, préventive et thérapeutique, prenant en compte son mode de vie et ses ressources locales. »[33]

Il s'agit donc d'une « association » de pratiques, si possible « pertinentes », afin de proposer en prévention et en thérapeutique un parcours de soins tenant compte des préférences des personnes dans leur globalité : rien, en dehors d'une « interdisciplinarité » (non définie), ne dévoile la méthode d'articulation entre les différentes offres - ni celles considérées comme pertinentes. Nous verrons plus loin (chapitre X.3) que la prise en compte du mode de vie deviendra « une médecine du mode de vie ». Pour en comprendre l'enjeu, il convient de se déporter vers l'équivalent allemand du CUMIC, qui situe clairement la « médecine intégrative » dans le cadre des outils de la *Santé globale* (prévention et promotion de la santé) et en énonce la méthode : *l'Evidence Based Medicine* valide les disciplines « appropriées » à une approche globale de la personne. L'objectif d'atteindre santé et guérison « optimales » passe néanmoins par la relation thérapeutique, l'inscrivant dans la préoccupation écologique contemporaine (*One Health*) ainsi que la préoccupation sociale et démocratique :

« La médecine et la santé intégratives réaffirment l'importance de la relation médecin-patient, ciblent la personne dans son ensemble, s'appuient sur des données probantes et utilisent toutes les approches de traitement, de prévention, de promotion de la santé ou de style de vie, les professionnels de la santé et les disciplines appropriées pour atteindre une santé et une guérison optimales, mettant également l'accent sur l'art

[33] Ibid.

et la science de la guérison. Elle est fondée sur un environnement social et démocratique ainsi que sur un environnement naturel et sain. »[34]

On retient dans cette définition « la relation médecin-patient » visant une « santé optimale » en s'appuyant sur l'EBM afin (implicitement) d'infléchir les styles de vie. On verra plus loin que, nonobstant l'adoption du terme de « médecine intégrative », l'Allemagne conserve son ancrage historique dans la naturopathie (chapitre VIII.1), dont le sens et les applications se sont élargis. Pour revenir au CUMIC, il vise spécifiquement la formation des médecins et propose un cadre de compétences nécessaires assez proche de leurs collègues allemands[35] sur la base de données probantes, tout comme les tenants des INM. En revanche on ne retrouve pas dans leur définition l'exigence d'explication du mécanisme d'action. Quand pour la société savante NPIs, les pratiques INM ont pour objet « une vision globale et intégrative de la santé », les universitaires du CUMIC prennent le risque de proposer leur définition de la « médecine intégrative » : on peut leur reconnaitre ce mérite, peu s'y sont risqués en France. Ainsi au CUMIC, est considérée comme intégrative toute modalité particulière d'exercice des soins qui associe - sans préciser les modalités - les actes médicaux validés à certaines thérapies complémentaires.[36] Plus précis que la NPIs (mais moins que l'agence A-MCA), les auteurs reprennent à leur compte les quatre catégories de thérapies complémentaires établies par l'OMS : 1) les traitements naturels (homéopathie, phytothérapie, aromathérapie, compléments alimentaires) ; 2) les médecines/thérapies énergétiques : médecine chinoise et ayurveda ; 3) les thérapies psychocorporelles : méditation, yoga, hypnose, sophrologie, qi gong, tai qi ; 4) les thérapies manuelles (ostéopathie, chiropraxie, étiopathie). Relevons en passant ce terme "énergétique" sans aucun autre fondement qu'une habitude de langage occidentale pour qualifier les médecines asiatiques, ce qui les distingue des thérapies psychocorporelles, alors qu'elles s'y insèrent parfaitement. Ce qui montre qu'il est souhaitable d'apprendre à connaître les fondements théoriques avant de proposer des classifications.

---

[34] Esch T, Brinkhaus B., "Neue Definitionen der Integrativen Medizin: Alter Wein in neuen Schläuchen?" *Complement Med Res.* 2020;27(2):67-69. *Cité par* : Homberg A, Scheffer C, Brinkhaus B, Fröhlich U, Huber R, Joos S, Klose P, Kramer K, Ortiz M, Rostock M, Valentini J, Stock-Schröer B., "Naturopathy, complementary and integrative medicine in medical education - position paper by the GMA Committee Integrative Medicine and Perspective Pluralism." *GMS J Med Educ.* 2022 Apr 14;39(2):Doc16.

[35] Valentini, J., Klocke, C., Güthlin, C. et al.," Integration of complementary and integrative medicine competencies in general practice postgraduate education – development of a novel competency catalogue in Germany." *BMC Complement Med Ther* 21, 250 (2021).

[36] Réponses du CUMIC au questionnaire du ministère de la Santé et de la Prévention (PNCS), déjà cité, p 10

De la « médecine intégrative » à la « santé intégrative »

Suivant l'impulsion de l'OMS qui propose un glissement particulièrement flou des « médecines traditionnelles, complémentaires et intégrative » (TCIM) à la « santé traditionnelle, complémentaire et intégrative » (TCIH), certains groupes français se lancent sur le terrain de la « santé intégrative », avec des arguments plus ou moins solides et non dénués d'arrière-pensées. En adhérant au *think tank* Alliance Santé Intégrative le CUMIC, qui avait soigneusement distingué « thérapie » de « thérapeutique » pour rester dans le strict champ médical, cautionne la définition suivante de la « santé intégrative » :

> « La santé intégrative prend en compte la personne dans sa globalité et s'inscrit dans une approche humaniste, préventive et transdisciplinaire. Elle promeut la qualité de vie et l'autonomie, la personne devenant actrice de ses soins et de sa santé. Elle repose sur une articulation du "cure" et du "care", de l'hôpital à la ville jusqu'à l'ensemble du territoire, en structurant des parcours de soins personnalisés associant médecine conventionnelle et autres pratiques de santé étayées par la science. » [37]

Cette définition inscrit clairement la notion dans les outils de la *Santé globale* - être autonome et acteur de santé. Le *think tank* Alliance Santé Intégrative est d'ailleurs encore plus transparent dans ses propositions : il fonde la « santé intégrative » sur l'*empowerment* et les déterminants de santé en vue de « décloisonner l'organisation sanitaire », ce qui ouvre sur la proposition n°4 de créer « de nouveaux métiers de coordinateur de parcours de santé ». Ensuite, dans l'ambiance managériale déjà décrite, il s'agit de proposer des audits, des supervisions, et même une labellisation toute prête (Human First) afin de peser sur la nomenclature et la codification des actes, ainsi que la valorisation de la prise en charge par l'Assurance maladie (proposition n°7). Ce *think tank* est très clair : sous l'argument de sécurisation des pratiques, il souhaite qu'un statut de praticiens de santé (non-professionnel de santé) soit créé, afin de les inclure dans le système de santé (proposition n°6). En ceci, cette officine est parfaitement en ligne avec le projet OMS d'inscrire les thérapies complémentaires (et leurs praticiens) dans le cadre des soins de santé primaires. Si le CUMIC reste discret dans ses publications (à ce jour) sur ses attentes en matière de financement, ce n'est pas le cas de son président qui s'est clairement positionné en faveur d'une prise en charge des actes de « médecine intégrative » par l'Assurance maladie.[38]

---

[37] Alliance Santé Intégrative, *La santé intégrative : une approche globale pour faire de la France une nation innovante en santé à l'horizon 2030*
https://alliancedelasi.wixsite.com/alliance-si

[38] Pr Julien Nizard, *Les nouveaux enjeux de la transmission de compétence en relation thérapeutique et en médecine intégrative.* Webconférence du 21 mars 2024 (LACT)

Revenons à la notion de « santé intégrative ». Dans un article récent[39], les membres de plusieurs sociétés savantes françaises ont uni leurs forces pour proposer un fondement « physiopathologique » reliant la « médecine intégrative » à la « santé intégrative », considérant que :

« Plus qu'un glissement sémantique, [ce] passage (…) ouvre un champ qui semble répondre aux enjeux de notre siècle. [La santé intégrative deviendrait alors] un espace de recherche et d'action au carrefour de plusieurs sciences : épigénétique, microbiome, inflammation de bas grade, psycho-neuro-immuno-endocrinologie qui explique les régulations et les interférences notamment corps-esprit. »

La référence au système psycho-neuro-immuno-endocrinologique est intéressante, dans le sens où elle implique la prise en compte de phénomènes non spécifiques - échappant donc à la juridiction du mécanisme d'action réclamé par la méthode EBM - par exemple le stress (formalisé par Hans Selye) ou encore l'effet placebo. Avec cette incursion vers la biologie systémique, puis l'allusion canguilhémienne au « carrefour de plusieurs sciences », on aurait attendu mieux que ce détournement de la médecine vers une santé onusienne de plus en plus orientée vers les objectifs de la Gouvernance globale. L'enjeu en effet pour ces auteurs serait, en s'appuyant sur la prévention, la promotion de la santé et les capacités d'autoguérison, d'obtenir « des personnes en bonne santé, dans une société en bonne santé, sur une planète en bonne santé ». Ces axes sont totalement consensuels avec la néo-gouvernance sanitaire actuelle - donc pas vraiment un changement de paradigme. Alain Toledano, initiateur et directeur de la Chaire Santé intégrative au CNAM[40], cancérologue et fondateur du centre Raphael, milite aussi pour « intégrer les complémentarités » dans une médecine centrée sur la personne, dans un contexte de forte augmentation des maladies chroniques. Il fournit sa propre définition de la « santé intégrative » :

« La santé intégrative est l'utilisation conjointe des médecines conventionnelles, des médecines complémentaires et de la médecine du mode de vie. Elle est le fruit de la coordination de pratiques de santé validées, centrées sur le patient, fondées sur la science et dispensées en équipe multidisciplinaire. Son objectif est de permettre le retour ou le maintien de la santé dans un bien-être optimal. Son originalité réside dans l'inclusion du patient et de ses propres représentations de soin dans la prise en charge globale de sa santé. »[41]

---

[39] Petitjean, F., Guyon, A., Belhomme, C., Célestin-Lhopiteau, I., Cournarie, F., Ninot, G. & Mondain, V., « Médecine et Santé Intégratives : arguments physiopathologiques, contexte et perspectives sociales, sociétales et environnementales ». *Hegel*, 2023,2, 101-105.

[40] Conservatoire national des arts et métiers. La Chaire Santé intégrative, créée en 2021, est soutenue par Docaposte et Elsan

[41] Jean-Lionel Bagot, Ingrid Theunissen, Jean-Loup Mouysset, Jean-Philippe Wagner, Nicolas Magné, Alain Toledano, « La santé intégrative : définition et exemples de mises en œuvre en oncologie en France ». *La revue d'homéopathie*, Volume 7251, Issue 4, 12/2021, pages 215-221

Le cancérologue noue étroitement une « médecine intégrative » proche de celle du CUMIC lorsqu'il s'agit d'associer des thérapies complémentaires aux traitements conventionnels en situation pathologique, avec une « santé intégrative » qu'il défend comme « une médecine du mode de vie » dont la visée est « un bien-être optimal ». Sa préoccupation à l'égard des « représentations du soin » du patient rejoint l'approche biopsychosociale, mieux connue des médecins généralistes. Ainsi le cancérologue tente de lier médecine, santé (intégratives) et bien-être en tant que processus intégratif *per se* : une posture d'équilibriste cherchant à se déporter d'« une médecine préemptée par la haute technologie », entre une démarche clinique et un axe de recherche tourné vers la science des systèmes. Cette proposition intéressante vient néanmoins se heurter aux termes « interdisciplinaire », « transdisciplinaire » ou « multidisciplinaire », jamais méthodologiquement définis : le programme de recherche est-il conceptualisé ?

En somme, on peut comprendre la « santé intégrative » comme une approche allant de la prévention au bien-être « optimisé », et de la thérapie conjointe médecine/médecine complémentaire à des axes de recherche en santé qui au fond, sous des descriptifs divers, cherchent à retrouver le chemin perdu de l'holisme (chapitre VII), sans ouvertement le revendiquer. On relèvera les tensions qui ne manqueront pas de se faire sentir entre la préservation du paradigme des données probantes (EBM) dans le mouvement intégratif allant de la médecine à la santé, et les ébauches de programmes de recherche qui explorent de nouveaux chemins.

3) Questions conceptuelles soulevées par l'impulsion intégrative

En inscrivant les thérapies complémentaires dans le cadre opérationnel de la Gouvernance globale et des soins de santé primaires, l'institution onusienne approfondit le flou conceptuel engagé avec sa propre définition de la santé élargie à la santé « traditionnelle, complémentaire et intégrative ». Sommes-nous en présence d'une juxtaposition de concepts, à aménager selon les régions du monde et les capacités à construire des systèmes de « soins de santé » ? Ou bien s'agira-t-il d'un véritable changement de paradigme qui consisterait en une intégration complexe de la pluralité et de la diversité ? Si oui, quelles seront les clés de lecture des interactions ainsi promues, c'est-à-dire, comment seront articulées et hiérarchisées les différentes approches médicales ?

Approche intégrative, intégrée ou inclusive ?

Le processus intégratif est-il inclusif ? Une lecture critique de la production des rapports de l'OMS légitime cette question, loin d'être oiseuse. Si en 2018 la déclaration d'Astana sur les soins de santé primaires évoque « une approche cohérente et inclusive des connaissances scientifiques, y compris traditionnelles (…) dans une approche multidisciplinaire »[42], le rapport de 2019 sur les « médecines traditionnelles, complémentaires et intégrative » précise que le terme de « médecine intégrative » a été ajouté à l'intitulé en 2017 et qu'un « projet de définition de ce qu'est l'intégration et la médecine intégrative »[43] est en cours d'élaboration afin d'orienter les États dans le processus d'intégration des « médecines traditionnelles, complémentaires et intégrative » (TCIM) à leur système sanitaire. La déclaration du Gujarat n'a manifestement pas bénéficié de cet éclaircissement (et pour cause[44]) qui est pourtant de la plus haute importance, puisque « là où l'intégration n'interrogeait pas la norme établie, l'inclusion fait varier la norme pour y inclure toutes les singularités. » [45] Or, la méthode adoptée par l'OMS, que suivent naturellement les sociétés savantes en l'absence d'un autre paradigme scientifique, est celle de l'*Evidence Based Medicine* en tant que norme indépassable (à ce jour) qui exclurait toute autre norme ou singularité, au contraire de l'inclusivité qui signifierait d'accueillir d'autres modèles de la santé et de la maladie (chapitre IX).

Ensuite, *intégratif* n'est pas du tout synonyme d'*intégré* : le premier terme réfère à la juxtaposition ou l'amalgame de plusieurs pratiques - dont le seul point commun serait celui de la validation EBM par laquelle elles seraient institutionnalisées - quand l'approche intégrée est architectonique (systémique), c'est-à-dire qu'elle permet de hiérarchiser les niveaux d'intervention selon les indications. À ce stade de l'analyse, on constate donc que l'intégration des thérapies complémentaires au champ médical est un procédé restrictif qui consolide la norme biomédicale, dont la visée principale est la sécurisation des pratiques avec la méthode EBM et l'aide du big data.

D'autres chemins interprétatifs et pratiques sont possibles : du latin *integrarer*, le terme intégrer avait initialement la signification de réparer,

---

[42] WHO, *Conférence internationale sur les soins de santé primaires : d'Alma-Ata à la couverture sanitaire universelle et aux objectifs de développement durable*, Astana, Kazakhstan, 25 et 26 octobre 2018, p 8

[43] WHO, *Global report on traditional and complementary medicine*. 2019, p 15

[44] Manifestement, l'OMS semble rencontrer quelques difficultés et reconnaît « la nature polymorphe du concept » : « Au cours de la dernière décennie, différents modèles et approches de soins intégrés ont été largement appliqués et documentés dans divers contextes, ce qui a donné lieu à une multiplicité de définitions et de cadres conceptuels. Une analyse de la littérature (…) a révélé quelque 175 définitions et concepts de soins intégrés qui se chevauchent, ce qui indique l'absence de consensus sur sa définition. Cette multiplicité découle de la nature polymorphe du concept qui a été appliqué à partir de plusieurs perspectives disciplinaires telles que l'administration publique, les sciences sociales, la psychologie ainsi que de différents points de vue professionnels, tels que clinique vs. managérial, soins holistiques vs. gestion des maladies et santé publique vs. soins de longue durée. Les soins intégrés sont donc associés à un large éventail d'objectifs différents. Aujourd'hui, l'absence de définitions communes et de concepts sous-jacents aggrave la difficulté déjà existante d'évaluer les soins intégrés. » WHO, *Integrated Care Models : an Overview.* Working document, october 2016

[45] Le Capitaine J., « L'inclusion n'est pas un plus d'intégration : l'exemple des jeunes sourds. » *Empan,* 2013, (n° 89) (1), 125-131.

remettre en état, renouveler, recréer, refaire[46]. Si c'était le projet porté par l'OMS, alors il faudrait renouveler conceptuellement le champ de la médecine, c'est-à-dire ouvrir le modèle biomédical à d'autres horizons théoriques. Plutôt qu'une appropriation rigide, l'inclusion de la diversité permettrait l'émergence de phénomènes d'hybridation ou d'acculturation entre modèles, déjà bien documentés concernant les « médecines traditionnelles » asiatiques (Chapitre IX).

Conception de la santé et autonomie de la médecine

Des institutions supranationales aux sociétés savantes s'en saisissant, les notions de médecine et santé « intégratives » ne sont jamais mobilisées à partir des concepts de santé et maladie, de sorte que les définitions proposées restent suffisamment floues pour ne pas être interrogées d'un point de vue épistémologique. Il est vrai que ces derniers concepts sont particulièrement difficiles à circonscrire, et de nombreux auteurs les ont affrontés, sans clore les débats.[47] Pourtant c'est bien sur leur base qu'est fondée la médecine, ce qui, en théorie, permettrait de distinguer ce qui relève du soin - secours à la souffrance - des soins de santé ou de bien-être, et les « besoins » qui y sont associés.

S'il y a « crise épistémologique de la médecine »[48], elle a commencé dès la définition de la santé décrétée par l'OMS en 1947. En effet, cette définition a des conséquences profondes tant sur la structuration des systèmes sanitaires que sur le statut de la médecine. Autrement dit par Georges Canguilhem :

> « L'élargissement historique de l'espace où s'exerce le contrôle administratif des individus a abouti, dans le présent, à une Organisation mondiale de la santé qui ne pouvait pas délimiter son domaine d'intervention sans publier, elle-même, sa propre définition de la santé. »[49]

L'exégèse des textes du philosophe ne nous dit pas s'il avait connaissance de la notion de soins de santé primaires (lancée en 1978), qui est la matrice dans laquelle tous les autres outils de Gouvernance globale en santé ont été élaborés, notamment la promotion de la santé. Aujourd'hui « l'élargissement historique de l'espace où s'exerce le contrôle administratif des individus » projette à l'horizon 2034 d'absorber les thérapies complémentaires : des modalités de soin qui embarquent pourtant leurs propres concepts de santé et maladie, notamment les médecines préscientifiques (chapitres VIII et IX) - ou pré-rationnelles dans les termes canguilhémiens.

---

[46] https://www.cnrtl.fr/etymologie/integrer

[47] Élodie Giroux, « Note de fin. Dossier philosophie de la médecine ». *Phares*, vol XVI, Hiver 2016

[48] Klein, A., « La santé comme norme de soin ». *Philosophia Scientiæ*, 12-2, *déjà cité*

[49] Canguilhem G. (1988), La santé, concept vulgaire et question philosophique. *Écrits sur la Médecine*. Seuil, 2002, p 60

Si l'on ne doit pas mettre en doute l'idéal humaniste qu'elle portait en 1947, cette définition de la santé, problématique pour les buts de la médecine, contient en germe tout le flou permettant d'opérationnaliser le processus d'intégration systématique de tous les champs de la santé dans la gouvernance de la *Santé globale*, ce qui met en péril l'autonomie de la médecine : d'un côté par rapport aux institutions et aux politiques, d'un autre côté par rapport aux sciences, notamment les sciences de la donnée qui abreuvent la Gouvernance globale. Ces questions, à côté des difficultés structurelles systémiques, provoquent un malaise, voire une perte de sens, chez de nombreux professionnels médicaux : sans doute éclairent-elles crûment le gouffre entre des réussites technoscientifiques, dont l'application peut être perçue comme désincarnée et déshumanisée, voire maltraitante, et les difficultés à faire face à l'augmentation des maladies chroniques, avec une forme d'impuissance à guérir certains tableaux pathologiques médicalement inexpliqués[50]. Elles ont le mérite d'approfondir la réflexion éthique à laquelle les thérapies complémentaires pourraient contribuer : quel modèle de la santé et de la maladie ont-elles à offrir qui pourrait régénérer celui de la médecine moderne ayant émergé il y a trois siècles ? Ces questions sont peu évoquées, recouvertes et recodées par le souci légitime de la sécurisation des pratiques, ou le charlatanisme pour le groupe le plus bruyant, dont le scientisme cache mal la perte d'autorité et de valorisation des professionnels médicaux.

L'autonomie de la médecine par rapport aux autres sciences est une question récurrente, parfois douloureuse. Faudrait-il suivre Anne Fagot-Largaud et considérer que « l'émergence d'une médecine scientifique est un processus inhérent au développement de la médecine elle-même »[51] ce qui, selon la philosophe, aurait été largement permis par la méthode des essais contrôlés randomisés ? D'autres philosophes considèrent au contraire que la méthode EBM, ayant été expurgée de son intention initiale d'inclure l'expérience du praticien et le récit du patient en se focalisant sur la puissance statistico-épidémiologique[52], aurait détourné la médecine clinique de l'attention au sujet. Une distance se serait progressivement instaurée entre cette médecine scientificisée et des patients qui, loin d'être tous des malades dûment diagnostiqués (*disease*), peuvent se ressentir comme souffrants (*illness*) psychologiquement et somatiquement, avec des déficiences avérées ou non (*impairement*) et des handicaps reconnus (*disability*) dont les conséquences sociales (*sickness*) font l'objet de la solidarité par diverses allocations délivrées par les ministères sociaux. Dit autrement, si la médecine devenait une science, la santé

[50] Didier Fassin, *Les frontières épistémiques qui ébranlent les certitudes de la médecine*, Cours au Collège de France, 12 mai 2021

[51] Fagot-Largeault, A. & Guillin, V., *Introduction. L'émergence de la médecine scientifique* (pp. 11-29). Paris, Éditions Matériologiques, 2012

[52] the Evidence-Based Medicine working group, "Evidence-based medicine. A new approach to teaching the practice of medicine", *JAMA, Nov 4, 1992*, 268 (17), p. 2420-2425

deviendrait-elle alors un concept scientifique, et l'objet de la médecine, non plus seulement soigner les maladies, mais aussi la santé ?

L'autonomie de la médecine est une question fondamentale dépassant les considérations sur ce qu'est le soin, le « besoin de soin », le « besoin de santé » et même la diversité des pratiques thérapeutiques. Elle réinterroge sa place et son statut dans le champ social et politique, en tant que secours et parfois en tant que résistance aux institutions. L'instrumentalisation de la médecine comme technique au service de la *Santé globale*, soutenue par les données massives et le contrôle qu'elles permettent en santé publique (épidémiologie), révèle en creux le rôle critique que pourrait jouer la discipline médicale dans sa dimension politique. Par exemple, on peut interroger ce qui est sain d'un point de vue institutionnel (déterminants de santé), soit un modèle de santé auquel tous les individus d'une population donnée sont invités à se conformer.

Le processus d'intégration des thérapies complémentaires vient percuter ces questions : adapter l'individu à la société et en même temps, adapter les parcours de soin ou de santé aux groupes populationnels est un des motifs intégratifs des thérapies complémentaires, au plus près du modèle de Gouvernance globale - le capital humain et sa portée économique. La notion de « santé intégrative », en tant que « médecine du mode de vie », pourrait dévier vers une *médecine de la santé*[53], avec un concept de la santé qui ne laisse aucune place à l'anomalie, à l'accident ou à la maladie, même bénigne. La « santé intégrative » telle que proposée par l'OMS pourrait constituer la dernière étape de la *Santé globale* comme instrumentalisation d'une médecine de la santé en « santéisme » - la recherche de la performance en santé - comme but ultime d'adaptation des populations au programme économique, au prétexte de la quête du bien-être optimal. Si elles semblent plébiscitées tant par les universitaires que par les praticiens et les usagers, la « médecine intégrative » et la « santé intégrative » pourraient être un leurre : la santé ainsi idéalisée est parfaitement illusoire. Philosophe de la normativité du vivant, Canguilhem n'a cessé de marteler dans ses écrits que l'individu pouvait défier sa propre santé en la mettant à l'épreuve (la grande santé nietzschéenne) en testant sa capacité à dépasser les crises pathologiques : « être en bonne santé, c'est pouvoir tomber malade et s'en relever (...) L'homme sain mesure sa santé à sa capacité à surmonter les crises organiques pour instaurer un nouvel ordre. »[54] Plus tard, en 1988[55], il requestionne le concept de santé et, considérant que « la santé libre [non conditionnée, non comptabilisée] n'est pas un objet pour celui qui se dit ou se croit spécialiste de la santé », il assène :

---

[53] Glose, A., « De la médecine de la maladie à la médecine de la santé ». Da Silva E., (dir.), *Michel Foucault et la médecine*, Kimé, 2001

[54] George Canguilhem, *Le normal et le pathologique,* PUF, 1966, p 132

[55] Canguilhem G., *La santé : concept vulgaire et question philosophique*, déjà cité

« Il n'y a pas de science de la santé. (…) Santé n'est pas un concept scientifique, c'est un concept vulgaire. Ce qui ne veut pas dire trivial, mais simplement commun, à la portée de tous. »

Comment dès lors envisager la possibilité d'une *médecine de la santé* - santé intégrative du « mode de vie » - qui puisse de surcroît se prévaloir d'être en même temps scientifique ? Dans les pas de Canguilhem, Alexandre Klein, docteur en Histoire et philosophie des sciences, estime que ce serait bien le concept de santé qui serait « au cœur de la crise épistémologique de la médecine en tant qu'il sollicite entièrement le champ médical sans être entièrement sollicité par lui »[56] : en tant que concept « vulgaire », la santé n'appartient pas à la médecine, en revanche, la médecine est préemptée « par une ambition socio-politico-médicale de règlement de la vie des individus. »[57] Son raisonnement se fonde sur le modèle biopsychosocial de la santé et la maladie (Engel[58]), c'est-à-dire les représentations du corps et des conduites, et le degré de liberté que le sujet s'accorde à l'intérieur du cadre institutionnel normé de la santé, tel que décrit dans les premiers chapitres. Oui, mais... la médecine générale porte déjà ce modèle biopsychosocial (Wonca, 2002) ; pour autant, la perception commune de cette discipline est bien éloignée des représentations associées aux pratiques de santé non biomédicales.

Si, comme l'affirme G. Leblanc[59], les pratiques de soin complémentaires sont des tentatives d'affirmation des normes et valeurs propres à chaque sujet, alors le recours aux thérapies complémentaires pourrait s'entendre comme une détermination à échapper aux normes institutionnelles de la santé - à la *médecine de la santé.* Du coup, la « médecine intégrative » raterait-elle sa cible, pour finalement devenir une sorte d'instrument d'optimisation du bien-être ? Car lorsqu'il y a besoin de soins curatifs, ce sont les situations floues, ces zones grises de maladie/mal-être ressenties en l'absence de diagnostic médical (ignorance des causes ou incertitude temporaire) auxquelles la médecine académique actuelle ne sait pas encore répondre, qui drainent de nombreux recours aux thérapies complémentaires - non académiques. C'est possiblement dans cet interstice du savoir que Canguilhem situait ce qu'il nommait les

---

[56] Klein A., « La santé comme norme de soin ». *Déjà cité*

[57] Canguilhem G., *La santé : concept vulgaire et question philosophique*, déjà cité

[58] SIKSOU, Maryse, « Georges Libman Engel (1913-1999) Le modèle biopsychosocial et la critique du réductionnisme biomédical ». *Le Journal des psychologues*, 2008/7 n° 260, p.52-55. « Dans trois domaines, son point de vue offre un nouveau paradigme : l'inclusion de l'expérience subjective du patient côtoyant les données biomédicales objectives ; un modèle de la causalité plus compréhensif et naturaliste que les simples modèles réductionnistes linéaires ; une perspective sur la relation médecin-malade qui accorde plus de pouvoir au patient dans le processus clinique et transforme le rôle du patient d'objet passif de l'investigation en sujet et protagoniste de l'acte médical.»

[59] Le Blanc G., *La vie humaine. Anthropologie et biologie chez Georges Canguilhem*, PUF, 2002.

« médecines pré-rationnelles », leur pouvoir heuristique de recherche et (pourquoi pas) de soulagement de la souffrance.

Pour Alexandre Klein « le développement des médecines alternatives marque la mise en concurrence du domaine de la santé auparavant monopolisé par la médecine officielle. »[60] Si, dans le même temps « la santé est aux mains de tous, chacun peut, et doit, librement choisir les outils de sa santé au sein du marché luxuriant des pratiques de santé », alors une question difficile surgit : quand l'institution cherche à normer ce qui reste de degrés de liberté des sujets dans leurs choix de « soins de santé », n'y aurait-il pas un risque de les pousser encore plus vers des pratiques charlatanesques ou d'emprise sectaire, que l'impulsion intégrative cherche à contenir ? Pour le dire comme Canguilhem, si la santé était « la possibilité de dépasser la norme qui définit le normal momentané et d'instituer des normes nouvelles dans des situations nouvelles »[61], jusqu'à quel point doit-on intégrer les pratiques complémentaires à la médecine académique, sur quels critères et en fonction de quels concepts ?

4) Questions de soin : la « rectification des Noms » pour poser des démarcations

Qu'est-ce qui relève de la médecine, de la thérapie et des soins de bien-être ? Inscrite, comme je l'ai présenté (première partie), dans un contexte économique et social d'*empowerment* et d'efficience personnelle, la santé est valorisée non plus seulement comme absence de maladie, mais comme objectif d'augmentation du pouvoir d'adaptation à la rationalité économique, qui s'immisce dans toutes les sphères de la vie :

> « L'homme fabrique sa propre santé, mais au profit de l'établissement d'une santé collective, dont il est aujourd'hui inséparable et entièrement responsable. Le système de soins s'impose donc comme un dispositif de contrainte à double niveau : un dispositif généralisé de régulation par intériorisation de normes comportementales au nom d'une santé idéale pour ceux qui s'y conforment. »[62]

Le recodage des pratiques complémentaires - jusqu'à présent choisies librement selon son appétence pour d'autres cultures de santé ou bien par ancrage historique dans un territoire - viendrait alors s'interposer entre « le social et le vital » et s'approprier la vie elle-même, en faisant de la santé la « norme du soin » : le soin perd ainsi sa dimension de partage et d'hospitalité tournée vers l'autre pour se replier sur le souci de soi et le bien-être comme « point nodal de la norme anthropologique moderne. »[63] L'impulsion onusienne

---

[60] Klein A. « La santé comme norme de soin ». *Déjà cité*

[61] Canguilhem G., Nouvelles réflexions concernant le normal et le pathologique (1963-1966), *Le normal et le pathologique*, PUF, 2005, p 130

[62] A. Klein, *déjà cité*

[63] Ibid.

à l'appropriation des thérapies complémentaires dans le champ des soins de santé primaires vise à opérer un tri qui occulte les préférences du sujet, selon une méthodologie incertaine sur le plan épistémologique, mais supposée sécurisante en faisant jouer les critères de la médecine fondée sur les preuves.

Si la définition de la santé, élargie au bien-être, soulève des questions épistémologiques toujours en débat, la définition du soin en soulève encore d'autres, cette fois pour comprendre comment le processus intégratif choisi par l'OMS va poser des démarcations entre la médecine académique et les autres pratiques de soin, en continuité avec les diverses « rectifications des Noms »[64] données aux médecines, soins et thérapies complémentaires au fil du temps. Établir une nomenclature est une action politique, tandis que savoir nommer est une démarche épistémologique, qui s'appuie sur l'histoire des sciences afin d'analyser le statut (épistémologique, académique, disciplinaire) de la médecine par rapport à d'autres pratiques de soin. Par conséquent, déterminer ce qu'est un soin revêt une grande importance dans le cadre de la santé onusienne élargie au bien-être, et pourrait contribuer à dénouer ce qui relève de la médecine, des thérapies complémentaires ou des soins de bien-être.

Thérapie et thérapeutique

La médecine (ἰατρεία, *iatria,* dérivé de ἰάομαι, *iáomai,* soigner) relève du médecin (ἰατρός, *iatrós*) qui traite les maladies en ayant acquis des connaissances rationnelles (ἐπιστήμων, *epistèmôn)* grâce à son habilité issue de l'expérience répétée de la pratique clinique (στοχαστικός, *stokhastikós* : qui vise bien). À la fois *technè* (savoir-faire) et jugement éclairé par la connaissance, la médecine s'attache depuis les temps hippocratiques à laisser les croyances et la magie aux guérisseurs et aux prêtres, pour approfondir les raisonnements analogique/abductif, inductif et hypothético-déductif, afin de relier une observation (lésions, symptômes, classification des maladies) à un ou des remèdes (φάρμακον, *phármakon*). L'ambivalence du *phármakon* (à la fois remède et poison) s'enracine dans ce qui précédait la médecine rationnelle dans la Grèce antique, où le *pharmakós* (φαρμακός), désignait les rituels de purification afin d'expier une faute ; en grec moderne le terme signifie malfaiteur. Dans l'Antiquité, le charlatan (ἀλαζών, *alazôn*, imposteur) désignait le devin soignant itinérant.[65] Ce tissage serré entre le « bon » remède et le poison, entre le médecin rationaliste et le devin charlatanesque, dessine dans notre culture des démarcations qui peuvent guider les décisions politiques pour qualifier tour à tour ce qui relèverait de la médecine de ce qui s'en écarterait.

---

64 La rectification des Noms est le terme chinois *zhenming*, par lequel le « rationaliste » Xunzi a fondé son éthique au IIIe siècle avant JC, reprise et élargie par Han Fei Zi (250-233 avant JC) à l'époque des Royaumes Combattants. En substance, la technique de rectification des noms fut une « orthologie » légiste visant à la tarification des peines.

65 Jacques Jouanna et Caroline Magdelaine, *Hippocrate : L'Art de la médecine*, Paris, GF Flammarion, 1999, p 147 et 289

On a vu que dans son raisonnement, le CUMIC distingue thérapie de thérapeutique, afin d'introduire en français la distinction entre le *care* et le *cure*. On relèvera que cette société savante ne prend pas le risque de définir ce qu'est un « soin de santé » ou un soin de bien-être par rapport à un soin curatif. En revanche, il s'agit explicitement de bannir la distinction « conventionnel »/« non conventionnel »[66], afin de pouvoir ramener les pratiques complémentaires dans le champ médical et expurger les praticiens charlatanesques autoproclamés, comme dans le domaine des psychothérapies et de l'hypnose - argument valide d'intégration, lorsqu'on connaît leur puissance potentielle d'emprise, notamment par l'induction de faux souvenirs pour la seconde. Le CUMIC propose d'adopter la stratégie de réduction des risques (comme en addictologie) pour sécuriser les pratiques complémentaires[67] « dans une attitude pragmatique et non pas dogmatique » - en fait, il s'agit pour ce groupe d'éliminer tout autre terme que celui de « médecine intégrative ». À cet effet, il propose de « déconstruire » le terme de médecine conventionnelle au profit de « système de médecine politiquement dominant dans un pays à une époque donnée »[68] en évitant soigneusement le terme de « biomédecine ». Pourquoi ?

Médecine conventionnelle et pratiques de soin non conventionnelles

Conventionnelle renvoie à son statut (en France) de médecine conventionnée, c'est-à-dire qui s'accorde sur la légitimité de ses actes de soin avec la Sécurité sociale et l'État *via* les remboursements des soins ; elle serait ainsi conforme aux attentes en termes biopolitiques et de santé publique - officielle donc - ce qui renvoie les « pratiques de soin non conventionnelles » (terme utilisé par le ministère de la Santé) à un statut de non-conformité au modèle biomédical dominant la médecine en occident. Pourtant, on vient de voir comment l'OMS et diverses sociétés savantes tentent de modifier ce statut par divers moyens, notamment redessiner la démarcation entre soins « conventionnels » et soins « non conventionnels » afin d'absorber les thérapies complémentaires dans le champ des soins de santé primaires. Ainsi, faisant fi des travaux en sciences humaines, « déconstruire » la biomédicalisation conventionnelle permet de reconstruire une médecine conventionnée élargie aux nouveaux critères académiques de la « médecine intégrative », critères de tri qui instaureront un nouveau mode de différenciation (voir infra) en une démarcation sur ce qui est autorisé et financé dans le champ médical, en

[66]F. Berna, F. Paille, R. Boussageon, J. Nizard, L. Verneuil, « Médecine conventionnelle et pratiques de soins non conventionnelles. » Volume, Issue, /2024Pages, ISSN 0246-1072, (http://www.sciencedirect.com/science/article/pii/S0246-1072(24)49264-X)

[67] Berna, Fabrice, Julien Nizard, Laurence Verneuil, et François Paille. « La réduction des risques et des dommages appliquée aux pratiques de soins non conventionnelles : analyse des usages à risques et questionnaire d'évaluation des risques ». *La Presse Médicale Formation* 5, n° 1 (1 février 2024) : 10-20.

[68] Ibid.

respectant l'injonction onusienne au principe des soins de santé primaires dans le cadre de la *Santé globale*. L'intégration de recommandations comme les INM (interventions non médicamenteuses) - par exemple le sport sur ordonnance - inspirées clairement de certaines pratiques complémentaires, constitue une extension du domaine de la santé publique dans les conduites privées. Or la santé publique est un instrument de gestion de la santé des populations, conventionnelle au sens de normative *stricto sensu* par la mesure des déterminants de santé, la promotion de la santé, les campagnes de prévention et dépistage. Née d'une attention légitime aux épidémies dans l'objectif d'en préserver les populations, l'hygiène publique glisse insidieusement vers le registre privé - le rapport individuel à la préservation de sa propre santé, comme l'hygiène personnelle et le mode de vie (alimentation, sommeil, sexualité, exercices physiques ou gymniques) - avec l'objectif de guider les conduites individuelles dans la conservation de la santé.

L'apport des ethno-anthropologues

Il est fondamental, puisqu'il permet de poser clairement une démarcation entre médecines savantes (préscientifiques), médecines populaires et pratiques spirituelles. Jusqu'à cette mode intégrative, les sciences humaines séparaient la médecine des autres pratiques de santé et de soin par divers qualificatifs : distinguant les médecines savantes possédant un *corpus* écrit transmis depuis l'Antiquité (systèmes médicaux préscientifiques) des thérapies complémentaires plus récentes (et néanmoins hétérodoxes), les auteurs en sciences humaines qualifient souvent la médecine académique d'orthodoxe, officielle, dominante ou encore biomédicale.[69] Ce dernier qualificatif est intéressant, car finalement, il reconnait la médecine comme application des sciences biologiques, dans une approche canguilhemienne. Il n'est pourtant jamais utilisé par les sociétés savantes universitaires qui visent l'association des thérapies complémentaires à la médecine académique, en un grand ensemble nommé « médecine intégrative » au singulier (ce qui dénote l'intention d'absorber toute pratique ayant un rapport à la santé), en empruntant le chemin de la médecine fondée sur les preuves.

Lorsqu'au Gujarat l'OMS affirmait porter un intérêt aux « histoires, valeurs et théories qui sous-tendent les pratiques complémentaires », elle aurait été avisée de se tourner vers les sciences humaines pour établir des démarcations pertinentes. Francis Zimmerman[70] a proposé une démarcation claire entre « médecines populaires et médecines savantes », en distinguant d'un côté les

---

[69] Biomédecine : « apport à la science médicale des connaissances acquises en biologie. La biomédecine peut se définir comme l'ensemble des applications à la médecine des résultats de la recherche en biologie et des techniques utilisées en biologie. »
https://www.vocabulaire-medical.fr/encyclopedie/331-bioethique-biomedecine

[70] Zimmerman F., *Généalogie des médecines douces*. PUF, 1995 : « Les médecines savantes sont inséparables de la tradition philosophique correspondante. »

systèmes médicaux élaborés sur un *corpus* écrit et une philosophie de la médecine, articulant logique et raisonnement avec pratique et éthique du soin ; et d'un autre côté, les médecines populaires restant le plus souvent attachées à un territoire, par une transmission orale ou une initiation secrète, comme les pratiques des guérisseurs déjà bien élucidées.[71] En effet, que ce soit en Europe avec la médecine hippocratique, ou en Asie avec les médecines chinoise et indienne (voir infra), toutes les médecines antiques à transmission écrite de maître à élève ont ce point commun d'avoir clairement distingué la pratique médicale savante - rationnelle - des rites de guérison spirituels et des médecines à transmission orale souvent imprégnées de rituels chamaniques (Sibérie) ou d'homme-médecine (natifs amérindiens).

Les rites de guérison spirituels

C'est l'échelon le plus subjectif des pratiques - je dirais même qu'elles relèvent de l'intime - et elles ne devraient sous aucun prétexte tomber dans le champ de la médecine conventionnée, des « pratiques de soin non conventionnelles » ou de la santé publique. Pourtant l'OMS se mêle de bien-être spirituel depuis la Charte de Bangkok, ce qui oblige les États à se saisir de la question.

Depuis la vague *New Age,* certaines de ces pratiques sont récupérées et recodées par des entrepreneurs qui enrôlent tant les natifs que les touristes dans des rituels spiritualistes non dénués d'effets néfastes lorsqu'ils utilisent, en sus des rituels (potentiellement source d'emprise), la prise de substances hallucinogènes (*ayahuasca* en Amérique du Sud, *iboga* en Afrique de l'Ouest). Si les pratiques d'origine chamanique peuvent constituer une heuristique pour la recherche en hypnothérapie, c'est dans cette zone privée des pratiques à visée spirituelle que se concentrent les risques de dérive sectaire ou d'usages « sauvages » de psychédéliques.[72] Cet engouement pour les pratiques rituelles à forte aspiration spirituelle interpelle notre République laïque, où le mot liberté est inscrit au fronton des mairies : où commence et où s'arrête la liberté du sujet ? L'emprise sectaire est la mission de la Miviludes : « À défaut de définir juridiquement ce qu'est une secte, la loi réprime tous les agissements qui sont attentatoires aux droits de l'homme ou aux libertés fondamentales, qui constituent une menace à l'ordre public, ou encore qui sont contraires aux lois et aux règlements, commis dans le cadre particulier de l'emprise mentale. »[73]

---

[71] Pordié L, Simon E., *Les nouveaux guérisseurs*. Edition EHESS, 2013 ;
- Celestin-Lhopiteau : *Changer par la thérapie : du chamane au psychothérapeute, des médecines traditionnelles aux neurosciences*. Dunod, 2011

[72] Bernard, J., « Ayahuasca : l'importance du cadre et de l'intention lors de prise de psychédéliques ». *Psychotropes*, 2016, 22, 81-100.

[73] Miviludes : *Qu'est-ce qu'une dérive sectaire.* https://www.miviludes.interieur.gouv.fr/quest-ce-quune-dérive-sectaire/que-dit-la-loi/le-dispositif-juridique-français

Le périmètre d'action est si délicat qu'il ne peut empêcher l'ouverture d'un bâtiment entier par ce que la France considère comme une entreprise sectaire, au moment où une nouvelle loi, centrée sur l'encouragement à l'abandon des soins conventionnés, à la peine pour trouver un appui franc au parlement, vient d'être validée par le Conseil constitutionnel. Ce si délicat périmètre d'action de la Miviludes - notamment dans le champ des pratiques de soins (curatifs et non pas de santé/bien-être) - explique sa participation au groupe d'appui technique du ministère de la Santé afin d'évaluer les pratiques complémentaires de soin.

Les pratiques de bien-être

Elles prennent une dimension politique lorsque le bien-être est entendu sur le plan social, économique ou environnemental, ce qui intéresse le médecin lorsque ces facteurs ont un impact négatif sur la santé des personnes qui le consultent. Cela fait partie de l'enquête routinière en médecine, et s'il trouve des facteurs déclenchants, ou favorisant hypothétiquement une maladie, alors le médecin fait un signalement ou délègue sa découverte aux services médico-sociaux. Il en va autrement des pratiques de bien-être librement choisies à titre individuel, soit pour affronter le quotidien dans une meilleure posture physique ou psychologique, soit pour mieux s'adapter à son environnement professionnel (ou familial), soit pour « optimiser » sa santé. Faire du yoga, de la méditation pleine conscience, du qi gong ou du kayak de mer devrait rester dans le champ des préférences du sujet, un choix personnel, libre et éclairé - au même titre que les loisirs et les vacances.

Une éthique des soins

Les thérapies complémentaires dans le champ médical sont donc entendues comme des apports techniques que la médecine académique souhaite ajouter à sa « boite à outils » pour faire face à cette zone grise où elle ne sait pas encore soigner des pathologies inexpliquées, puisque certaines thérapies complémentaires peuvent être thérapeutiques sans pour autant pouvoir faire la preuve ni du mécanisme d'action ni de l'efficacité validée par des essais : le juge de paix reste le patient. Néanmoins, chaque acte technique comporte implicitement une théorie (ici de la santé, de la maladie, de la vie) qui guide le raisonnement dans la planification de l'action, ou bien au cours de celle-ci : par exemple, un ostéopathe a appris l'anatomie, mais sa théorie est différente de celle des anatomistes, notamment en termes de mouvement possible de certaines structures osseuses réputées fixes ; lorsqu'il touche son patient, sa main analyse la structure corporelle à la lumière de sa théorie du mouvement, mais cette théorie peut à tout moment être corrigée par sa perception palpatoire. Les théories infusent le raisonnement en médecine comme en thérapie complémentaire, et guident l'action en une méthode propre à chaque technique, mais dont le point commun semble être de viser une approche globale - holistique - de la personne en soin(s). Est-ce que tout cela est le domaine réservé de la médecine ? Il semble que non, et c'est bien ce qui crée ce malaise épistémologique contemporain, où s'effacent les limites des domaines de chaque discipline ou profession, en élargissant le rôle de la médecine à toutes les sphères de la vie, du bien-être à la maladie, en passant par la santé.

En revanche, dans ce contexte où la définition de la santé est source de confusion et lorsque le *care* est décliné dans tous les domaines pour se donner bonne conscience à l'égard de foules contemporaines, de plus en plus désorientées dans un monde socio-économique n'ayant que le profit comme horizon, il reste un repère, certes ténu, mais qui devrait lier ensemble tous les professionnels du soin(s) : l'éthique des soins (déclinée en déontologie pour les professionnels de santé) mobilise les valeurs qui dictent les conduites humaines et interroge en permanence la position du thérapeute ou du médecin par rapport à son patient - c'est notamment (mais pas seulement) ce qui distingue le médecin du charlatan. La version canguilhémienne de cette éthique des soins est articulée autour de la promesse de guérison :

> « Pour le médecin et le guérisseur, le rapport à la guérison est inverse. Le médecin est habilité publiquement à prétendre guérir, alors que c'est la guérison, éprouvée et avouée par le malade, qui atteste le "don" des guérisseurs dans un homme à qui, bien souvent, son pouvoir infus a été révélé par l'expérience des autres. Point n'est besoin, pour s'instruire à ce sujet, d'aller chez les "sauvages". En France même, la médecine sauvage a toujours prospéré aux portes des facultés de médecine. »[74]

Cette déclaration mérite un commentaire recontextualisé par la question des thérapies complémentaires et leurs praticiens. D'une part, le recours à ces thérapies est souvent en lien avec des pathologies sans étiologie connue et sans traitement efficace ; d'autre part la médecine elle-même se tourne vers ces thérapies afin de combler ses propres insuffisances malgré sa toute-puissance, ce que l'on pourrait lire comme une éthique des soins amputée de la « validation conventionnelle » au profit de l'attention à une proposition de guérison comme « devoir de la médecine envers le patient » ; ensuite, on peut retenir l'exigence canguilhémienne d'écarter tous « guérisseurs » autoproclamés, puisque ces derniers s'approprient une guérison - « son pouvoir infus révélé par l'expérience des autres » - qui appartient *de facto* à la nouvelle normativité du patient, c'est-à-dire sa capacité d'autoguérison soutenue par des techniques la favorisant, telles que revendiquées par exemple par la naturopathie. On le voit, y compris dans le champ des soins curatifs, c'est bien la position éthique du thérapeute - médecin ou « guérisseur » - qui garantit le respect de la normativité individuelle en évitant de s'approprier le rétablissement de la personne - en évitant toute vanité qui définit le charlatan. Il serait donc possible et souhaitable que cette éthique des soins constitue le point d'ancrage à partir duquel chaque intervenant

---

[74] Canguilhem G (1978), Une pédagogie de la guérison est-elle possible ? *Écrits sur la médecine*, Seuil 2002, p 71

en santé devrait situer ses théories et ses pratiques, afin de réduire au mieux les risques et les dérives. *Primum non nocere* : la position clinique du médecin (chapitre X.5) devrait être l'exemplarité à suivre de tout intervenant dans les soins aux personnes.

Cette éthique universelle anime l'exercice médical au quotidien en tous lieux de la planète, tandis que le charlatanisme est ainsi défini dans le Code de déontologie médicale : « proposer aux malades ou à leur entourage, comme salutaire ou sans danger un remède ou un procédé illusoire ou insuffisamment éprouvé. »[75] La définition retenue s'oriente plus sur l'aspect non validé de la pratique que sur la conduite non éthique du praticien, à la différence de l'ère préscientifique (voir infra). C'est étrange, l'éthique des soins ne devrait-elle pas rester la boussole absolue quand les données de la science évoluent en permanence ? Par exemple, l'hypnose fut dénoncée en son temps comme une pratique charlatanesque et interdite, mais les preuves de son impact corporel et psychique s'accumulent et valident désormais cette technique jusque dans les blocs opératoires. Peu nombreux aujourd'hui sont ceux qui dénoncent la technique ; en revanche les attaques portent sur les praticiens non professionnels de santé, dont la conduite de certains est dénoncée comme dangereuse. Il y a donc une différenciation à prendre en compte entre la conduite du praticien et l'acceptation d'une technique de soin : ce terme est ici employé à dessein, puisque personne ne parle de "médecine hypnotique" ; en revanche l'enseignement universitaire est validé par un diplôme d'hypnose médicale depuis 2002 à la Pitié-Salpêtrière, précisément où elle fut publicisée par le professeur Charcot.

5) Médecins et charlatans : de la schismogenèse

> « La chasse aux charlatans a les mêmes limites que l'art de la preuve en médecine, qui permet de disqualifier de faux prétendants et non pas d'identifier positivement les prétendants authentiques. Et c'est à ces limites qu'il s'agit de faire correspondre des obligations positives, définissant la singularité de l'art de guérir. » Isabelle Stengers.
> *Le médecin et le charlatan*[76]

Si la démarche intégrative porte des valeurs intéressantes en termes d'éthique des soins, il demeure qu'en tout temps et en tous lieux, les groupes humains ont élaboré des stratégies pour se distinguer, parfois pour se combattre, parfois pour se reconnaitre : c'est un des invariants anthropologiques que nous allons examiner au prisme de l'opposition médecin/charlatan. Selon J.J. Wunenburger[77], l'histoire de la médecine académique s'est construite « contre

---

[75] Code de déontologie médicale, Article 39, repris dans le Code de la Santé Publique article R4127-39

[76] Nathan T, Stengers I., *Médecins et Sorciers*. Les Empêcheurs de Penser en Rond, 1995, p 150

[77] Wunenburger J.J., *Imaginaires et rationalité des médecines alternatives*. Déjà cité, p 84

du marginal » et les « médecines non conventionnelles » seraient le signe d'alerte de ses insuffisances, notamment lorsque la médecine n'assume pas son héritage préscientifique. L'auteur estime que l'affrontement conflictuel actuel révèle que les réponses de nos sociétés aux besoins de soin ne vont pas de soi. Selon lui, ces thérapies portent en elles les défis posés à la médecine, notamment à cause de leur participation active à la prévention (alimentation) et au bien-être qui « sont des objectifs inévitables », écrit l'auteur en 2008, soulignant que « la complexité du corps invite à une polyclinique de la maladie. » Polyclinique, un terme qui fait écho au pluralisme thérapeutique évoqué plus haut par Ilario Rossi, anthropologue.

Est-ce que la médecine académique s'est construite contre du marginal, ou bien l'inverse, ou bien les deux ensemble ? Pour répondre à ces interrogations en vue d'imaginer un futur désirable et possible, un rapide détour par l'histoire des médecines pourrait contribuer à cerner la construction de cette relation spéciale entre médecins et charlatans.

Une généalogie des charlatans

En Mésopotamie, à la fin du XVIIIe siècle avant notre ère, la Dynastie d'Ur avait élaboré le *Code d'Hammurabi,* un code juridique réglant aussi l'activité des médecins (*asu)* qui proposaient des remèdes à partir de l'observation et de l'expérience, par rapport aux devins des temples (*asipu*) qui se servaient d'amulettes, et aux barbiers (*gallabu*) réservés aux pauvres. Ce Code, non content de légiférer sur les honoraires, rendait le médecin responsable de la mort de ses patients.[78]

Les médecines savantes de l'aire asiatique, dès lors qu'elles ont été compilées dans des *corpus* structurés (entre le IIe siècle av. J.-C et le IIe siècle de notre ère), ont eu le souci de bien différencier le médecin du guérisseur et ses rituels magico-religieux. En Inde, le texte médical ayurvédique *Carakasemhitâ,* à l'instar de la médecine grecque, fondait le raisonnement médical sur l'observation, l'inférence et l'enseignement[79] et comportait une référence explicite à la figure du charlatan[80] en dénonçant sa conduite comme suit :

> « Se pavanant en costume de médecin, ils parcourent les rues en quête de travail. Apprennent-ils que quelqu'un est malade ? Ils accourent (..) et vantent leurs propres qualités tout en dénonçant les défauts du médecin ; désireux qu'ils sont de voiler leur ignorance par une habileté feinte, et incapables de détourner la maladie, ils expliquent

[78] Paragraphes 221 à 225 : rémunération des médecins et peines pour fautes professionnelles. Jean Bottéro, « Le "Code" d'Hammurabi ». *Mésopotamie, L'écriture, la raison et les dieux*, Paris, Gallimard, coll. « Folio Histoire », 1997, p. 191-223.

[79] Guy Mazars, *Les médecines indiennes.* Huard P, Bossy J, Mazars G, *Les médecines de l'Asie*. Seuil, 1978, p 22

[80] Issue des lois de Manu, le *Manavadharmashastra*

que le malade se trouve manquer de moyens de traitements, n'avoir pas un bon comportement, être sans caractère. »[81]

La vantardise du charlatan masque son ignorance en faisant porter la faute de la maladie au malade : c'est bien l'alliance d'une inconduite et d'une ignorance qui le dévoile. On trouve la même démarche de délimitation du périmètre de la médecine savante chinoise par rapport à la médecine populaire, dans les textes médicaux stabilisés à la même époque qu'en Inde : des chamanes (*shu)* se démarquent les maîtres de médecine (*yishi*)[82].

Dans la Grèce du Ve siècle av. J.-C., la médecine des temples se développa considérablement : les cultes guérisseurs proposaient des pratiques cathartiques et l'on invoquait par exemple Asclépios pour toutes sortes de motifs (blessures ou maladies, mais aussi la perte d'un enfant ou d'un trésor). Les médecins (*iatrós*) étaient itinérants, rémunérés "à l'acte" en vendant des drogues, ce qui les distinguait des devins, eux aussi itinérants (*alazôn*, imposteur)[83]. À cette époque, Aristote[84] considérait que, en sus du *dêmiourgos* (praticien) et de l'*arkhitecktonikos* (médecin savant), l'homme cultivé pouvait avoir quelque compétence en médecine, suivant l'enseignement des sophistes. Pendant ce temps s'élaborait la médecine rationaliste[85], selon laquelle les maladies sont dues à des causes naturelles, enseignées au sein d'Écoles où le métier se transmettait de père en fils, comme la famille Hippocrate à la cour de Macédoine. Lorsque les *corpus* médicaux seront stabilisés selon deux courants concurrents - Cnide et Cos - les étrangers seront enfin admis à devenir médecins. Le *Serment d'Hippocrate* peut alors se comprendre comme une tentative de fédérer les élèves des Écoles par contrat[86]. La *Collection hippocratique* reflète plusieurs théories médicales : l'École de Cnide considérait que chaque symptôme visible était cause d'une seule maladie, tandis que l'École de Cos accordait beaucoup d'attention à l'influence des saisons. L'influence de la médecine hippocratique va traverser les siècles jusqu'aux pratiques naturistes germaniques (voir infra) : par exemple les prescriptions du pédiotribe Hérodicus, un médecin du VIe siècle, qui prétendait soigner les maladies chroniques par la gymnastique médicale ; c'était d'ailleurs dans les gymnases qu'étaient testés différents régimes alimentaires, non seulement pour leurs effets sur la plastique et la force des athlètes, mais aussi pour leur rôle dans la préservation d'une bonne santé.

---

[81] Carakasamhitâ, cité par G. Mazars, p 55

[82] Les *yishi* comportent diverses spécialisations : les *jiyi* (médecins des maladies), les *yangji* (médecins des plaies) ou encore les *shiji* (médecins diététiciens).

[83] Jacques Jouanna et Caroline Magdelaine, *Hippocrate, L'Art de la médecine*, déjà cité, p 147 et 289

[84] Aristote, *Politique* III, 11,11

[85] Jouanna J., Le rationalisme hippocratique et le sacré. Grmek M (dir) *Histoire de la pensée médicale en occident.* Seuil, 1995, tome 1, p39

[86] Lloyd G, Sivin N., *The Way and The Word.* Yale University Press, 2002 p 111.

La théorie des humeurs sera reprise et développée par Galien (Ier siècle apr. J.-C.) - relevons au passage que la médecine galénique sera importée telle quelle par les Arabes en Inde et qu'elle s'est maintenue jusqu'à nos jours sous le nom de médecine yunani, composant avec l'ayurveda, l'homéopathie et la naturopathie, l'ensemble nommé AYUSH (chapitre IX). On décèle dans le *corpus* galénique les mêmes ingrédients qu'en Inde pour caractériser la figure du charlatan, essentiellement le mensonge et la vantardise liés à l'ignorance, ce qui le différencie du vrai médecin ayant reçu un enseignement académique. Mais Galien ne s'arrête pas là puisqu'il s'attaque aussi aux écoles qui prétendent enseigner la médecine en six mois, comme le méthodiste Thessalos :

« Il proclamait qu'il enseignerait son art en six mois, afin d'attirer facilement quantité d'étudiants. Si, en effet, comme l'a proclamé le très noble Thessalos, les futurs médecins n'ont besoin ni de géométrie, ni de l'astronomie, ni de la dialectique, ni de la musique, ni d'aucune autre belle discipline, et s'il ne leur faut pas non plus une longue expérience et une longue familiarisation avec la pratique de l'art, l'entrée dans la carrière est dès lors à la portée de quiconque désire devenir médecin à peu de frais. C'est pourquoi des cordonniers, des charpentiers, des teinturiers, des forgerons sautent désormais sur la pratique médicale, après avoir abandonné leurs autres métiers. De fait, les marchands de pacotille participent même aux rivalités pour les places de premier rang. »[87]

Six mois, c'était exactement la durée de formation des officiers de santé après la Révolution française, ou plus contemporaine, celle des médecins aux pieds nus pendant la Révolution culturelle en Chine. À lire Galien, on retrouve la tension actuelle dès lors que la médecine s'éloigne de son éthique fondatrice : amer dans son traité *Pronostic*, il dénonçait la « décadence de la médecine contemporaine tombée aux mains de médecins imbus d'eux-mêmes qui ne recherchent que la gloire et l'argent. »[88] Galien néanmoins réussit à dominer son époque et même au-delà, puisque la médecine galénique et la théorie des humeurs persistèrent jusqu'au XVIe siècle, influençant notamment Paracelse (1493-1541), figure majeure de l'alchimie et précurseur de l'iatro-chimie (les remèdes de Paracelse étaient des composés minéraux) qui se développèrent au siècle suivant, jusqu'à nos médicaments actuels. À partir du XIIe siècle, les traductions en syriaque de l'œuvre de Galien et du *Corpus hippocratique* remontèrent vers l'Europe, via Tolède. Au XVIe siècle, Vésale y découvrit de nombreuses erreurs, pendant que Fernel inventait le terme de physiologie comme objet de connaissance de « la nature de l'homme sain, de toutes ses forces et toutes ses fonctions », dessinant ainsi les prémisses de la médecine moderne.

---

[87] Galien, *De differentiis febrium 1,3* (Kühn VII.280.14) cité par Boudon-Millot Véronique, « Aux marges de la médecine rationnelle : médecins et charlatans à Rome au temps de Galien (IIe s. de notre ère) ». *Revue des Études Grecques*, tome 116, Janvier-juin 2003. pp. 109-131.
[88] Ibid. : https://doi.org/10.3406/reg.2003.4522

Le XVIIe siècle connut de nombreuses découvertes : Galilée pour la physique, et William Harvey pour la circulation du sang, influencèrent fortement le courant des iatrophysiciens qui, en faisant le lien entre découvertes anatomiques et fonctions physiologiques, proposèrent une réduction des fonctions vitales à un assemblage complexe et bien réglé de minuscules machines (par exemple Sténon et la description géométrique des muscles en 1667). Dès l'invention du microscope par Malpighi en 1656, ce courant suivi par les iatromécaniciens (comme Boerhaave qui réfuta vivement l'iatrochimie) fut très critiqué dès ses origines, notamment à cause des expérimentations animales, dont la cruauté fut d'ailleurs dénoncée déjà à cette époque[89], favorisant l'émergence de nombreux autres courants médicaux partout en Europe.

Le XVIIIe siècle fut marqué par des progrès impressionnants en termes d'accumulation de nouvelles connaissances, mais « l'idéal cartésien d'une médecine infaillible »[90] ne proposait pas grand-chose de nouveau pour soulager les maux, ce qui alimenta non seulement le scepticisme, les moqueries féroces d'un certain Molière, mais surtout la résurgence du vitalisme d'inspiration hippocratique. Initié en Allemagne par Georg Ernst Stahl (1659-1734), il fut suivi en France par l'École de Montpellier (chapitre VII) et fut l'objet d'une vive controverse avec l'École de Paris, tenante de la doctrine organiciste - une maladie est liée au dysfonctionnement d'un organe particulier - qui gagna la compétition, portée par de grandes figures parisiennes, comme Bichat, Broussais, Laennec et bien sûr Claude Bernard et ses leçons au Collège de France. Dans les suites immédiates des soubresauts de la Révolution française, la Loi Le Chapelier (14 juillet 1791) interdit toutes les corporations. Cette Loi, suivie du décret du 18 août 1792, mit fin à la réglementation de la profession de médecin : pendant plus de quinze ans, toute personne put exercer la médecine, jusqu'à la création le 10 mars 1803 (19 Ventôse an XI) du statut de médecin d'un côté[91] et d'officier de santé de l'autre ; ce fut l'occasion de combats acharnés entre médecins et chirurgiens et entre médecins et charlatans.

La figure du charlatan[92] - l'imposteur - *ré*-émerge précisément à cette période, lorsque les médecins auront à défendre « l'honneur de la communauté des gens de l'art ». Il faut dire qu'après toutes ces années non réglementées, définir les critères professionnels n'est pas une mince affaire. Christelle Rabier raconte : « Vilipendée, la classe formée entre 1792 et l'an XI, présente des caractéristiques hors normes : non diplômés, les praticiens autorisés par l'administration

---

[89] Par Samuel Johnson (1709-1784), entre autres

[90] Renato G. Mazzolini, Les Lumières de la raison. *Histoire de la pensée médicale en occident,* t2, *op cit,* p 93-115

[91] « Nul ne peut exercer la médecine ou la chirurgie sans avoir été reçu docteur ».

[92] Dérivé étymologiquement de l'italien du XVème siècle, *ciarlatano,* celui qui crie et jase sur les marchés.

sont certifiés par des notables. »[93] L'auteur de cette enquête historique explique cette Loi par le faible effectif des médecins et une volonté politique de s'attacher des officiers de santé qui avaient montré leur engagement pendant la guerre contre l'Autriche. Ils sont peu ou mal formés, mais pourront bénéficier de stages hospitaliers avec la création de l'externat et de l'internat en 1802, année qui consacrera pour très longtemps la médecine hospitalière. Finalement, le premier congrès médical en 1845 obtiendra l'abolition du grade d'officier de santé, sans pour autant mettre fin au corporatisme médical.

Ce XIXe siècle, très instable politiquement, sera en même temps celui de l'industrialisation et de la naissance de l'hygiénisme, non pas seulement pasteurien, mais aussi moral, traduit par la création en 1848 du Comité consultatif d'hygiène publique de France. À la fin du siècle, de nouvelles techniques de soin feront leur apparition, illustrant un mouvement diffus « néohippocratique », mais qui seront l'objet de fortes résistances du côté académique, jusqu'à obtenir leur interdiction : par exemple, Mesmer (1734-1815), rejeté à Vienne, accueilli à Paris, puis violemment attaqué par la Faculté ; sa postérité sera établie par Charcot à Paris. Aux États-Unis, Andrew Taylor Still « inventera » l'ostéopathie en 1874, ainsi que la chiropraxie, une concurrente. Leur diffusion en Europe commencera véritablement dans les années 1960. Nous reviendrons plus loin sur « l'invention » de la naturopathie en 1895 - retenons pour l'instant qu'elle sera considérée comme une pseudo-science et interdite dès 1930 aux USA - et sur l'homéopathie inventée en 1796 par Samuel Hahnemann, qui rencontrera son succès dans le contexte de la grande épidémie de choléra de 1830 en Europe.[94]

Le XXe siècle, balafré par les deux guerres mondiales, est aussi celui de la diffusion de ces techniques de soin partout dans le monde : en Inde pour la naturopathie et l'homéopathie, et inversement en Europe pour les médecines savantes asiatiques, au premier rang desquelles la médecine ayurvédique et la médecine chinoise - l'acupuncture étant connue dès le XVIIe siècle et décrite dans l'Encyclopédie Diderot. L'entre-deux-guerres serait le « moment holiste » français[95] pendant lequel on peut observer une sorte d'alliance entre différents courants néohippocratiques (chapitre VIII.2). Si l'acupuncture et l'homéopathie

---

[93] Christelle Rabier, « Une révolution médicale ? Dynamiques des professions de santé entre révolution et empire », *Annales historiques de la Révolution française*, 359 | janvier-mars 2010

[94] La vie des Idées, « Cette médecine qu'on dit parallèle ». Olivier Faure, *op cit*, recensé par Hervé Guillemain, 2015 : « l'homéopathie représente plus qu'une promesse de guérison universelle ; c'est aussi une manière d'interroger les nouvelles limites du croyable et une nouvelle tentative d'instaurer une société fraternelle. La pratique ne séduit pas les marginaux, mais ceux qui sont au cœur de la modernité, les classes moyennes urbaines cultivées souvent critiques envers la société industrielle et technique, mais grands consommateurs de médicaments. »

[95] Weisz G., Hippocrates, Holism and Humanism in Interwar France. *Reinventing Hippocrates*, D. Cantor (Ed), Routledge 2016, p 269. Weisz définit l'holisme comme une collection de notions interconnectées et de métaphores chacune capable d'attirer des assentiments divers, à des degrés différents.

ont été reconnues comme des pratiques médicales par le Conseil de l'Ordre des médecins dès 1957, il faudra attendre les années 1970 pour observer une grande dynamique de diffusion à l'occasion de la vague *New Age*, inspirant de nouveaux acteurs qui se structureront petit à petit pour « s'éloigner des pratiques de bien-être et se rapprocher d'une pratique de soins »[96] : d'un côté, de nombreux médecins (le plus souvent généralistes) se déporteront vers des thérapies complémentaires de façon exclusive (chapitre X.1) ; d'un autre côté, des personnes extérieures aux professions de santé seront de plus en plus nombreuses à se revendiquer comme praticiens de santé, avec plusieurs tentatives depuis les années 1980 pour fédérer cette population hétéroclite[97] (chapitre IX).

Schismogenèse : une constante anthropologique

De la compétition entre les organicistes et les vitalistes renaît à Montpellier le *Serment d'Hippocrate*, prononcé en 1804, mais aussi la figure du charlatan, régulièrement mise en avant par ce qui est parfois encore considéré comme du corporatisme médical. Néanmoins, le rapide historique présenté ci-dessus nous informe que cette opposition s'est installée depuis la Haute Antiquité lorsque la médecine s'est rationalisée grâce au raisonnement logique, se démarquant ainsi des guérisseurs qui invoquaient des divinités ou des forces cosmiques. Si l'on retrouve ce phénomène de différenciation en tout temps et en tous lieux, comme l'opposition barbares/civilisés, alors on peut le considérer comme un processus anthropologique universel. L'observation comparative de ce processus entre les Iatmul et les Balinais, a permis à l'anthropologue Gregory Bateson de mettre en évidence un certain nombre de *patterns* relationnels, qu'il rapprocha (par raisonnement abductif) des processus de différenciation au cours de l'embryogenèse. Dans son ouvrage *La cérémonie du Naven*, publié en 1936, il proposa une première définition de la schismogenèse : « un processus de différenciation des normes de comportement individuel résultant d'interactions cumulatives entre individus. »[98] Ce concept fut ensuite enrichi par sa découverte du feedback positif et du feedback négatif (cybernétique) lors des conférences Macy à partir de 1942, et c'est surtout dans son ouvrage de 1972, *Vers une écologie de l'esprit*, qu'il développa et consolida son concept. Distinguant les relations complémentaires (stratégies d'assistance) des relations symétriques (stratégies de compétition) des groupes en interaction, il remarqua des modifications progressives et continuelles de leurs relations, qui peuvent soit accentuer la

---

[96] Fanny Parent, « Seuls les médecins se piquent d'acupuncture ? » *Terrains&Travaux* 2014/2 (N° 25), p 28

[97] Ibid., p 29

[98] Bateson Gregory (1936), *Naven: A Survey of the Problems Suggested by a Composite Picture of the Culture of a New Guinea Tribe Drawn from Three Points of View*. Cambridge; Cambridge University Press; Second Edition, with a Revised Epilogue, 1958, Stanford: Stanford University Press, p 175

différenciation, soit l'atténuer au cours du temps. C'est cette dynamique interactionnelle évolutive qui définit la schismogenèse, réactualisée en ces termes par David Graeber en 2021 :

« Pour décrire la manière dont nous nous définissons par opposition les uns aux autres (...) ce terme décrit la façon dont les sociétés en contact les unes avec les autres finissent associées au sein d'un système commun de différences, tout en s'efforçant de se distinguer. »[99]

S'associer tout en se distinguant par un certain nombre de différences[100] : Bateson a développé sa pensée en analysant les changements évolutifs dans les interactions entre des groupes ou communautés différentes, selon trois modalités : « la fusion complète, l'élimination de l'un des groupes ou des deux, la persistance des deux groupes en équilibre dynamique à l'intérieur d'une communauté plus grande. »[101] La fusion complète entre deux groupes distincts réclame un certain nombre de conditions de compatibilité, à savoir l'unification des aspects cognitifs, affectifs et économiques lors de l'intégration temporelle, spatiale et sociologique d'un groupe à l'autre. Ce qui peut aboutir à l'élimination d'un des groupes, qui se soumet à l'autre (relation complémentaire), ou bien à une escalade compétitive sur un mode agressif ou de vantardise (relation symétrique). La troisième voie, celle de l'équilibre dynamique des relations complémentaires et symétriques, s'appuie sur ce qui unit les deux groupes ; par exemple des valeurs ou aspirations communes ou une dépendance mutuelle. Cette voie est fragile par essence, puisqu'elle peut se dissoudre dans la fusion ou l'élimination d'un des groupes par le jeu continuel des relations symétriques et complémentaires, ou bien par n'importe quel facteur survenant à l'intérieur ou à l'extérieur des deux groupes.

Si on analyse le développement exponentiel des thérapies complémentaires au XXe siècle, on peut constater ce phénomène de différenciation, par exemple entre ostéopathie et étiopathie d'une part, et d'autre part, entre ostéopathie et thérapies manuelles, cette dernière étant revendiquée par les médecins ; même souci de différenciation entre les acupuncteurs médecins (eux-mêmes se différenciant autour d'une acupuncture « scientifique » *versus* « traditionnelle ») et acupuncteurs non-médecins (chapitre IX). Les motifs de différenciation sont divers (il y a aussi des inventions), mais ils se rejoignent souvent dans la concurrence/compétition pour un segment du marché du bien-être, ou bien pour réaffirmer la domination de la médecine académique sur toute autre pratique, considérée alors comme du charlatanisme.

---

99 Graeber D, Wengrow D., *Au commencement était... une nouvelle histoire de l'humanité.* Les Liens qui libèrent, 2021, p 80 et 232

100 En rappelant cet aphorisme batesonien bien connu : « l'information est une différence qui fait la différence »

101 Bateson G., *Vers une écologie de l'esprit 1.* Seuil, 1977, p 80

On peut envisager sous ce prisme les tensions réactivées depuis 2018 (*Appel des 124*) par le Collectif NoFakeMed à l'égard de techniques ou de pratiques de soin non conventionnées. Souvenons-nous :

> « Des médecins et des professionnels de santé ont décidé d'alerter sur les promesses fantaisistes et l'efficacité non prouvée des médecines dites alternatives comme l'homéopathie. Ce collectif demande l'exclusion de ces disciplines ésotériques du champ médical. »[102]

L'homéopathie et d'autres disciplines « ésotériques » sont ici considérées comme alternatives, ce qui, nous l'avons constaté dans les modalités de recours (chapitre V.5), n'est pas tout à fait exact. Si activisme il y a de la part de praticiens « ésotériques », c'est bien en effet grâce à certaines plateformes de prise de rendez-vous qui ont pu amplifier la publicité commerciale pour des techniques se multipliant au gré du marché, et on peut alors reconnaitre l'efficacité de cette action collective pour mettre en lumière l'absence de régulation de la part des tutelles de santé au regard de la mise en danger potentielle, lorsque la vanité - pour reprendre une considération galénique - ou l'appât du gain par des manipulations mentales, amène le praticien « ésotérique » à faire abandonner les soins conventionnés à son client. Toutefois, les signataires de l'*Appel des 124* vont aller beaucoup plus loin, en demandant « instamment » au Conseil de l'Ordre des Médecins de « ne plus reconnaitre d'une quelconque manière les diplômes d'homéopathie, de mésothérapie ou d'acupuncture comme des diplômes ou qualifications médicales (…) et de ne plus autoriser à faire état de leur titre de médecins ceux qui continuent de les promouvoir ». Cette radicalité interroge : en quoi des médecins pratiquant des thérapies complémentaires seraient-ils une menace ? Si l'on met de côté le risque de perte de chance pour le patient - les médecins charlatans existent aussi, on peut juste déplorer l'inertie de l'Ordre pour les radier - la question tend à se résoudre en référence à un code de déontologie qui est plus centré sur les données probantes que sur la conduite éthique. Or, l'application stricte des données probantes en médecine a montré terriblement ses insuffisances (selon l'argumentation de J. Kopferschmitt[103]) pour répondre à la souffrance des patients - comme dans le « Covid long » ou bien les « fibromyalgies » et autres « syndromes de fatigue chronique » - et détourne les patients du système biomédical, surtout s'ils se sentent méprisés ou inaudibles. Du coup, plutôt que d'empoigner l'insuffisance de leur modèle de soin et de leur manière de répondre à la souffrance, certains professionnels de santé se sont enfermés dans un rejet radical des thérapies

---

[102]http://sante.lefigaro.fr/article/l-appel-de-124-professionnels-de-la-sante-contre-les-medecines-alternatives-

[103] Kopferschmitt J., « Évolution de la perception de toutes ces Thérapies…en 5 actes ». *Santé, bien être : place des médecines complémentaires. Eurocos* (Strasbourg) - Les rencontres santé-société Georges Canguilhem, 2015

complémentaires, au contraire des sociétés savantes comme le CUMIC ou la NPIs qui ont choisi de s'approprier ce champ thérapeutique par des procédures d'évaluation. Il convient néanmoins appliquer le principe de charité aux signataires de l'*Appel*, et envisager que leur attitude pourrait révéler une souffrance dans leur exercice quotidien, coincé d'un côté par la médecine des données probantes (EBM, où l'effet placebo est utilisé pour démontrer l'absence d'efficacité d'un traitement, sans pour autant comprendre le mécanisme du placebo) et de l'autre par une aliénation administrative de plus en plus criante, qui remet en cause leur autonomie. Ces médecins ne chercheraient-ils pas par leur activisme à réaffirmer leur indépendance professionnelle telle que formulée dans le Code de déontologie en ces termes : « le médecin ne peut aliéner son indépendance professionnelle sous quelque forme que ce soit »[104] ? On peut aussi comprendre le vertige de certains confrères lorsqu'ils découvrent l'ampleur du phénomène des pratiques de soin(s)/santé/bien-être, lesquelles s'appuient systématiquement sur la confusion entretenue par les définitions universalisantes de santé, maladie et bien-être selon l'OMS, élargies par la Charte de Bangkok au bien-être spirituel. Parmi les 68 pratiques répertoriées en France, certaines, comme l'acupuncture, sont réservées aux professionnels de santé, d'autres sont autorisées aux professionnels paramédicaux, l'ostéopathie/ chiropraxie bénéficiant d'un statut à part. Si l'on suit la proposition schismogénétique de Gregory Bateson (fusion, élimination, cohabitation émulatrice), les termes de la tribune des NoFakeMed ont pour objectif d'éliminer tous les charlatans, qu'ils soient médecins ou non, professionnels de santé ou guérisseurs autoproclamés. Cette position est aussi ancienne que la médecine antique, comme on l'a vu auparavant, et elle n'a manifestement pas fonctionné sur le long terme ; de plus, dans un monde soumis au marché et à la concurrence, il est fort probable qu'il y aura toujours des créatifs pour inventer une technique de soin - qu'elle soit de santé ou de bien-être - en s'appuyant sans états d'âme sur certaines découvertes scientifiques soigneusement sélectionnées pour leur projet commercial ; enfin, il serait prudent de se garder de solutions totalisantes à l'heure où la dimension démocratique des États est fragilisée.

Qu'est-ce qui répond à un besoin de soin ou à un besoin de « soin de santé », et comment les distinguer des pratiques de bien-être, selon les attendus de l'OMS en matière de prévention[105]? Au chapitre VI.4 nous avons pu poser quelques démarcations permettant de distinguer ce qui relève de la médecine, des « soins de santé » ou de bien-être, y compris spirituels, démarcations peu superposables aux revendications de tenants de la « médecine intégrative » et

---

[104] Commentaire de l'Ordre : « Cette indépendance est acquise quand chacun de ses actes professionnels est déterminé seulement par le jugement de sa conscience et les références à ses connaissances scientifiques, avec comme seul objectif, l'intérêt du patient »

[105] La prévention est selon l'OMS en 1948, « l'ensemble des mesures visant à éviter ou réduire le nombre et la gravité des maladies, des accidents et des handicaps. »
https://www.has-sante.fr

de l'OMS, dont le projet est celui d'une fusion, en termes batesoniens, entre les techniques complémentaires et la biomédecine. Or cette approche n'est pas une innovation : dès 1948, la *Commission Chopra* en Inde avait souhaité que la médecine ayurvédique soit intégrée tant dans la formation des médecins que dans les pratiques hospitalières biomédicales ; cela n'a pas fonctionné (voir infra) et le ministère de la Santé a créé en parallèle l'AYUSH, reconnaissant six pratiques non biomédicales, dont l'homéopathie et la naturopathie, en tant que thérapies complémentaires selon le lexique de l'OMS. Depuis les États-Unis, avec la création en 1998 du *National Center for Complementary and Integrative Health*[106], jusqu'à la médecine et la santé « intégratives » promues par l'OMS en 2023, c'est bien une fusion la plus complète possible, en tout temps et en tous lieux entre plusieurs conceptions de la santé et de la maladie, qui marque le XXIe siècle. Ce faisant, elle interpelle sur le devenir du pluralisme médical - et de la diversité des approches pour reprendre les termes de l'anthropologue Ilario Rossi - faisant peser un risque de standardisation de pratiques et de cultures, ou leur oubli. L'histoire de la médecine a déjà comporté ce type d'approche de la santé et de la maladie, sans pour autant constituer une fusion avec la médecine moderne, bien au contraire, puisque cette dernière a dominé le monde. D'ailleurs, Bateson nous alertait sur ce type d'idéal : si structurellement, il est tout à fait possible d'intégrer les pratiques les unes avec les autres, sur le plan cognitif et affectif, il peut en être tout autrement et conduire à des comportements d'exclusion sous des prétextes divers.

Bateson propose enfin une dernière orientation, séduisante, celle de l'équilibre dynamique entre les deux groupes, qui continuent alors à se différencier selon une double dynamique symétrique-complémentaire et compétition-coopération dans un mouvement de réciprocité circulaire. Comme dans tout équilibre dynamique, il s'agit de veiller à la souplesse des échanges, entre compétition pour une amélioration des pratiques et collaboration fructueuse pour les patients comme pour les praticiens. Ici encore, la seule boussole possible ne peut être que la conduite éthique qui permet le respect de chacun dans sa position, professionnel de santé ou pas. Car les conduites éthiques guident la connaissance et la reconnaissance mutuelle de chaque groupe, ainsi qu'une régulation efficace de leurs domaines d'intervention, sans exclure le partage d'une approche théorique du soin dans la globalité, holistique donc. Les conduites éthiques sont indispensables au fonctionnement d'un équilibre dynamique dans une véritable diversité médicale : cette approche (systémique) articule des pôles qui pourraient sembler *a priori* irréconciliables si, et seulement si, sont bien posées la division du travail, la hiérarchie des interventions entre les niveaux de réalité dans lesquelles elles s'inscrivent, et la régulation entre chaque pôle.

---

[106] https://nccih.nih.gov : « NCCIH generally uses the term "complementary health approaches" when we discuss practices and products of non-mainstream origin. We use "integrative health" when we talk about incorporating complementary approaches into mainstream health care. »

Malheureusement, dans le champ sanitaire, en l'absence de démarcation claire entre santé, maladie et bien-être, il devient difficile de situer les pôles d'intervention - et la régulation est encore un vœu pieux : le pluralisme s'efface au profit d'un modèle dominant, et avec elle la créativité. Ce n'est pas de la science-fiction ni une sentence : c'est précisément ce qui est arrivé au XVIIIe siècle avec l'effacement des modèles vitalistes au profit d'une médecine scientificisée, qui a montré son efficacité redoutable jusqu'à son essoufflement actuel. L'impulsion intégrative contemporaine pourrait porter un projet riche et évolutif - voire enthousiasmant - si elle ne se dissolvait pas en un procès de sécurité sanitaire. Il faudrait une ambition politique : la prise en compte sincère, authentique et vraiment globale de la personne dans son milieu de vie - on rappelle que les déterminants sociaux, économiques et environnementaux comptent pour au moins 40% dans le développement des maladies. Ce n'est, hélas, pas tout à fait ce que l'on peut décrypter en sous-texte dans les différentes déclarations analysées précédemment dans ce chapitre.

Le concept de schismogenèse, en analysant les oppositions complémentaires liées aux différenciations entre groupes humains, pourrait aussi éclairer le phénomène ayant émergé dès le XVIIIe siècle d'opposition entre médecine moderne émergente et une forme de résistance avec l'invention de l'homéopathie ou de la naturopathie en Europe - qualifiées d'hétérodoxes par rapport à la médecine académique, qui devient alors orthodoxe, biomédicale, dominante, etc. D'ailleurs, pour Michel Foucault en 1978, le recours aux médecines traditionnelles devait se lire comme « une hérésie », c'est-à-dire une résistance à la conduite médicale[107] en tant que biopouvoir. Plus proche de nous, en 2007, Roberta Bivins affirmait, cette fois sous l'angle sociologique[108] :

> « Tandis que le développement de la biomédecine diminuait la capacité du patient à influencer les pratiques médicales orthodoxes, l'insatisfaction croissante du consommateur fit de la médecine alternative, complémentaire et transculturelle une proposition plus attractive, assurant ainsi un marché médical toujours aussi varié/diversifié. »

Doit-on analyser cette opposition comme seule résistance politique, ou bien devrait-on chercher dans la médecine elle-même - d'un point de vue historique, épistémologique et anthropologique - la racine (*archè*) de cette opposition ? Ces deux chercheurs ont bien mis en lumière la dimension du politique mobilisée par les pratiques complémentaires ; en revanche, peu de chercheurs en sciences humaines ont analysé en profondeur ce qui motive l'approche holiste du sujet souffrant. Autrement dit, qu'est-ce qui dans la médecine académique ne répond pas à certaines représentations de la santé et de la maladie qui, comme on l'a vu au chapitre V, constituent en partie les motifs de recours complémentaires ?

---

[107] Foucault M, *Sécurité, Territoire, Population* ; Leçon du 1er mars 1978. Hautes Études EHESS Gallimard, Seuil, 2004, p 203

[108] Roberta Bivins, *Alternative Medicine ? A History*. Oxford University Press, 2007

L'hypothèse posée dans la suite de cet essai est la suivante : les thérapies complémentaires, tant dans les recours que dans les pratiques, seraient la survivance tenace d'un certain vitalisme qui a imprégné la médecine depuis l'Antiquité jusqu'au XVIIIe siècle. Le(s) vitalisme(s) en effet, a traversé toute l'histoire de la médecine, mais aussi l'histoire des sciences biologiques dès leur émergence, et loin de s'éteindre avec la méthode expérimentale - Claude Bernard[109] lui-même ne disait-il pas qu'« il faut être matérialiste dans la forme et vitaliste dans le fond » - le vitalisme est régulièrement convoqué sur les chemins de la connaissance. Il en découle que le vitalisme pourrait être le concept que les tenants d'une médecine scientifique réactivent régulièrement, sans doute non consciemment, perpétuant le schisme survenu lors de l'émergence de la médecine moderne. Au-delà des rapports de force et des enjeux de pouvoir (ou de puissance), poser un contre - une négativité - est une manière de prolonger le paradigme des sciences biomédicales et ses disciplines, installé depuis plus d'un siècle désormais, à l'heure où la médecine est à un tournant épistémologique et organisationnel fragilisant son statut et son autonomie, y compris par l'irruption de conceptions vitalistes/holistes. Les trois chapitres suivants sont consacrés à l'exploration de cette hypothèse vitaliste : un rappel historique et épistémologique (chapitre VII) permet de dévoiler la matrice holiste commune à nos thérapies autochtones - traditionnelles en termes onusiens (chapitre VIII) - et aux médecines savantes asiatiques (chapitre IX).

---

[109] Claude Bernard (1813-1878) : fondateur de la médecine expérimentale, découvre le « milieu intérieur » à partir de 1850, plus tard nommé « homéostasie » par Walter Cannon

CHAPITRE VII :
« VITALITÉ DES VITALISMES »

« Faire beaucoup d'histoire peut rendre improductif, mais ne pas en faire du tout a pour conséquence qu'on répète beaucoup de choses qui ont déjà été dites et probablement bien mieux. »[1]

Toute réflexion sur la médecine, ses techniques et ses buts, retombe à un moment ou à un autre sur ce qu'est la vie et le vivant. Pourtant, le(s) vitalisme(s) fut rejeté avec mépris, dans un premier temps avec les succès de la biochimie[2], puis rangé dans la catégorie « ésotérique » par les tenants d'une médecine tombée aux mains des technosciences. Ainsi, lorsqu'on interroge la base *Medline*[3] avec le terme vitalisme, elle ne recense que 375 publications entre 1840 et 2024 (c'est très peu pour une telle base de publications scientifiques), avec deux pics notables en 1986 et 2010-2024. Depuis les années 2010, les articles se multiplient et l'on en trouve ici ou là interrogeant - ou justifiant leurs théories par - l'hypothèse vitaliste dans le champ des thérapies complémentaires (ostéopathie, homéopathie et naturopathie).

Le(s) vitalisme(s) s'entend comme un principe irréductible à la physique ou la chimie, et non pas comme un animisme récusé par les vitalistes eux-mêmes. D'ailleurs, pour les biologistes la question de ce qu'est la vie est restée brûlante. Ce fut le cas de Conrad Waddington (1905-1975), un médecin et embryologiste qui découvrit notamment l'épigenèse et son rôle dans l'évolution. Dans sa thèse de médecine en 1934, il écrivait :

« Toute doctrine médicale a dû pour s'établir, aborder le problème de la vie et lui chercher une solution, à défaut de laquelle toute définition logique de la santé et de la maladie demeurerait impossible. »[4]

Appartenant à cette même génération, Karl Ludwig von Bertalanffy (1901 - 972), biologiste et concepteur du système ouvert, s'inscrivant dans le débat (non refermé) organisation/organisme, qui sera évoqué plus loin, écrivait en 1949 :

« Les organismes ne manifestent pas les propriétés de la vie grâce aux caractéristiques singulières de leurs composants, mais plutôt grâce au système hétérogène au

[1] Hans Driesch, *Geschichte des vitalismus (2e édition corrigée, 1922) – Avant-propos et avertissement critique.* Traduction de Charles Théret. Nouailles, Bertrand. (Dir), *Les vitalismes.* Hermann, 2024, p 443

[2] Lorsque Friedrich Wöhler obtint la synthèse de l'urée en 1828, un composant jusqu'alors considéré comme strictement organique.

[3] https://pubmed.ncbi.nlm.nih.gov/?term=vitalism

[4] Conrad Hall Waddington, *La tradition hippocratique et le renouveau actuel du vitalisme.* Montsouris, Paris, 1934

sein duquel ces composés sont articulés. Il n'y a pas de substance vitale, car la spécificité du vivant est l'organisation des substances. »[5]

Je pourrais citer aussi Francesco Varela (1946-2001) et son collègue Humberto Maturana (1928-2021), qui définissaient la vie comme autopoïèse, c'est-à-dire capacité d'auto-organisation à de multiples niveaux, suivis par le médecin et biologiste français Henri Atlan qui apporta sa contribution aux théories de la complexité. En somme, la vitalité de la vie comme objet de recherche en science et en philosophie continue d'interroger. Si la médecine persiste à s'en déporter - comme si elle avait résolu la question - le(s) vitalisme(s) reste un champ philosophique vivace, et pas seulement dans le domaine de la métaphysique. C'est d'ailleurs ce qui distingue la philosophie continentale - avec en France notamment Canguilhem, suivi par Foucault, Deleuze, Guattari et Derrida - de la philosophie analytique anglo-saxonne, imprégnée des vues importées par les philosophes du Cercle de Vienne, selon lesquels les lois biologiques pouvaient être réduites aux lois physiques. Canguilhem définissait la médecine « comme application de sciences », une façon de bien marquer l'héritage hippocratique ayant extirpé notre médecine occidentale de toute influence scolastique ou spirituelle. Ayant longuement analysé la position vitaliste de l'embryologiste Hans Driesch (1867-1941) et influencé par le vitalisme nietzschéen[6], Canguilhem a marqué l'orientation de la philosophie française du XXe siècle, jusqu'à Gilles Deleuze qui déclarait en 1988 en réaction à une « vie adaptative et régulatrice » : « Tout ce que j'ai écrit était vitaliste, du moins je l'espère, et constituait une théorie des signes et de l'évènement »[7] ; un vitalisme critique qui considérait la science comme « activité immanente à la vie »[8]. Quatre-vingts ans après la rédaction de sa thèse de médecine *Essai sur quelques problèmes concernant le normal et le pathologique*, la philosophie de Georges Canguilhem est plus vivace que jamais[9], son questionnement vitaliste dans le cadre de la médecine - décliné en « normativité du vivant » - ne se contentant pas d'être rabattu sur le domaine de l'éthique.

Preuve s'il en était besoin, des travaux d'histoire et de philosophie continuent d'être publiés sur les questions que soulève le(e) vitalisme(e), récemment : *Vitalism and Its Legacy in Twentieth Century Life Sciences and*

---

[5] Bertalanffy, L. von (1949), *Les problèmes de la vie : essai sur la pensée biologique moderne.* Éd. Gallimard, Coll. Aux frontières de la science, 1961.

[6] Qui avait plutôt jeté son dévolu sur Wilhem Roux (1850-1924). Relevons que Roux comme Driesch avaient étudié auprès du même professeur, Ernst Haeckel (1834-1919), qui diffusa largement les théories darwiniennes.

[7] G. Deleuze, *Pourparlers 1972-1990.* Minuit, 1990, p 196

[8] F. Porcher, *La question-Nietzsche. Les normes au carrefour du vital et du social.* Vrin, 2023

[9] Pierre-Frédéric Daled, Mathias Girel Et Nathalie Queyroux (dir.), *Georges Canguilhem, 80 ans après Le Normal et le Pathologique.* Rue d'Ulm/Presses de l'ENS-PSL, Collection « Les rencontres de Normale Sup' », 2024

Philosophy, sous la direction de Charles T. Wolfe et Christopher Donehue en 2023[10], ou en France sous la direction de Bertrand Nouailles, *Les vitalismes, histoire d'une équivoque,* en 2024.[11] Le sujet est donc loin d'être épuisé, et ce chapitre n'en constitue naturellement pas une présentation exhaustive : il doit beaucoup à l'ouvrage collectif dirigé par Pascal Nouvel[12] publié en 2011, *Repenser le vitalisme. Histoire et philosophie du vitalisme*, ainsi qu'à ceux du même Charles T. Wolfe en 2013 (et 2019)[13].

Ces publications avaient inspiré en 2013 à Michel Morange, historien des sciences, un texte intitulé *Un retour du Vitalisme ?*[14] Cet article est à l'origine des questions reliant vitalisme et thérapies complémentaires abordées dans la suite de cet essai. En effet, soulignant que le vitalisme intéressait désormais bien plus les historiens que les médecins, « alors même que certains, dans un contexte où la biologie est allée aussi loin qu'elle pouvait sans pour autant (à ce jour) définir ce qu'est la vie, se retournent vers ce "concept" aux visages multiples », il affirmait sans détour : « Les médecines parallèles sont souvent le refuge de conceptions explicitement vitalistes. » Cette remarque est à mettre en perspective avec les propos de Georges Canguilhem lorsqu'il s'interrogeait sur ce qu'il appelait les « médecines pré-rationnelles » : « N'y a-t-il pourtant, dans l'amalgame idéologique en question, aucun noyau de positivité digne d'être retenu et reconnu comme appel à un renouvellement de la rationalité, capable de surmonter la limitation de l'ancienne ? »[15]

Dès 1947, le philosophe-médecin avait cherché à comprendre « la vitalité du vitalisme » et, malgré quelques réserves liées à son époque, Canguilhem ne rejetait pas frontalement le vitalisme puisque « en tant qu'exigence plus que de doctrine », il affirmait que :

> « [Le vitalisme] n'est pas sans intérêt et il n'est pas entièrement faux de présenter les retours offensifs ou défensifs du vitalisme comme liés à des crises de confiance de la société bourgeoise dans l'efficacité des institutions capitalistes. Mais cette interprétation du phénomène peut paraître trop faible (…) Les renaissances du vitalisme traduisent peut-être de façon discontinue la méfiance permanente de la vie devant la mécanisation de la vie. »[16]

---

[10] Série Histoire, philosophie et théories des sciences de la vie, N° 29, Springer

[11] Nouailles, Bertrand (Dir.) *Les vitalismes.* Collection Pensée de sciences, Éditions Hermann, 2024

[12] Pascal Nouvel (Dir), *Repenser le vitalisme. Histoire et philosophie du vitalisme*. PUF 2011

[13] Wolfe Charles T. (eds), *Vitalism and the Scientific Image in Post-Enlightenment Life Science*, 1800-2010, Springer, New York, 2013.
- Charles Wolfe, *La philosophie de la biologie. Une histoire du vitalisme,* Classiques Garnier, 2019

[14] Michel Morange, « Un retour du vitalisme ? », *Histoire de la recherche contemporaine, Tome II* - N°2 | 2013, 150-155.

[15] Canguilhem G. (1978), Puissance et limites de la rationalité en médecine. In *Études d'Histoire et philosophie des sciences concernant les vivants et la vie.* Vrin (2002), p 404

[16] Canguilhem G. (1947), Aspects du Vitalisme. *La connaissance de la vie.* Vrin, 2009, p 126

Georges Canguilhem - déjà lucide en 1978 sur la crise de confiance envers le modèle médical dominant - voyait bien avant Michel Morange ce que le vitalisme pouvait avoir comme puissance, non pas seulement en tant que mouvement de résistance au réductionnisme institutionnalisé, mais surtout comme invariant, le *je-ne-sais-quoi* de la vie, notamment dans ses dimensions symbolique, imaginaire ou narrative, propres à l'humain.

1) Une généalogie des vitalismes

Le vitalisme (les vitalismes et leurs versions néo-) s'enracine dans la médecine antique, particulièrement hippocratique, que j'ai esquissée plus haut. Mais ce terme de vitalisme prend un sens particulier au tournant scientifique que représente le XVIIIe siècle, comme l'expose la philosophe Roselyne Rey dans sa thèse en 1987 :

> « Le vitalisme est un courant médical dont on pourrait trouver la première expression dans l'Antiquité, notamment avec Hippocrate, mais qui prend naissance avec des contours particuliers au milieu du XVIIIe siècle, de la critique des modèles alors dominants en médecine (...) À l'opposé, le vitalisme affirme la spécificité du vivant et refuse toute réduction de l'organisme au mécanisme, mais aussi toute intrusion de la métaphysique en médecine. (...) Le vitalisme cherche à restaurer le triangle hippocratique, médecin, malade, maladie, en replaçant l'homme dans son milieu naturel et social : de là son intérêt pour l'hygiène et les réformes. »[17]

Dès ses origines, le mouvement mécaniste est très critiqué : de nombreux courants médicaux émergent en Europe, dont le vitalisme animiste de Georg Ernst Stahl (1659-1734), connu pour sa célèbre controverse avec Leibniz[18]. En révolte profonde contre les iatromécaniciens et leurs expérimentations, c'est la sensibilité[19] qui guidera un certain nombre de médecins dans ce qu'on peut appeler un autre programme de recherche (au sens de Ludwig Fleck[20]) que celui des iatromécaniciens. Pour Stahl, toutes les parties de l'organisme sont réunies en vue d'atteindre un objectif commun, à savoir que le corps est l'instrument construit par l'âme pour atteindre certains objectifs. Il postule que la matière corporelle est faite d'agrégats instables auquel un « principe vital » donne forme et en empêche la décomposition. S'appuyant sur la description de la circulation du sang par William Harvey, Stahl pose l'hypothèse que ce mouvement vital est l'*anima* - intermédiaire entre âme et corps - en tant que principe directeur

---

[17] Rey Roselyne, *Naissance et développement du vitalisme en France de la deuxième moitié du dix-huitième siècle à la fin du premier empire*. Thèse de Doctorat de Philosophie. Paris, 1987

[18] Stahl-Leibniz, *Controverse sur la vie, l'organisme et le mixte. Doutes concernant la Vraie Théorie médicale du célèbre Stahl, avec les répliques de Leibniz aux observations stahliennes.* Vrin 2004

[19] Notion héritée de l'irritabilité décrite par Francis Glisson (1597-1677) un biologiste anglais qui découvrit notamment la capsule du même nom, qui enveloppe le foie.

[20] Ludwig Fleck (1935), *Genèse et développement d'un fait scientifique.* Les Belles Lettres, 2005

des activités et de la croissance du corps. Dès lors, s'il y a corruption (maladie), il faut provoquer l'action de la *vis medicatrix naturae* - force médicatrice de la nature, telle que convoquée par les médecins hippocratiques - pour rétablir les équilibres vitaux.

Cette première occurrence animiste du vitalisme fut fortement controversée et donna naissance à d'autres propositions vitalistes dans la deuxième moitié du XVIIIe siècle, particulièrement à l'École de Montpellier, mais aussi à l'École de Paris ou en Allemagne, avec des déclinaisons nombreuses, souvent concurrentes. Les vitalistes français, dont les figures les plus connues étaient à Montpellier Paul Joseph Barthez (1734-1806) et Théophile Bordeu (1722-1776), soutenus à Paris par Xavier Bichat (1771-1802), eurent bien du mal à faire entendre leur théorie dans la mesure où eux-mêmes ne trouvaient aucune définition satisfaisante du « Principe vital », de sorte qu'il sera maintenu en tant que principe opératoire dans la deuxième moitié du XVIIIe siècle.

Objet de controverses internes autant qu'avec les mécaniciens parisiens, ce programme de recherche ne se laisse pas dévoiler comme un mouvement unifié et cohérent : circonscrire les vitalismes ne sera éventuellement possible qu'*a posteriori,* et encore, avec bien des difficultés. Charles Louis Dumas propose sa définition en 1800 en veillant bien à l'expurger de tout principe spirituel : « Les vitalistes sont tous ceux qui ne rapportent pas les phénomènes de la vie ni à la matière, ni à l'âme, mais à un principe intermédiaire qui possède des facultés différentes soit de l'une soit de l'autre. »[21] En effet, les vitalismes ne doivent pas être réduits à la position animiste de Stahl, dans la mesure où ils s'inscrivent dans un combat pour l'autonomie de la médecine vis-à-vis de la théologie, dans un contexte de compétition entre les Écoles de médecine. Ce combat pour l'autonomie de la médecine se situe de surcroît sur le terrain des sciences, puisque les vitalistes se positionnent face aux iatromécaniciens expérimentateurs (dissections anatomiques) en privilégiant l'observation, avec un argument valide pour comprendre le vivant[22] : ils opposent la matière vivante à la matière morte, en reprenant la distinction entre sensibilité et irritabilité proposée par le physiologiste allemand Albrecht von Haller (1708-1777). De fait, le « principe vital » théorisé par les vitalistes des Lumières est toujours également un principe de sensibilité.[23] Précisément, voici ce que dit le Montpelliérain Barthez : « les forces du Principe Vital agitent les fibres mobiles et les liquides du corps animé, ou donnent les facultés de sentir. »[24] Barthez raisonne en philosophe, il cherche

[21] Cité par Roselyne Rey, « L'âme, le corps, le vivant ». Grmek M (dir), *Histoire de la pensée médicale en occident*, Éditions du seuil, 1995

[22] Paul Georges Barthez (1806), *Nouveaux Éléments de la science de l'homme* : « La chose qui se trouve dans les êtres vivants et qui ne se trouve pas dans les morts, nous l'appelons Âme, Archée, principe vital, x, y, z »

[23] Lebreton C., « Être vivant, être sensible : le rôle de la sensibilité dans le vitalisme des Lumières ». Nouvel P (Dir), *Repenser le vitalisme.* PUF, 2011, pp 145-156

[24] Barthez JP, *Discours sur le principe vital de l'homme*. Montpellier, le 31 octobre 1772

la logique de l'organisation du vivant ; il pose le « principe vital » comme cause unique à partir de laquelle il pourrait déduire les propriétés des phénomènes physiologiques[25], en écartant toute possibilité de s'appuyer aussi sur la physique et la chimie :

« D'après cette méthode de philosopher, on doit considérer toutes les fonctions de la vie dans l'Homme et dans les Animaux, comme étant produites par les forces propres, et régies suivant les lois primordiales d'un Principe Vital. Les lois de ce Principe sont absolument étrangères aux lois connues de la Méchanique, de l'Hydrolique, de la Physique et de la Chymie ; ainsi qu'aux facultés de liberté, de prévoyance, et autres qu'on regarde généralement comme étant caractéristiques de l'Âme pensante. »[26]

Théophile Bordeu, l'autre montpelliérain majeur, livre sa conception tout aussi nettement centrée sur la sensibilité, mais cette fois déclinée de façon plus proche de la conception contemporaine de la physiologie de l'organisme en tant que « tout plus que la somme des parties » :

« Chaque partie du corps vivant a des nerfs qui ont une sensibilité, une espèce de degré particulier de sentiment (...) d'où résultent l'accord & l'harmonie de toutes les actions particulières qui concourent à la vie générale & qui toutes dépendent plus ou moins évidemment du sentiment et du mouvement dévolus à la fibre animale de chaque individu. »[27]

Traduite selon les termes de l'époque et reprise dans l'Encyclopédie de Diderot et d'Alembert, il s'agit explicitement ici de l'économie animale[28], assimilée à la sensibilité par les vitalistes de Montpellier. Partant de cette notion générale, l'historien des sciences Motoichi Terada a proposé une « modélisation » du vitalisme, c'est-à-dire une intégration de ses différents constituants : « 1) la sensibilité marquée historiquement par Glisson, Baglavi, Haller et d'autres 2) la vision vitaliste de l'économie animale [qui] aurait été introduite philosophiquement par Spinoza et Leibniz 3) l'hippocratisme. »[29] Effectivement, dans la lignée hippocratique, les vitalistes n'entendent pas la

---

[25] Lavabre-Bertrand T : « Le vitalisme de l'école de Montpellier ». *Repenser le vitalisme*, op cit, pp 58-61

[26] Barthez JP, *Nouvelle méchanique des mouvements de l'homme et des animaux.* Carcassonne, 1798, cité par Lavabre-Bertrand.

[27] Bordeu T., *Recherches sur le pouls par rapport aux crises.* Paris, 1756, cité par Lavabre-Bertrand.

[28] L'*Encyclopédie*, extrait : « cette dénomination prise dans le sens le plus exact & le plus usité ne regarde que l'ordre, le méchanisme, l'ensemble des fonctions & des mouvemens qui entretiennent la vie des animaux, dont l'exercice parfait, universel, fait avec constance, alacrité & facilité, constitue l'état le plus florissant de santé, dont le moindre dérangement est par lui-même maladie & dont l'entière cessation est l'extrême diamétralement opposé à la vie, c'est-à-dire la mort »

[29] Terada M., « La sphygmologie chinoise et la mise au point d'une nouvelle conception vitaliste de l'économie animale par des vitalistes montpelliérains ». *Archives Internationales d'Histoire des Sciences*, vol 56/2006, p 154

maladie comme un état contre nature, mais la considèrent comme une variation par rapport à un état de santé qui n'est jamais complètement réalisé - variation sur un même thème que Canguilhem conceptualisera en « normativité ».

Les propositions thérapeutiques étaient directement issues des préceptes hippocratiques, en l'absence d'innovations : selon Bordeu, il fallait laisser les symptômes se déployer pour mieux les déchiffrer, ce qu'il appelait la « crise sanitaire » ; Bordeu encore postulait qu'il fallait transformer les maladies chroniques en maladies aiguës pour qu'ait lieu ce « travail de la crise » : il dévoilait l'enracinement de son vitalisme dans les assertions de la médecine grecque antique, selon laquelle la sensibilité se spécialisait par degrés, et le rapport entre ces différentes sensibilités organiques faisait l'individualité (*hexis*, *diasthesis*, la disposition ou la constitution, puis la complexion à l'ère latine). Quant à Barthez, sa méthode thérapeutique visait à rompre brusquement les cercles des causes et des effets morbides. L'intérêt pour l'hippocratisme et ses méthodes diagnostiques était aussi porté par Menuret de Chambaud (1739-1815), autre Montpelliérain majeur qui en suivait les préceptes et postulait que l'étude des pouls pouvait procurer des informations sur le pronostic des maladies et sur l'organe malade. À cet égard, il rédigea l'article *Pouls* de l'Encyclopédie de Diderot : il y décrivait notamment la « doctrine des chinois sur les pouls » se plaignant que c'est un « chaos impénétrable » ! Or, selon Motoichi Terada « les vitalistes (…) ont profité de métaphores chinoises pour représenter la communication sympathique entre les parties, noyau conceptuel du vitalisme montpelliérain. »[30] Sans discuter cette thèse, relevons simplement l'impact potentiel de la circulation des savoirs.

Le XIXe siècle s'ouvre sur une consécration d'Hippocrate à Montpellier.[31] Bien que Parisien Bichat, un des fondateurs de l'anatomo-pathologie, reste vitaliste en définissant la vie comme « l'ensemble des fonctions qui résistent à la mort ». À Paris encore, Broussais (1772-1838) retient les enseignements de Bichat et propose sa théorie inflammatoire des maladies et des fièvres ; il se montre en revanche d'une grande virulence à l'égard de Barthez, qu'il surnomme l'oracle de Montpellier[32]. De l'animisme allemand de Stahl (1659-1734) aux Montpelliérains, le vitalisme circule en Europe et ne constitue donc pas une exception française, si ce n'est par les controverses qu'il déclenche.

En terres germaniques, l'ambiance est plus à la concorde, comme nous l'explique François Duchesneau[33] avec son étude sur le médecin Johann Blumenbach (1752-1840) et sa théorie des forces vitales, le *Bildungstrieb* ou

---

[30] Terada M., ibid.

[31] Son buste offert par Bonaparte est installé en 1801 dans l'enceinte de la faculté, le Serment d'Hippocrate y est prononcé pour la première fois en 1804 pour valider le doctorat de médecine, tandis que Barthez prononce son *Discours sur le génie d'Hippocrate* en 1816.

[32] Duchesneau F., « Blumenbach et la théorie des forces vitales ». *Repenser le vitalisme*, op cit p 51

[33] Ibid., p 74-88

nisus formativus : un « principe vital d'auto-construction organique ». F. Duchesneau explique que la théorie physiologique de Blumenbach s'appuie d'une part sur la théorie d'Albrecht von Haller, en tant que « science des mouvements vitaux dans leur réalité propre », et d'autre part sur la mise en perspective « de forces vitales particulières, formant par leur corrélation un système dynamique, hiérarchiquement ordonné et fonctionnellement intégré ». Blumenbach n'est pas animiste : les forces vitales appartiennent « exclusivement à la matière organique dont nous sommes composés ».[34] Il définit ainsi le *Bildungstrieb* :

> « Cette force de formation est la cause efficiente de tout acte conservateur et reproducteur. C'est par elle que les matières génératives et nutritionnelles sont introduites dans des réservoirs favorables, qu'elles y sont convenablement élaborées, qu'elles y subissent les changements de forme nécessaires ; enfin qu'elles y sont commuées en parties susceptibles ou de contractilité, ou d'irritabilité, ou de sensibilité, ou de vie propre. »[35]

Le modèle vitaliste de Blumenbach aurait inspiré de féconds programmes de recherche, notamment en embryologie, en physiologie expérimentale, ou encore en pathologie cellulaire (Virchow). F. Duchesneau considère le *Bildungstrieb* de Blumenbach comme « un principe architectonique » :

> « Ce qu'il y a d'épistémologiquement remarquable dans ce type de modèle, c'est le statut des principes vitaux comme raison suffisante des opérations organiques, par-delà structure et mouvement (...) Tout se passe comme s'il y avait surdétermination de l'ordre par rapport aux éléments, aux structures et aux facteurs mécaniques et physiques impliqués. »[36]

En France, la trajectoire est bien différente : même si « au XIXe siècle tous les biologistes furent marqués par le vitalisme, même si beaucoup, comme Claude Bernard le combattirent »[37], le contexte est très effervescent dans la mesure où c'est la doctrine organiciste, selon laquelle une maladie est le dysfonctionnement d'un organe particulier, qui se trouve légitimée par la forte activité de recherche au Collège de France[38]. La lutte est inégale : l'École de Paris voit ses effectifs augmenter considérablement, pendant que ceux de Montpellier s'effondrent. Plusieurs courants vitalistes, bien qu'« utilisant des invariants communs »[39], vont continuer à s'affronter en dépit des violentes

---

[34] J.F. Blumenbach, *Institutions physiologiques*. Cité par François Duchesneau, ibid.

[35] Ibid.

[36] Ibid., p 86

[37] Michel Morange, « Un retour du vitalisme ? », *op cit*

[38] Corvisart en 1797, Laennec en 1822, Magendie de 1830 à 1855, relayé à partir de cette date par Claude Bernard.

[39] Lavabre-Bertrand T : « Le vitalisme de l'école de Montpellier ». *Repenser le vitalisme*, op cit, p 71

attaques de l'École de Paris. Il y aura les vitalistes stricts : François-Anselme Jaumes (1804-1868), Alexis Alquié (1812-1865), Charles Anglada (1809-1878) ; il y aura des vitalistes plus souples, comme Antoine Béchamp (1816-1908) et son microzyma (préfiguration des micro-organismes, théorie concurrente à celle de Pasteur), Louis Vialleton (1859-1929), un zoologiste qui s'intéressait à certaines théories évolutionnistes, ou encore Joseph Grasset (1849-1918), un neurologue qui tenta une modélisation du système nerveux central. Selon T. Lavabre-Bertrand, ce dernier « formule le vitalisme en termes purement épistémologiques de classification des sciences »[40] :

« Si on laisse de côté les mots irritants et inutiles de principe vital ou de force vitale (mots qui, d'ailleurs, n'avaient pas dans l'esprit de Barthez d'autre sens que celui donné aujourd'hui au mot énergie), on peut dire que tout le monde est aujourd'hui d'accord pour admettre que les vivants présentent, tant qu'ils vivent et parce qu'ils vivent, des caractères spéciaux qui les distinguent de leurs cadavres et des matières brutes inorganisées. »[41]

L'histoire du mouvement vitaliste ne s'arrête pas là, puisqu'il se réactualise dans la France de la fin du XIXe siècle en un grand mouvement néohippocratique qui vise clairement à s'émanciper de la médecine anatomo-pathologique, en (re)mettant en lumière des thérapies nouvelles : en 1816, Louis Berlioz publie un mémoire sur l'acupuncture ; l'*Organon,* la bible homéopathique de Samuel Hahnemann, est édité en français en 1832. Ce « retour » à Hippocrate est consolidé lors de la publication en 1839 par Littré de la première traduction intégrale du *Corpus hippocratique*, traduction qui réactualise quelques concepts clés, tels que le tempérament, le biotype ou le terrain. Ce néohippocratisme, bien que restant attaché à la *vis medicatrix naturae,* se détache des moyens thérapeutiques antiques pour en créer de nouveaux, mais en garde l'esprit, selon lequel la maladie est la méthode par laquelle le corps, dirigé par le principe vital, rétablit son propre équilibre, les interventions thérapeutiques visant à stimuler et orienter le rétablissement par des moyens « naturels »[42]. Un mouvement général, recouvrant des pratiques diverses, cherche à résister à la médecine scientifique jugée réductionniste et mécaniste. C'est d'ailleurs la lecture qu'en fera Georges Canguilhem :

« Le vitalisme médical est donc l'expression d'une méfiance, faut-il dire instinctive, à l'égard du pouvoir de la technique sur la vie. (…) Le vitalisme c'est l'expression de la confiance du vivant dans la vie, de l'identité de la vie avec soi-même dans le vivant humain, conscient de vivre. »[43]

[40] Ibid., p 67
[41] Grasset J., *Traité élémentaire de physiopathologie clinique*. Montpellier 1910
[42] Weisz G., *Hippocrates, Holism and Humanism in Interwar France*, op cit, p 270
[43] Canguilhem G., *La Connaissance de la Vie*, op cit, p 109

Si elles interpellent beaucoup dans le contexte actuel de remise en cause de certaines positions de la santé publique par une frange de la population, ces paroles du philosophe rappellent avec force le contexte historique et technique de ce néohippocratisme. On ne peut en effet passer sous silence les évènements pendant lesquels se déploie la médecine moderne en France : une instabilité politique inédite depuis la Révolution française, avec trois Républiques, deux monarchies et deux empires, avant une relative stabilisation grâce à la IIIe République (1870-1940). L'industrialisation n'y est pas étrangère puisque la population commence à se concentrer dans des villes dont l'urbanisation n'est plus adaptée. Villermé commence à établir des statistiques sur les conditions sociales et l'hygiène. Les découvertes de Lavoisier sur l'oxydation en 1780 ouvrent la voie à l'hygiénisme du XIXe siècle, qui passe progressivement de la théorie des miasmes à la théorie microbienne, les travaux du chimiste Louis Pasteur y contribuant, pour sa postérité. Les médecins savent bien que l'industrie altère la santé ; pourtant c'est un hygiénisme « moral » qui se développe, accusant la population de comportements délétères (alcoolisme, sexualité), tandis que les moyens mis en œuvre pour limiter les effets de l'industrialisation des villes prennent un grand retard par rapport à l'Angleterre. Une épidémie de choléra frappe Paris en 1832, puis la famine en 1870 (siège de l'armée prussienne) conduit au soulèvement sanglant de la Commune en 1871. Partout en Europe (et ailleurs) la période est très mouvementée, la modernité bouscule sur tous les fronts, et la médecine dominante « hygiénise » les esprits, ce qui n'annule en rien l'influence du vitalisme et, *a contrario,* le vitalisme nourrit l'hygiénisme.

2) Le « moment holiste » de l'entre-deux-guerres en France et l'émergence de nouvelles pratiques de santé

L'entre-deux-guerres est le point de départ d'un grand bouleversement conceptuel dans les sciences du vivant : déjà amorcée au début du XXe siècle, la révolution vient des États-Unis grâce au physiologiste américain Walter Cannon[44] qui complète la thèse de Claude Bernard sur le milieu intérieur et définit l'homéostasie en 1932, non plus comme un invariant, mais comme un processus dynamique permanent qui permet la maintenance du milieu interne ; c'est un pas de géant, notamment pour l'immunologie[45] et l'endocrinologie.[46]

---

[44] Walter B Cannon, *La sagesse du corps*, Éditions Matériologiques, 2024. Cannon a fortement influencé les participants aux Conférences Macy, dont Norbert Wiener, « père » de la cybernétique, et Gregory Bateson et son concept de schismogenèse.

[45] La première théorie cellulaire de l'immunité est due à Elie Metchinkoff, Nobel 1908, en concurrence avec la théorie humorale de von Behring et la découverte des anticorps nobélisée en 1901.

[46] Le terme hormone est élaboré en 1904 par W.M. Bayliss et E.H. Starling, à partir de la racine grecque ορμω qui signifie mettre en mouvement. L'endocrinologie désigne les sécrétions des hormones à partir des glandes endocrines (intérieur) en direction du milieu intérieur et participant

Or, ces avancées majeures s'appuient toutes sur un socle holiste : l'holisme est un anglicisme[47] formé à partir de la racine grecque *holos* (ολος) qui signifie le tout. Cette « perspective holiste » interpelle encore aujourd'hui Claude Debru, biochimiste, philosophe des sciences et élève de Canguilhem :

> « Est-ce que la découverte expérimentale des corrélations neuro-immuno-endocriniennes et de leurs relations à des facteurs émotionnels n'est-elle pas de nature à renforcer la pertinence philosophique du holisme en montrant la solidité interne du tout, fondé sur des communications intenses entre ces systèmes ? »[48]

Las, ces découvertes majeures ne produiront leurs effets en termes de progrès de la pharmacologie qu'après la Seconde Guerre mondiale, cette dernière comme toujours ayant stimulé la recherche, majoritairement dans une séparation disciplinaire en vue de leur application thérapeutique. C'est pourquoi, dans les années 1920-1930, les thérapies « naturelles » seront plébiscitées partout en Europe.

George Weisz, professeur d'Histoire de la médecine à l'Université Mc Gill, reprend le terme holisme inventé par Smuts pour le définir ainsi : « une collection de notions interconnectées et de métaphores chacune capable d'attirer des assentiments divers, à des degrés différents. »[49] Il décèle un holisme spécifique à la France dans l'entre-deux-guerres, « qui aurait grandi sur le sol de la dislocation sociale, mais qui contrairement à l'Allemagne serait resté largement apolitique »[50] (voir infra la *Lebensreform*) et aurait reflété « le besoin psychologique de spéculer et de construire librement des théories explicatives du monde, là où la science n'y arrivait pas. »[51] Il faudrait entendre apolitique ici comme un mouvement de la recherche scientifique (notamment) qui se serait situé dans une sorte de hors-sol supra-politique ; toutefois, d'autres travaux de sociologie des sciences tendent à démontrer l'inverse. En revanche, il est vrai que, contrairement aux sévères controverses ayant marqué l'émergence de la médecine moderne, l'entre-deux-guerres en France semble plus à l'heure de la concorde et de l'alliance entre différents courants néohippocratiques.

---

aux processus dynamiques de ce dernier en fonction de sa composition (par exemple l'insuline régule le taux de sucre sanguin en le faisant pénétrer dans les cellules).

[47] Smuts, Jan. *Holism and Evolution.* London : Macmillan & Co Ldt, 1926 : « la tendance dans la nature à constituer des ensembles qui sont supérieurs à la somme de leurs parties au travers de l'évolution créatrice ».

[48] Claude Debru, « Georges Canguilhem et le leucocyte malade ». *Georges Canguilhem, 80 ans après le Normal et le Pathologique,* déjà cité, p 142

[49] Weisz G., Hippocrates, Holism and Humanism in Interwar France. *Reinventing Hippocrates,* déjà cité

[50] Weisz G., *Hippocrates, Holism and Humanism in Interwar France*, p 271

[51] Ibid., p 272. Dans sa conclusion, il émet d'ailleurs une critique de la mise en valeur excessive des héros de la médecine moderne (Laennec, Pasteur ou Claude Bernard) par les historiens des sciences

Dans un contexte où, comme outre-Rhin, les cures thermales connaissent un vif engouement et les sanatoriums sont créés (pas seulement naturistes, mais aussi pour isoler les malades souffrant de la tuberculose, nous sommes en pleine période hygiéniste), les nouvelles thérapies trouvent un public de plus en plus nombreux pour se soigner par l'homéopathie, la naturopathie et l'acupuncture, entre autres propositions thérapeutiques hétérodoxes. Paul Ferreyrolles et Marcel Martiny, homéopathes et médecins critiques de leur discipline, cherchant à renouer avec le néohippocratisme de la période moderne, fondent le *Carrefour de Cos* en 1925, se constituent en une société savante et une revue, *L'homéopathie Moderne* en 1933, proposent la création d'un Organisme de recherche sur les médecines traditionnelles en 1934[52], et organisent le Premier Congrès International Néo-hippocratique à Paris en 1937. *Orientation des idées médicales,* ouvrage publié en 1929 par le psychanalyste et homéopathe René Allendy, serait leur « manifeste », revendiquant une « médecine synthétique » (en opposition à la « médecine analytique ») dont les fondements ont été posés dans plusieurs civilisations antiques et repris par les vitalistes.[53] Homéopathie et acupuncture entrent à l'hôpital : Bichat en 1931, Léopold Bellan en 1932, Saint-Louis en 1934, suivis par Saint-Jacques et Foch. La Seconde Guerre mondiale engloutira toutes ces initiatives et il faudra attendre les années 1970 pour que la France renoue avec ces pratiques.

3) Postérité du vitalisme

Le vitalisme est-il la source à laquelle se sont abreuvées les sciences du vivant ? Entendu comme principe opératoire, le « Principe Vital » aurait eu selon le philosophe Charles T. Wolfe[54] une dimension heuristique, c'est-à-dire propice aux découvertes, dans sa « double critique médico-théorique des mécanistes et des animistes ». Selon lui, c'est le concept d'organisation[55] qui, par une approche synthétique, permet d'envisager le fonctionnement du corps en termes d'économie. À Roselyne Rey, estimant que le vitalisme a joué un rôle important dans la mise en place de la notion d'organisme comme totalité, Wolfe répond que le terme organisme s'est stabilisé au cours du débat entre Stahl et Leibniz, démontrant que c'est bien plutôt la notion d'organisation à l'époque montpelliéraine qui permettrait d'affirmer que le vitalisme est « un concept scientifique »[56] lorsqu'il motive la recherche des interactions entre les parties de

---

[52] Le Concours Médical, 1 juillet 1934 : 1914. Cité par Johan Nguyen, *La réception de l'acupuncture en France. Une biographie de Georges Soulié de Morant (1978-1955),* L'Harmattan, 2012, p 99

[53] Ibid., p 103

[54] Charles T Wolfe, « Organisation ou organisme ? L'individuation organique selon le vitalisme montpelliérain ». *Dix-Huitième Siècle*, Éd. La Découverte, 2009, 41, pp.99-119.

[55] *Encyclopédie tome XI,* p 629b : « Organisation : arrangement des parties qui constituent les corps. » Cité par Charles T. Wolfe

[56] Ibid.

l'organisme. Wolfe pousse encore plus loin son raisonnement, voyant dans le vitalisme les prémisses de l'auto-organisation et de l'émergentisme. Concept scientifique selon Wolfe, et/ou philosophie vitaliste selon Roselyne Rey, cette controverse entre deux auteurs contemporains montre la difficulté à cerner le vitalisme. Roselyne Rey, se refusant à réduire le vitalisme à un unique concept, avait préféré étudier ses différentes déclinaisons, pour mieux éclairer ce qui les rapprochait : refus du réductionnisme, affirmation de l'autonomie de la médecine, revendication de la spécificité du vivant et de ses lois, exigence d'une méthode qui respecte son objet d'étude, c'est-à-dire la totalité des fonctions intégrées. En somme, une position antiréductionniste qui semble rejoindre l'holisme revendiqué par la biologie systémique (intégrée) contemporaine.

Georges Canguilhem a œuvré à maintenir le vitalisme au minimum comme une heuristique ; de fait, ce courant de pensée (et ses déclinaisons) resurgit régulièrement comme s'il posait un point de repère. Car au fond, le vitalisme est aussi vieux que la médecine, sous des appellations diverses, et porte une philosophie du vivant aux ramifications universelles. La poussée extraordinaire de la médecine dite scientifique, avec tous les bienfaits qu'on lui doit, n'a pas éteint cette perception vitaliste, que ce soit dans la population ou chez certains médecins et philosophes ; en revanche, pendant quelques décennies, le vitalisme a disparu des conceptions et du vocabulaire des sciences biologiques. Le philosophe français Jean Gayon (1949-2018) avait situé la disparition du terme de vitalisme dans l'histoire de la philosophie des sciences néopositivistes (Cercle de Vienne) des années 1960 aux États-Unis[57], puis en philosophie de la biologie plus récemment : en 2009, Jean Gayon écrivait que « le concept de vitalisme a disparu de la littérature contemporaine de philosophie de la biologie. Le mot n'apparaît que rarement, de manière non problématisée. C'est un terme muséal, réservé aux historiens ».[58] Et Michel Morange écrivait effectivement en 2013 :

> « Les conceptions vitalistes disparurent de l'esprit des biologistes. Ce ne fut pas le cas en médecine, tout particulièrement en psychiatrie et dans le champ de la psychanalyse (…) Le vitalisme a-t-il quelque chose à offrir aux biologistes contemporains ? Pourquoi certains d'entre eux ont-ils récemment éprouvé le besoin de réintroduire ce terme de “vitalisme” ? »[59]

La conclusion de son article était sans appel, comme si le vitalisme était une malédiction pour la science : « à l'âge de la biologie synthétique, le vitalisme semble bel et bien mort ». Peut-on être aussi définitif lorsque, par exemple, nos biologistes *re*-découvrent l'importance du microbiote intestinal (Metchnikoff et

---

[57] Hempel et Nagel avaient argumenté subtilement en montrant que le néovitalisme affirme l'autonomie de la biologie.

[58] Gayon J., *Vitalisme et philosophie de la biologie*. In *Repenser le vitalisme*, op cit, p 21

[59] Michel Morange, « Un retour du Vitalisme ? » op cit

ses yaourts bulgares, prix Nobel sur l'immunité en 1908) et dévoilent ses liens avec le système immunitaire, les troubles alimentaires ou encore les troubles psychologiques ? Et que dire du mouvement très contemporain de retour à l'inflammation (Broussais) comme explication de maladies virales persistantes ? Que dire encore des propositions de certains chercheurs en biologie théorique[60], qui visent explicitement à réintroduire l'historicité du vivant dans son organisation, soit la normativité canguilhémienne ?

Le terme de vitalisme reste très négativement connoté depuis l'émergence de la médecine moderne et la classification des différentes disciplines biomédicales, ce qui le rend difficile à l'usage, y compris et surtout pour évoquer les thérapies complémentaires. Pour autant, il est difficile d'occulter les apports de ce courant de pensée en biologie, et conséquemment dans la pratique médicale du quotidien. Certes, philosophiquement, le concept vitaliste, d'Aristote et ses entéléchies (ἐντελέχεια, *entelecheia*)[61] à Hans Driesch, ne cesse d'interroger : « les processus vitaux sont-ils "finalisés" en vertu d'une légalité indissoluble qui leur est propre ? »[62] En revanche, le terme *holism*, en tant que concept opératoire systémique, considérant le vivant comme un tout supérieur à la somme de ses parties, pourrait être le concept offert à la médecine contemporaine tant dans son développement grâce à la biologie systémique, que dans son impulsion à intégrer des thérapies complémentaires qui se réclament majoritairement d'une « approche holistique ». Dès lors, la démarcation science/non science pour disqualifier les thérapies complémentaires deviendrait fragile et poreuse à l'heure des concepts d'émergence[63] et de complexité du vivant en biologie, la science ayant toujours pour frontière l'immensité de notre ignorance. En effet, lorsque Michel Morange dans ce même article de 2013, affirmait que « les médecines parallèles sont souvent le refuge de conceptions explicitement vitalistes », c'était une sentence en forme de condamnation pour mieux les exclure du champ de la médecine ; mais au fond, n'avait-il pas raison de catégoriser les thérapies complémentaires dans le champ vitaliste ?

Certes, toutes les thérapies ou techniques de soin inventées récemment (on en compterait plus de 400 dans le monde) ne sont pas inscrites dans la continuité vitaliste décrite dans ce chapitre. Par exemple, l'OMS en 2010 ne référence pas

---

[60] Notamment le groupe Cardano : « Nous sommes un groupe de mathématiciens qui dénonçons une mathématisation du monde orientée vers le contrôle, le quantitatif et le réductionnisme plutôt que vers l'invention et la construction de compréhensions. (…) Nos thèmes de travail actuels portent sur l'historicité, l'organicité et la contextualité du vivant. » https://cardano.visions-des-sciences.eu/about/

[61] Puissance orientée vers une finalité, réalisée graduellement en acte grâce à ἐνέργεια, *energeia*, qu'on peut traduire dans ce contexte par processus.

[62] Nouailles, Bertrand, *Les vitalismes*, déjà cité, p. 447

[63] En 1925 le philosophe britannique Charlie Dunbar Broad (1887-1971) parle de « vitalisme émergent » C.D Broad, *The Mind and its Place in Nature*. Londres, Kegan Paul, Trench, Trübner & Co, 1925, p 58

du tout l'ostéopathie comme pratique vitaliste.[64] C'est pourquoi, dans la suite de cette étude, il a fallu opérer un choix cohérent avec les notions précédemment mobilisées : le chapitre VIII expose les conceptions néohippocratiques - donc vitalistes - de l'homéopathie et de la naturopathie ; le chapitre IX est consacré à deux médecines asiatiques, ayurveda et médecine chinoise, aux théories bien systématisées (savantes par leur transmission écrite) lorsqu'elles se sont détachées progressivement de leurs cosmogonies respectives, et qui fondent leur philosophie du soin sur les invariants vitalistes mobilisés aussi dans la médecine hippocratique. De la première mondialisation (XVIe siècle) à la globalisation contemporaine, seule une portion s'est exportée en Occident, une déterritorialisation au prix de standards imposés par la mondialisation des échanges commerciaux, tandis que l'Inde accueillait l'homéopathie et la naturopathie comme des médecines « traditionnelles » parmi d'autres plus locales.

[64] World Heath Organization, 2010, *Benchmarks for training in traditional /complementary and alternative medicine : benchmarks for training in osteopathy,* p 3 : « philosophie et caractéristiques : 1) l'humain est une unité fonctionnelle dynamique dont l'état de santé est influencé par le corps, l'âme et l'esprit 2) le corps possède des mécanismes d'autorégulation et est capable de s'autoguérir 3) structure et fonction sont en interaction à tous les niveaux du corps humain. »

CHAPITRE VIII : PRATIQUES AUTOCHTONES EUROPÉENNES

Si la naissance de la médecine expérimentale a pu constituer une « rupture épistémologique » dont nous sommes tous héritiers, la conception vitaliste de la santé et de la maladie dévoile une remarquable continuité à travers les âges et les continents dans les théories, concepts et pratiques de soin. Le(s) vitalisme(s), enraciné(s) dans les philosophies antiques, a(ont) pu être considéré(s) comme une résistance longtemps dénoncée comme hérétique par les hérauts historiographiques de la médecine moderne. Les défenseurs du « principe vital » qui ont inventé des techniques de soin « dissidentes » de la médecine moderne, ont pu s'influencer mutuellement ou aller chercher l'inspiration dans des pratiques ancestrales : par exemple l'hypnose, une thérapie corporelle des troubles psychiques, montre une remarquable continuité avec les transes chamaniques ; l'ostéopathie prendrait ses sources à la fois chez les rebouteux (le magnétisme animal de Mesmer) et dans les pratiques chamaniques des Indiens d'Amérique[1] ; la naturopathie revisite les pratiques de santé en cours au temps d'Hippocrate (que ton alimentation soit ta meilleure santé) ; l'homéopathie est une pure invention, mais pas *ex nihilo* puisqu'elle se fonde sur la *vis medicatrix naturae*. Ces deux dernières pratiques, spécifiquement européennes, ont émergé sur fond d'hygiénisme[2], et ce n'est bien sûr pas un hasard.

1) L'invention de l'homéopathie

Du grec *hómoios* (similaire) et *páthos* (souffrance ou maladie), l'homéopathie est inventée à une époque où la théorie des miasmes n'est pas encore réfutée par la théorie microbienne (John Snow, épidémie de choléra à Londres en 1854). Samuel Hahnemann (1755-1843), ignorant donc la nature du pathogène palustre ainsi que le mécanisme d'action du quinquina sur celui-ci, fait en 1790 une expérimentation sur lui-même avec ce remède en l'absence de fièvre évocatrice, afin de définir les effets du quinquina selon les doses absorbées.[3] Cette expérimentation se basait sur un principe préalable, en une réécriture de l'ancien *similia similibus curantur* (c'est par les semblables qu'on guérit les semblables) de Paracelse et sa théorie alchimique des signatures. Par exemple, le saule blanc, puisqu'il pousse en milieu humide, était réputé guérir

[1] Rafael Zegarra-Parodi, Jerry Draper-Rodi, Jason Haxton, Francesco Cerritelli, "The Native American heritage of the body-mind-spirit paradigm in osteopathic principles and practices". *International Journal of Osteopathic Medicine* 33–34 (2019) 31–37

[2] Virchow en Allemagne fut à l'origine de l'assainissement de Berlin après l'épidémie de typhus en 1848

[3] Connu pour faire baisser les fièvres, le quinquina a provoqué une élévation de la température corporelle lorsqu'Hahnemann en a absorbé à fortes doses pendant plusieurs jours, alors qu'il ne présentait aucun signe de maladie ni fièvre auparavant. Le remède homéopathique est connu sous le nom de *china officinalis*

les rhumatismes liés à l'humidité. Il en reste des traces dans notre pharmacopée : on en extrait l'aspirine, aux vertus anti-inflammatoires et antipyrétiques. Ce principe de similitude postule qu'à chaque symptôme correspond un remède censé le guérir : Hahnemann va renverser la proposition en nommant le symptôme par le remède. Son invention se situe dans le principe de dilution infinitésimal. À partir de 1800, dans un souci louable de ne pas tuer le malade en soignant le mal par le mal, il a cherché à définir la dose nécessaire la plus faible pour traiter un symptôme, partant du postulat que, même à très haute dilution, il reste toujours une trace du remède et que plus la dilution est élevée, plus le remède est puissant. À l'influence alchimiste (Paracelse, Van Helmont), il faudrait ajouter celle de Messmer qui se dévoile dès sa thèse de médecine en 1777, puis dans sa pratique régulière des « passes magnétiques ».[4] Le vitalisme d'Hahnemann est exposé dans sa *Doctrine homéopathique ou Organon de l'art de guérir,* publié en 1796 :

> « La force dynamique des médicaments sur le principe vital pour rétablir la santé des hommes n'est rien d'autre qu'une contagion absolument immatérielle et non mécanique, telle que l'est la force d'un aimant qui attire à lui puissamment un morceau de fer ou d'acier qui se trouve à proximité. »[5]
>
> « Les substances naturelles, qui se révèlent être des médicaments, ne le font qu'en tant qu'elles ont le pouvoir (chacune en possédant un qui lui est spécifique) de modifier l'état de l'homme par une influence dynamique, spirituelle (par l'intermédiaire de la fibre vivante et sensible) sur le principe vital spirituel qui régit la vie. »[6]

Le vitalisme hahnemannien exprime d'un côté sa conception dynamique du vivant et de l'autre la « sensibilité » du système nerveux - héritage direct d'Albrecht von Haller (1708-1777). La position d'Hahnemann devient ensuite plus obscure dans son ouvrage de 1828, *Les maladies chroniques*, dans lequel il expose une nouvelle nosologie regroupant les maladies selon trois « terrains » de chronicité « héritée » : la syphilis, la gonorrhée et la psore. Roger Dachez, historien de la médecine, estime que « les maladies chroniques semblaient échapper [à l'efficacité de ses remèdes]. C'est pour cette raison que, très tard, en 1828, Hahnemann ouvrit un nouveau chapitre de l'homéopathie avec son Traité des maladies chroniques ».[7]

La réception et la diffusion de l'homéopathie connaissent deux périodes au cours du XIXe siècle : née au sein même de la médecine académique, elle n'en

---

[4] Pinet Patrice, « L'homéopathie ou le mythe de l'expérience pure ». *Revue d'histoire de la pharmacie*, 86e année, n°317, 1998. pp. 67-80.

[5] Hahnemann S., *Organon der Heilkunst*, 6e éd. Allemande (1921), rééd. Organon-Verlag, 1985, p. 69

[6] Ibid., p 70

[7] Dachez R., *Histoire de la médecine, de l'Antiquité à nos jours.* Texto, 2012, pp 524-525

représente pas moins une concurrente.[8] Dans le contexte de la catastrophe sanitaire du choléra en Europe en 1830, elle rencontre un succès grandissant :

« L'homéopathie représente plus qu'une promesse de guérison universelle ; c'est aussi une manière d'interroger les nouvelles limites du croyable et une nouvelle tentative d'instaurer une société fraternelle. La pratique ne séduit pas les marginaux, mais ceux qui sont au cœur de la modernité, les classes moyennes urbaines cultivées souvent critiques envers la société industrielle et technique, mais grands consommateurs de médicaments. »[9]

Encore selon Olivier Faure[10], le succès de l'homéopathie est en grande partie lié à l'*aura* de Samuel Hahnemann « doté d'une personnalité flamboyante au point d'être considéré tour à tour comme un charlatan ou un prophète. Populaire, grand voyageur, il aime à s'entourer de disciples qui diffusent dans le monde entier ces médicaments – déjà conditionnés dans leurs petits flacons si reconnaissables ». Et si dès 1830, Hahnemann compte de nombreux disciples en France[11], il faudra attendre presque trente ans pour que *l'Organon de l'art de guérir* soit traduit. Au cours de la deuxième moitié du XIXe siècle, les homéopathes seront écartés de l'université et des sociétés savantes ; des courants divergents verront le jour :

« Le mouvement est repris en main par les profanes. En Allemagne, le clergé bavarois, les fermiers, les artisans ont pris le relais de l'homéopathie médicale. Des associations militantes de masse (qui comptent près de 400 000 membres à la veille de la Grande Guerre) se développent outre-Rhin, qui revendiquent le droit pour le peuple de prendre en charge sa propre santé. »[12]

Dans la conclusion de sa thèse, Olivier Faure considère que cette pratique a rencontré son public grâce à l'anamnèse minutieuse (l'histoire de la maladie, antécédents et symptômes actuels) recueillie par les homéopathes dans une dimension holistique « [qui] s'atténuait chez les médecins cliniciens, plus sensibles aux manifestations du corps qu'à la parole des malades. Revenue en force dans l'entre-deux-guerres, cette volonté d'être écouté caractérise aussi les patients d'aujourd'hui, surtout ceux des "classes moyennes éduquées". »[13]

---

[8] Faure Olivier, *Et Samuel Hahnemann inventa l'homéopathie : la longue histoire d'une médecine alternative.* Paris, Éditions Aubier, 2015, p 76

[9] *La vie des Idées*, « Cette médecine qu'on dit parallèle ». Olivier Faure, recensé par Hervé Guillemain, 2015

[10] Faure O., *Et Samuel Hahnemann inventa l'homéopathie*, déjà cité

[11] Olivier Faure, « Les premiers disciples français d'Hahnemann dans les années 1830 entre le scientifique et le religieux », *Chrétiens et sociétés*, 19 | 2012, 87-116.

[12] *La vie des Idées*, article cité

[13] O. Faure, *Et Samuel Hahnemann inventa l'homéopathie*, *op cit*, conclusion

En 2007, l'OMS a édité un document sur l'homéopathie, dont l'objectif se limite à des recommandations en matière de production des fameux granules.[14] En France en 2024, cette discipline est, théoriquement, encore strictement réservée aux médecins, quand bien même les produits sont déremboursés et la pratique considérée par certaines sociétés savantes comme un procédé illusoire - charlatanesque donc. En réalité, nombre de médecins pratiquant les soins esthétiques prescrivent les granules d'arnica, les sages-femmes pour les nausées gravidiques, etc. La vie continue malgré le scientisme ambiant, des familles entières s'autosoignent avec de l'homéopathie, par culture ou par conviction personnelle, et au fond, ces pratiques sont conformes aux attentes actuelles en termes de *management* du système sanitaire. Les cas de renoncement aux soins sont rares, et ceci n'est sans doute pas étranger au fait que les homéopathes sont encore majoritairement des médecins - une position naturellement éthique qui permet d'éviter les pertes de chance. En Inde, c'est une médecine totalement incluse dans le système sanitaire (chapitre IX.3).

2) *Nature's path* : des origines germaniques de la vie saine à la naturopathie

La plupart du temps, la naturopathie est présentée comme une invention de l'américain John H. Scheel en 1885 ; en réalité les origines semblent remonter à une philosophie de la vie et de la nature proprement germanique, avec une réactivation au XVIIIe siècle de l'usage gréco-romain des bains froids en vue de soigner les rhumatismes.

Ancrage vitaliste des pratiques naturistes

Après G. Stahl, l'école vitaliste allemande brille par ses découvertes en embryologie grâce à Caspar Friedrich Wolff (1734-1794) avec sa *vis essentialis*, et à Johann Blumenbach (1752-1840) avec son *nisus formativus*. La généalogie des pratiques « naturistes »[15] n'est pas aisée, mais pour Marc Cluet, professeur émérite au département d'Études allemandes (Strasbourg), il faudrait remonter jusqu'au médecin de Fréderic II, Christoph Wilhelm Hufeland (1762-1836)[16] : ami de Samuel Hahnemann et auteur d'un livre sur le magnétisme animal, il est revendiqué par certains praticiens comme le père de la naturopathie - on voit encore ici les influences mutuelles entre diverses inventions à cette époque. Toutefois, les pratiques naturopathiques ne seront formalisées qu'entre 1815 et

[14] World Health Organization, 2009, *Safety issues in the preparation of homeopathic medicines*.

[15] C'est une véritable « médecine naturiste » qui s'élabore sur des fondements vitalistes à partir de la fin du XVIIIe siècle selon Arnaud Baubérot, *Histoire du naturisme : le mythe du retour à la nature*. Presses Universitaires de Rennes, 2004, p 16

[16] Proche d'Immanuel Kant, on trouve aussi son influence dans *Anthropologie de la raison pratique*.

1850[17], notamment dans les maisons de santé (*naturheilausstahlt*), puis dans le contexte du IIe Reich (1871-1918) - l'ère wilhelmienne à partir de 1890 et la monarchie parlementaire. Le développement des partis de masse et de la presse pendant la révolution industrielle produira un mouvement critique particulier, la *Lebensreform*.

La sociologie des pratiques naturistes en Allemagne ne semble pas faire consensus chez les historiens : si l'on suit les explications de l'historien Maurice Garden[18], le *naturheilbewegung* se serait développé tout au long du XIXe siècle, d'abord dans les milieux paysans, avant de se structurer au tournant des années 1870-1880 en une méthode de soin adossée à une doctrine qui prône un mode de vie conforme à la nature. Des associations se forment, un journal est publié, le *Naturarzt* ; *a contrario* Marc Cluet considère que ce sont les élites urbaines qui firent la promotion de ces pratiques, se défiant des médecins patentés « parce que la médecine universitaire semblait piétiner en comparaison des autres sciences »[19]. Il explique cette défiance par des éléments contextuels, comme l'épidémie de choléra à Hambourg en 1892, ayant entrainé l'isolement des personnes atteintes après la redécouverte du vibrion par Koch en 1883.

Lebensreform

D'origine paysanne ou urbaine, le mouvement naturiste semble rejoindre, mais c'est aux historiens de le confirmer, le mouvement de la *Lebensreform* et de la *KulturKritik*. Voici la position de J. Chapoutot[20] :

> « La critique sociale et politique prend en Allemagne la forme d'une modernité alternative pensée par des intellectuels, artistes et bourgeois en rupture de ban, mais aussi des instituteurs et des ouvriers qui estiment que la révolution industrielle, si brutale, si rapide, aliène l'homme plus qu'elle ne le libère : exode rural, prolétarisation, et pollution sont stigmatisés par les acteurs de la *Lebensreform*, cette réforme de la vie qui, nourrie par la *KulturKritik* de Nietzsche, souhaite rompre avec ce qui fait le malheur de l'homme moderne : le christianisme qui nie le corps et les affects, la ville qui provoque la nervosité, ce mal du siècle, la pédagogie martiale qui ignore les enfants, les taudis où s'entassent les ouvriers et rendent anémiques, saturniques et scrofuleux. »

Ce que les historiens contemporains nomment le mouvement antimoderne, prend en effet sa source dans le romantisme allemand et une *KulturKritik* qui sera portée à son extrême par Friedrich Nietzsche, dont on trouvera ultérieu-

---

[17] Marc Cluet, « Naturopathie et maisons de santé naturistes ». Aurélie Choné, Isabelle Hajek, Philippe Hamman (dir.), *Guide des Humanités environnementales,* Villeneuve d'Ascq, Presses universitaires du Septentrion, coll. « Environnement et société », 2016, p 480

[18] Garden Maurice, *Médecine « savante » et médecine « naturelle » en Allemagne (fin xixe - début xxe siècle) : Un essai de compréhension d'un conflit par la lecture de la presse corporative et de la littérature de vulgarisation. Un historien dans la ville.* Paris : Éditions de la Maison des sciences de l'homme, 2008

[19] Marc Cluet, *op cit*

[20] Chapoutot J., *Histoire de l'Allemagne.* PUF Que sais-je ? 2014

rement l'influence dans *Le Malaise dans la civilisation* de Sigmund Freud (1930). Nietzsche, par exemple, atteint de maux de tête handicapants, tentait de soigner ses troubles (syphilis tertiaire ?) par l'homéopathie et la marche au grand air, conformément aux préceptes naturistes naissants en Allemagne, où se créent d'ailleurs des structures de soin « alternatives ». Dès 1870, on note des tentatives pour fonder des communautés utopiques « saines » afin d'échapper aux « tares » de la modernité industrielle, sous l'impulsion notamment de la Société allemande d'Anthropologie.[21]

Il faut citer le *Monte Verità*, situé à Ascona dans le Tessin, fondé en 1900 par un couple inspiré par leur séjour dans une clinique en Slovénie, la *Naturheilanstalt Rikli*[22] ; avant cette date déjà, Nietzsche avait séjourné à Ascona en 1871[23] où il trouva une certaine inspiration. Ce lieu (qui existe toujours) fut un haut lieu de rencontres et d'expérimentations : de l'égalité femmes-hommes et de la liberté sexuelle, des idées politiques (séjours de l'anarchiste Bakounine, du socialiste libertaire Gustav Laudauer ou encore de Max Weber en 1913 et 1914), de la littérature (Hermann Hesse, pour n'en citer qu'un), de la danse (Isadora Duncan), de la psychanalyse (Otto Gross, puis Carl Gustav Jung), des mystiques et des théosophes (Rudolf Steiner). *Monte Verità* deviendra le point de diffusion dans le monde de pratiques de santé diverses (la cure médicale au sanatorium, la cure d'air et de soleil, la nudité, le végétarisme, etc.) au sein de maisons naturistes. Marc Cluet[24] mentionne aussi la *Sylvabelle* à Nice, fondée par le Dr Monteuuis en 1905, ou encore le *Battlecrick Sanatorium* à Detroit par les frères Kellogg (l'aîné John Harvey a inventé les *corn flakes*) qui prescrivaient aussi les bains de siège. Ce mouvement - qui a résonné aux oreilles de l'écrivain Thomas Mann, du philosophe inventeur de la graphologie Ludwig Klages, ou encore de l'inventeur de la gymnastique rythmique Rudolf Bode - s'exportera vers la France à partir des années 1920.

Les piliers de la *Lebensreform* étaient le végétarisme, le naturisme, ainsi que le néovitalisme d'Hans Driech (très critiqué par R. Carnap, du Cercle de

---

[21] Le darwinisme biologique et l'eugénisme commencent à se diffuser, mais il faut bien se souvenir qu'aucune loi eugéniste ne sera votée avant le troisième Reich

[22] Arnold Rikli (1823-1906) avait fondé sa clinique en Slovénie, où il prônait la natation en eau froide, le bronzage naturiste et la marche comme pratique de santé.

[23] Colloque « Monte Verità 2017 » organisé par CETAPS (EA 3832), Université de Rouen Normandie et Département d'études germaniques (EA 1341), Université de Strasbourg : « Ce "monde vérité" que préfigure déjà Nietzsche dans *Le crépuscule des idoles* en 1888 passe par l'introspection et le dénuement. C'est également la quête selon Schopenhauer d'une harmonie préétablie entre le monde représenté et le monde existant objectivement. Il cristallise pleinement la Bohème et ses communautés, les *Naturphilosophie*, le renouveau pédagogique ou la *Lebensreform*. »

[24] Marc Cluet, *Naturopathie et maisons de santé naturistes,* déjà cité

Vienne), théosophe[25] par ailleurs. En quête « d'alternativité »[26] - dans une critique de la logique mécaniste (le « progrès » industriel) et des mouvements de masse (le nationalisme de commande[27]) - la *Lebensreform* prônait une réforme de soi, dans le sens où il fallait modifier les pratiques quotidiennes individuelles en vue d'une plus grande harmonie entre l'individu et son environnement, afin de se diffuser par capillarité à l'ensemble de la société. Ce mouvement doit être analysé dans le contexte de l'ère wilhelmienne, ultraconservatrice dans sa structure tout en prônant la marche vers le progrès, dans une ambiance nationaliste/raciste (*völkisch*) qui vient frôler - si ce n'est infuser plus ou moins profondément - le naturisme ambiant et le développement sournois du darwinisme biologique (Haeckel 1902). Pendant que la physique d'Einstein renouvelait la spéculation philosophique sur le temps et l'espace, certains courants de la *Lebensreform* visaient une redéfinition de l'espace national, qui dépassera largement l'aménagement des colonies nudistes après l'humiliation de la Première Guerre mondiale, la révolution de 1919, puis le krach de 1929 et la chute de la République de Weimar. Entre le mouvement de la *Lebensreform* et le *Lebensraum* nazi (espace vital germain ayant justifié les invasions à l'est puis à l'ouest à partir de 1939), s'était glissée la création en 1927 de l'Institut d'hygiène raciale, dirigé par Eugen Fischer, qui forma le tristement célèbre Joseph Mengele, commença le fichage des malades et proposa les stérilisations forcées avant l'extension génocidaire de la Shoah. Ces éléments contextuels très sommaires n'autorisent pas à assimiler *Lebensreform* et nazisme, mais permettent de situer historiquement la naissance du positivisme logique, dont l'influence a été considérable dans le monde occidental, au-delà du cercle des philosophes des sciences.

La réaction philosophique du Cercle de Vienne

On peut comprendre les motivations des philosophes des sciences allemands qui ont fondé le Cercle de Vienne en 1923. Leur manifeste, signé par Rudolf Carnap et Otto Rath, parait en 1929 sous le titre *La conception scientifique du monde : le manifeste du Cercle de Vienne.* Ce programme visait à expurger la philosophie des sciences de toute dimension métaphysique pour se centrer sur l'épistémologie (*Erkenntnistheorie*, théorie de la connaissance), et ces philosophes considéraient que l'on pouvait réduire la dynamique du vivant aux lois physiques. Le propos visait particulièrement la montée en Allemagne du *Volkgeist* (esprit de peuple), dont on a vu qu'il tendait à infiltrer les pratiques

---

[25] Théosophie chrétienne allemande portée par un Van Helmont ou un Jakob Böhme depuis le 17ème siècle.

[26] Jossin A, Lucet A., « Réforme de soi et transformation du monde. Quelles résonances entre la Lebensreform et l'altermondialisation ». *Recherches Germaniques, Presses Universitaires de Strasbourg*, 2016, pp 17-53

[27] Marc Cluet, « La *Lebensreform* ou la dynamique sociale de l'impuissance politique ». *Revue de l'IFHA,* 3 | 2011, 69-74.

naturistes et autres pratiques de santé « alternatives » prônées par le courant de la *Lebensreform*. La position antimétaphysique des philosophes du Cercle de Vienne doit se comprendre comme une résistance intellectuelle au « retour en force de la pensée métaphysique et théologique dans le monde universitaire. »[28] Ce que l'on nomme positivisme (ou empirisme) logique postulait que les sciences devaient être fondées sur le langage de la physique, que la philosophie devait se consacrer à l'analyse logique des propositions scientifiques, éthiques et esthétiques, affirmant que toute assertion métaphysique était dépourvue de sens. Après l'assassinat de l'un des leurs (Maurice Schlick) en 1936, la société Ernst Mach (autre nom du Cercle de Vienne) a fui aux États-Unis. Elle a constitué un courant à l'influence majeure, en dépit des critiques qui ont rapidement émergé, dénonçant notamment son dogmatisme[29] et son réductionnisme visant une science des normes.[30] Sans entrer dans les débats qui agitent encore les sphères philosophiques, ce détour historique vise, pour notre objet, à saisir comment les faits historiques dramatiques ont contribué au rejet viscéral du vitalisme dans les sciences biomédicales, à la faveur de certains constructivismes qui se glissent dans le néolibéralisme comme la main dans un gant ajusté. En effet, cette vision du monde a dominé de nombreux champs disciplinaires et marqué profondément la conduite des politiques jusqu'à aujourd'hui. Pour mémoire (1re partie), le français Louis Rougier adhéra au Cercle de Vienne et organisa à Paris en 1938 ce fameux colloque Lippmann, acte fondateur du néolibéralisme. S'il peut sembler cavalier de rapprocher ce concept économique du positivisme logique, il convient néanmoins de citer le philosophe John Dewey, qui s'opposa tant aux idées de Walter Lippmann qu'à la philosophie analytique/positiviste d'un Rudolf Carnap.

Des naturistes allemands à la naturopathie mondialisée

Selon l'historien Maurice Garden[31], la cure de Sebastien Kneipp (1896)[32], un prêtre catholique, serait aux fondements des principes de la naturopathie. Kneipp, s'inspirant du Silésien Vinzenz Priessnitz (1799-1851) posait cinq principes fondamentaux : l'hydrothérapie, la phytothérapie, la thérapie du mouvement (exercices corporels), la thérapie de l'alimentation (diététique), et la théorie de la discipline de vie. Il redécouvrait quelques bases de la médecine au temps d'Hippocrate - c'est du moins ce que prétendent les naturopathes de l'Organisation de la médecine naturelle et de l'éducation sanitaire en France

---

[28] Aray B., *Otto Neurath et le Cercle de Vienne de gauche*. Éditions de La Sorbonne, 2022

[29] W.V.O Quine, *Du point de vue logique : neuf essais logico-philosophiques*. Sandra Laugier (Dir.), Vrin, 2003

[30] Moritz Schlick, *Questions d'éthique*. Presses Universitaires de France, coll. « Philosophie morale », 2000.

[31] Garden, Maurice, *Médecine « savante » et médecine « naturelle » en Allemagne (fin XIXe - début XXe siècle)*, déjà cité

[32] Ouvrage régulièrement réédité en Allemagne jusqu'aux années 1980

(OMNES). Dans l'Allemagne protestante, un autre praticien naturiste faisait parler de lui : le menuisier Louis Kuhne qui inventa le bain dérivatif à l'eau froide et prônait une diététique extrême, exclusivement végétarienne et sans sel ; selon lui toutes les maladies étaient dues à des « surcharges ». Il exerçait ouvertement à Leipzig dans un établissement où il recevait des patients réputés incurables par la médecine, et il publia des livres à succès. En Hongrie, Ignatz von Peczely, un médecin, inventait l'iridologie comme méthode diagnostique, et publiait en 1880 un ouvrage[33] qui diffusera cette méthode en Europe, aux États-Unis, et jusqu'en Inde au XXe siècle.

Comme toujours, la circulation des savoirs et des pratiques permet des adaptations (ou des réinventions) selon le contexte. Émigrés aux États-Unis, les naturopathes allemands se donnent un qualificatif - *nature 's path* (chemin vers la nature) - terme inventé par John H. Scheel en 1895, suivi par Benedict Lust (1872-1945) qui fonde à New York en 1902 *l'American School of Naturopathy*. Lust avait étudié l'ostéopathie, inventée aux États-Unis par Andrew Taylor Still (1828-1917) dans le contexte de la guerre de Sécession,[34] puis diffusée en Grande-Bretagne par son élève J.M. Littlejohn, qui a aussi diffusé les pratiques germaniques (l'hydrothérapie, la nutrition, la phytothérapie) dans le monde anglo-saxon. À cet égard, relevons que l'OMS considère Still et Palmer (chiropraxie) parmi « les influences qui définissent la philosophie et la pratique de la naturopathie »[35], confortant son ancrage étasunien.

Revenue en Europe continentale sous le nom de naturopathie, cette pratique trouva une audience déjà faite en Allemagne[36], et un fort développement en France dans les années 1930 grâce à Paul Carton (1875-1947) et Pierre-Valentin Marchessau (1911-1994). Puis, comme pour d'autres pratiques non conventionnées, le moment *New Age* propulsa la naturopathie dans de multiples courants plus ou moins spiritualistes, que la pratique soit urbaine ou rurale.[37]

Sans aucun doute vitalistes œcuméniques, les naturopathes de l'OMNES (Organisation de la Médecine Naturelle et de l'Éducation Sanitaire), se revendiquent aussi ouvertement des hygiénistes du XIXe siècle, notamment de Paul Carton, selon lequel toutes les maladies seraient causées par un système

---

[33] Von Peczely, *Découverte dans le domaine de la thérapeutique et du naturisme. Introduction à l'étude du diagnostic par les yeux.*

[34] Monnais L., « Médecines alternatives, du continent nord-américain à l'Asie orientale : entre exclusion réitérée et pluralisme incorporé ». *Médecine/sciences* 2017; 33: 183-7

[35] World Health Organization, *Benchmarks for training in traditional /complementary and alternative medicine: benchmarks for training in naturopathy,* 2010, p 3

[36] Bien que participant au processus de la médecine intégrative, les Allemands conservent le terme de naturopathie pour désigner les pratiques complémentaires : Homberg A, Scheffer C, Brinkhaus B, Fröhlich U, Huber R, Joos S, Klose P, Kramer K, Ortiz M, Rostock M, Valentini J, Stock-Schröer B., "Naturopathy, complementary and integrative medicine in medical education - position paper by the GMA Committee Integrative Medicine and Perspective Pluralism". *GMS J Med Educ*. 2022 Apr 14;39(2):Doc16.

[37] Grisoni, A., « De la naturopathie rurale à la santé naturelle : distanciation et assimilation autour de la notion d'espace ». *Nouvelles perspectives en sciences sociales*, 2012, 8(1), 237–259

immunitaire déficient, en lien avec une mauvaise hygiène de vie - c'est le père de la « détox ». La « philosophie vitaliste » de la naturopathie est considérée comme un de ses principes fondateurs et décrite ainsi par l'OMS :

« Le vitalisme considère que le corps a une intelligence innée qui s'efforce de maintenir la santé, de sorte que le rôle du praticien est d'assister ces efforts en coopérant avec les forces de guérison de la nature en action dans le corps. »[38]

Selon l'OMNES, en concordance avec l'OMS, la naturopathie est un amalgame d'une dizaine de « classes de techniques » : « hygiène alimentaire, activité physique, techniques vibratoires, techniques énergétiques, plantes médicinales et compléments alimentaires, techniques respiratoires, techniques réflexes, techniques manuelles, hydrologie, techniques psycho-émotionnelles. »[39] L'ostéopathie, la chiropraxie et l'acupuncture, qui pourtant font l'objet de documents distincts élaborés par les instances onusiennes, pourraient finalement être considérées comme des techniques naturopathiques - ce qui conduit l'OMNES à proclamer la naturopathie comme la « troisième médecine traditionnelle au monde. »[40] Admettons : le catalogue est particulièrement vaste pour une formation de 1500 heures, tandis que l'ostéopathie demande cinq ans de formation et l'acupuncture trois ans après un doctorat de médecine. Une telle diversité de pratiques pose évidemment de nombreuses questions quant à la masse de connaissances à acquérir en si peu de temps - et à leur maîtrise sur le terrain - mais aussi interroge la vision sous-jacente à une telle multiplicité de techniques revendiquées. L'OMNES répond que la naturopathie mobilise cinq principes : la vitalité définie comme « la capacité d'une personne à s'adapter dynamiquement à toutes les situations tout en maintenant sa santé grâce à sa propre énergie vitale » - une tautologie donc ; la prise en compte du terrain (non défini) physiologique analysé lors du « bilan naturopathique » ; le « causalisme » à entendre comme les causes potentielles des dysfonctionnements (*habitus*) ; ce qui rejoint l'hygiène de vie « dans une approche holistique qui considère un individu dans sa globalité et repose ainsi sur la compréhension des interrelations entre la physiologie, la psychologie, l'environnement et l'énergie vitale d'un individu. »[41]

Sous le feu médiatique de certaines dérives, les naturopathes se sont fédérés autour d'un référentiel métier et d'une « déontologie ». Si certains procédés à visée diagnostique (comme l'iridologie) semblent avoir disparu du paysage, il reste que le principe dépasse largement les conseils d'hygiène de vie, puisqu'il

---

[38] World Health Organization, *Benchmarks for training in traditional /complementary and alternative medicine: benchmarks for training in naturopathy,* p 3

[39] https://www.omnes.fr/la-naturopathie/metier-et-deontologie/les-10-techniques-naturopathiques/

[40] Boutry, B., « OMNES : la naturopathie, 3e médecine traditionnelle au monde et profession à part entière ». *Hegel*, 2015, 4, 335-337.

[41] https://www.omnes.fr/la-naturopathie/definition/les-5-principes-de-la-naturopathie/

s'agit « d'identifier la cause d'un symptôme ou d'une maladie afin de l'éliminer » (une sorte de diagnostic ?) « En examinant le style de vie du patient, son alimentation et sa force vitale »[42] ; la proposition « thérapeutique » est « un ensemble de méthodes de soins visant à renforcer les défenses de l'organisme par des moyens considérés comme naturels et biologiques. »

Homéopathie et naturopathie sont des inventions contre le réductionnisme, et il est remarquable de constater que, malgré la forte empreinte du positivisme logique dans nos visions du monde et dans les sciences biomédicales, la notion de vitalisme reste particulièrement valorisée par ces thérapies, elles-mêmes portées par une réaction des populations à la transformation industrielle du monde. Si l'homéopathie semble être restée proche de ses fondements originels, la naturopathie s'est nourrie de multiples influences au cours de sa diffusion, notamment les pratiques asiatiques. *A contrario*, dans une acculturation facilitée par les principes vitalistes, certains systèmes sanitaires asiatiques (Inde) n'ont pas hésité à s'approprier ces pratiques thérapeutiques occidentales, appropriation accélérée par la globalisation sanitaire.

---

[42] WHO, *Benchmarks for training in traditional /complementary and alternative medicine, benchmarks for training in naturopathy, op.cit,* p5

CHAPITRE IX : DEUX MÉDECINES SAVANTES ASIATIQUES À L'HEURE DE LA GLOBALISATION

Les années reagano-thatchériennes, marquées par le néolibéralisme et la performance individuelle, sont les années du *boom* du bien-être et la multiplication de centres dédiés « teintés d'ayurveda et de feng shui : le *wellness* a pour corollaire un *fitness* dont l'entretien, en d'autres lieux et selon un autre calendrier, "coûte" au curiste, sur le plan physique, ce que ne lui a jamais coûté la naturopathie même la plus exigeante. »[1]

Les principes fondateurs de la naturopathie paraissent désormais recodés par le marché des compléments alimentaires et, par ce biais commercial, cette pratique bénéficie d'une grande publicité auprès de divers publics - au même titre que l'homéopathie, cette fois au sein des pharmacies. La globalisation va accélérer les échanges de pratiques et de produits "naturels" entre les populations du globe. Dans ce grand marché du complément alimentaire et autres pharmacopées "traditionnelles", l'Inde - premier producteur mondial de médicaments génériques - fait preuve d'un grand activisme pour diffuser ses produits phytothérapeutiques et les pratiques de soin qui vont avec. Elle entre en compétition et en concurrence directe avec la Chine, laquelle s'empare du marché africain des "médicaments traditionnels" en remontant vers l'Europe grâce aux *silk roads* jusque dans des officines de médecine chinoise ayant pignon sur rue dans les grandes villes (Londres, Amsterdam, Paris, Rome). Cette diffusion de pratiques de soin "traditionnelles" vers l'Occident (puis l'Afrique) s'inscrit en miroir de l'importation en Asie de la médecine moderne tout autant que des pratiques de soin autochtones européennes, notamment à partir du XIXe siècle.

1) Échanges de pratiques entre l'Inde et l'Allemagne

L'homéopathie a voyagé avec ses disciples pendant la phase de globalisation, notamment vers l'Asie. C'est peu connu,[2] mais un certain nombre de missionnaires, le plus souvent américains prosélytes, ont tenté d'implanter cette thérapie en Chine à la fin du XIXe siècle, son public étant le plus souvent réduit aux colons et voyageurs - autant dire que l'introduction de l'homéopathie en Chine fut un échec. En revanche, elle a trouvé son public et un soutien institutionnel indéniable en Inde, dès sa présentation en 1839 par le Dr Honingberger (un disciple de Samuel Hahnemann), médecin officiel à la cour de Lahore. Il a formé des médecins indiens, comme le Dr Babu Raffen Datta (1839-1889) et le Dr Mahendralal Sarkar (1833-1904) qui la diffusèrent comme

[1] Marc Cluet, *Naturopathie et maisons de santé naturistes*, op cit, p 488

[2] Lu Di, "Homoeopathy flourishes in the far East: A forgotten history of homeopathy in late nineteenth-century China". *Notes Rec*, 2019, 73329–351

une alternative à la médecine impérialiste britannique. Le nombre de dispensaires d'homéopathie augmenta rapidement, surtout à New Delhi, avant la reconnaissance comme médecine officielle entre 1967 et 1973, date de la création du *Central Concil of Homeopathy*. Des centres de formation et recherche adossés à des structures cliniques ont fleuri, et le diplôme de médecin homéopathe a été reconnu en 1998[3]. Dans ces centres, les médicaments homéopathiques sont fabriqués sur place, adaptés de la pharmacopée indienne[4], et délivrés en main propre par le praticien lors de la consultation - conduisant l'OMS à éditer en 2009 un document visant à sécuriser les modalités de fabrication.[5] Relevons que le laboratoire français Boiron, plus gros producteur mondial de sa catégorie, a réussi à s'introduire en Inde et créer sa filiale sur place en 2016.

Si le statut indien de l'homéopathie surprend, surtout ces dernières années, le cas de la naturopathie est encore plus énigmatique vu de l'Occident, mais il faut y regarder de plus près : la naturopathie est revendiquée comme médecine nationale à la suite de certaines paroles du « père de la nation », Gandhi. La brochure de l'Institut national de la naturopathie[6], sous le patronage du *Central Council for Research in Yoga & Naturopathy*[7], s'ouvre sur les paroles suivantes du Mahatma Gandhi :

> « La cure naturelle a été une passion pour moi depuis mon enfance. Servir la cause de la nature a toujours été le rêve de ma vie. 999 cas sur 1000 peuvent être soulagés par une diète régulière, des traitements liés à l'eau, l'air et la terre, ainsi qu'avec des remèdes de famille. »[8]

On apprend du reste que Gandhi aurait séjourné dans ce centre situé à Pune (État du Maharashtra) à plusieurs reprises en 1944 (156 jours au total). La naturopathie y est définie comme système médical et comme mode de vie :

> « La cure naturelle est sans drogue, non invasive ; rationnelle, c'est un système fondé sur des faits. Les traitements comprennent des composants naturels, selon la théorie de la vitalité, la théorie de la toxémie, la théorie de capacités d'autoguérison du corps et sur des principes de vie sains. »[9]

---

[3] http://www.nih.nic.in : sur ce site officiel, on peut lire que la formation de base dure 5 ans, plus 3 ans pour les médecins. La formation comprend notamment l'apprentissage de la fabrication des médicaments.

[4] Anne-Cécile Hoyez et Olivier Schmitz, « Les voies indiennes de l'homéopathie », *Transcontinentales*, 5 | 2007, 97-112.

[5] World Health Organization, *Safety issues in the preparation of homeopathic medicines*. 2009

[6] http://punenin.org/attach/brochure_english_19052016.pdf

[7] Ccryn, namayush.gov.in

[8] Ccryn, namayush.gov.in, ma traduction

[9] Ibid, ma traduction.

« Système fondé sur des faits » : cette assertion ferait blêmir de rage nombre de médecins en Occident, d'autant qu'elle ne fournit aucune référence. Plus intéressante est la mention de la « théorie de la vitalité » ; d'ailleurs le prospectus se poursuit en ces termes : « la médecine naturopathique est enracinée dans la sagesse de guérison de nombreuses cultures de tous temps. »[10] En somme, si nous traduisons, il s'agit de proposer une médecine non indienne basée sur des préceptes vitalistes entendus comme universaux, donc parfaitement compatibles avec la promotion gouvernementale de l'hygiène de vie.

En miroir, la médecine ayurvédique semble bien implantée dans le paysage allemand, en particulier depuis la fondation, pionnière en Europe, de la *German Association for Ayurveda* en 1983[11]. Par comparaison en France, cette médecine savante indienne a une visibilité assez réduite, si bien que la Fédération française d'Ayurveda n'a été créée qu'en 2021,[12] regroupant majoritairement des praticiens d'origine occidentale (aux côtés de quelques médecins srilankais) à destination d'un public occidental[13] - la médecine des Tamouls *a contrario* est exercée par des médecins d'origine tamoule et quasi exclusivement destinée aux populations migrantes.[14] Cette relative invisibilité pourrait s'expliquer aussi bien par la législation française, restrictive concernant le statut des praticiens de thérapies complémentaires non-professionnels de santé, que par l'histoire coloniale. Mais ce dernier point est partagé avec l'Allemagne, qui pourtant a accueilli largement l'ayurveda. Selon Marc Cluet, il y aurait une explication culturelle :

> « La quête d'une antiquité mythique, "indogermanique" a servi de modèle à des projets non seulement de repyramidage social au profit d'"élites", mais aussi de fraternisation universelle sous le signe de la non-violence. Elle fut même considérée comme laboratoire probable, à terme, du "socialisme scientifique" pour l'Orient. Autour de 1900, les grandes visions ont, en partie, fait place aux aspects "curieux", mais elles n'ont jamais disparu totalement, y compris dans le registre humaniste. »[15]

---

[10] Ccryn, namayush.gov.in, ma traduction

[11] Bauhofer, Ulrich, « L'ayurvéda - une médecine douce pour une époque bruyante », *Allemagne d'aujourd'hui*, vol. 229, no. 3, 2019, pp. 146-152. Selon l'auteur, le premier médecin occidental à s'impliquer dans les fondements scientifiques de la médecine ayurvédique, c'est l'organisation à New Dehli d'une conférence de portée internationale qui aurait lancé la diffusion de la médecine ayurvédique vers l'Occident.

[12] https://www.ffa-ayurveda.fr/la-federation/histoire-et-mission/

[13] Hoyez, Anne-Cécile, « L'ayurveda, c'est pour les Français ». Interroger recours aux soins, systèmes de santé et expérience migratoire », *Revue européenne des migrations internationales*, vol. 28, no. 2, 2012, pp. 149-170.

[14] Hoyez, Anne-Cécile, « Trajectoires de santé et trajectoires migratoires chez les migrants sud-asiatiques en France. La santé à l'épreuve de la précarité et du sentiment d'isolement », *Migrations Société*, vol. 161, no. 5, 2015, pp. 157-172.

[15] Cluet M., *La fascination de l'Inde en Allemagne 1815-1933*. Presses Universitaires de Rennes, 2004

La médecine ayurvédique s'est déployée d'abord dans les maisons de santé naturistes (on en compte un certain nombre dans la Forêt-Noire) qui se sont développées tout au long du XIXe siècle, puis sous le statut unique en Europe de *Heilpraktiker* (praticien de santé), depuis 1935 sous le contrôle du ministère de la Santé, sanctionné par un examen vérifiant les bases minimales de médecine clinique (ou de psychologie pour les praticiens en psychologie). Si ce statut distingue le médecin homéopathe du praticien de santé en homéopathie, depuis une loi de 2018 un médecin a la possibilité d'endosser le statut de *Heilpraktiker*.[16] Le plus souvent, les praticiens de santé sont naturopathes, nous avons pu envisager combien cette pratique est enracinée culturellement. Mais face à la concurrence de ces offres de santé et devant l'augmentation importante des consommateurs d'ayurveda[17], les médecins berlinois se sont constitués en une association depuis 2011 :

> « DÄGAM vise à encourager l'intégration dans le système de santé allemand grâce à des recherches systématiques et réputées sur l'Ayurveda afin d'élargir les options de traitement efficaces de l'Ayurveda dans le contexte des concepts de santé intégratifs modernes et de les rendre accessibles au plus grand nombre. DÄGAM encourage la création et le respect de normes de qualité en matière de produits, d'éducation médicale et de pratique de l'Ayurveda. » [18]

L'objectif porté par cette association serait d'intégrer l'ayurveda dans le système de santé allemand, conformément aux attentes de l'OMS. À y regarder de plus près, on découvre leurs liens avec l'association de naturopathie *Hufeland Society*, ce qui conforte une observation déjà formulée plus haut : la naturopathie en Allemagne tend à être synonyme de « médecine intégrative » - et rejoint d'une certaine façon la position de l'OMS que nous analyserons au chapitre X.2. Il semble qu'en Allemagne et plus largement dans les pays germanophones, l'Inde dépasse la Chine, l'acupuncture connaissant un relatif déclin : prise en charge par le système de santé uniquement sur les migraines et les douleurs lombaires, et pratiquée par des médecins qui semblent avoir intégré cet "outil" à bien d'autres en médecine générale[19], l'acupuncture est aussi concurrencée par les thérapies manuelles (ostéopathie notamment) dans ce champ d'indication restreint. Ce qui démontre la grande variabilité de statut des

---

[16] Kohn, Sonja, « Le métier de Heilpraktiker et le second marché de la médecine allemande », *Allemagne d'aujourd'hui*, vol. 229, no. 3, 2019, pp. 91-104.

[17] Kessler C, Wischnewsky M, Michalsen A, Eisenmann C, Melzer J., "Ayurveda: between religion, spirituality, and medicine". *Evid Based Complement Alternat Med. 2013*; 2013:952432. « In Germany, Austria, and Switzerland Ayurveda is one of the fastest growing CAM methods. »

[18] DÄGAM : *Deutsche Ärztegesellschaft für Ayurveda-Medizin*, qui regroupe des médecins et quelques non-médecins : https://www.daegam.de/Aerzte/

[19] Robert Frank and Gunnar Stollberg, "Medical acupuncture in Germany: patterns of consumerism among physicians and patients". *Sociology of Health & Illness* Vol. 26 No. 3 2004. - Unschuld, Paul Ulrich. « La médecine traditionnelle chinoise en Allemagne », *Allemagne d'aujourd'hui*, vol. 229, no. 3, 2019, pp. 125-134.

thérapies complémentaires selon les législations locales, mais aussi les habitudes culturelles.

L'ayurveda, diffusée et pratiquée en Europe, est « formatée » sous le terme de *Maharishi* pour ce public spécifique par les autorités de santé indienne (mais pas seulement, voir chapitre IX.3) qui ne ménagent pas leur peine pour la diffuser, car la concurrence est ouverte avec les Chinois pour vendre leurs pratiques médicales, mais surtout leurs produits pharmaceutiques (à base de plantes la plupart du temps) qui sont fabriqués industriellement à destination de l'étranger.

2) Les tribulations de l'acupuncture en France

La médecine chinoise était connue depuis le XVIIe siècle sans rencontrer beaucoup d'intérêt : Menuret avait tenté de comprendre la pulsologie chinoise dans l'Encyclopédie ; on trouve un *Secrets de la Médecine chinoise, consistant en la parfaite connaissance des pouls,* publié anonymement en 1671 à Grenoble, ou encore le traité de *materia medica* de Li Shizhen (*Bencao gangmu*[20]) paru en 1735 dans la *Description de la Chine* dirigée par Jean-Baptiste Du Halde. Concernant plus spécifiquement l'acupuncture, il semble qu'elle ne suscita qu'un intérêt assez anecdotique[21] pendant le siècle des Lumières et tomba dans l'oubli jusqu'au XIXe siècle : des expériences d'électropuncture furent alors menées par Sarlandière autour de 1824 ; Dabry de Thiersant publia *La médecine chez les Chinois* en 1863. Ronald Guilloux[22] a distingué deux phases : de 1670 à 1820, les informations sont recueillies essentiellement par les Jésuites et des médecins de la Compagnie Hollandaise des Indes ; puis entre 1820 et 1980 la diffusion et la pratique semblent exponentielles, avec un premier pic notable pendant l'entre-deux-guerres néo-hippocratique, lorsque les consultations hospitalières d'acupuncture furent soutenues par les médecins homéopathes. Le *carrefour de Cos* – particulièrement Paul Ferreyrolles - soutenait le traditionalisme défendu par le sinologue et diplomate Georges Soulié de Morant (1878-1955), auteur d'un ouvrage longtemps référencé, *l'Acuponcture Chinoise*[23], traditionalisme formé en opposition au charlatanisme, selon le même procédé de schismogenèse décrit au chapitre VI.5 : « Oui, il y a en Chine comme ailleurs des charlatans, ils inventent comme ailleurs toutes sortes de choses pour frapper la crédulité d'un public ignorant. »[24] Soulié de Morant ouvre son cabinet en 1935 et y reçoit de nombreuses célébrités de l'époque (dont Antonin Artaud), ce qui éveillera

[20] Compilé vers 1596

[21] Lucia Candélise, *La médecine chinoise dans la pratique médicale en France et en Italie, de 1930 à nos jours.* Thèse de Doctorat en Histoire et civilisations. EHESS, 2008

[22] Ronald Guilloux, « Évolution de la “Tradition” dans la réception de l'acupuncture chinoise en France (1860-1980) ». *Revue d'anthropologie des connaissances* 2011/1 (vol 5), p 13-40

[23] Publié en deux tomes aux Mercures de France en 1939 et 1941

[24] Cité par Ronald Guilloux, ibid.

quelques jalousies après la libération. En effet, les médecins français s'emparent de cette pratique et créent la Société française d'Acupuncture en 1945, puis le Syndicat National des Médecins Acupuncteurs de France en 1947 (SNMAF, encore actif). Ce dernier attaquera Soulié de Morant pour exercice illégal de la médecine en 1950, fera pression pour une reconnaissance académique de l'acupuncture et l'obtiendra de l'Ordre des médecins dès 1956 : les luttes de territoire entre médecins et non-médecins ne faisaient que commencer.

Ces épisodes dénotent la spécificité française dans son rapport à l'acupuncture, soulignée par Lucia Candélise[25] : nulle part ailleurs dans le monde elle n'a autant été associée à la "tradition", une référence qui persiste jusqu'à nos jours, non pas tant comme une controverse (des travaux sérieux d'histoire et d'anthropologie ont été conduits entre-temps pour resituer ce terme dans le champ de la médecine chinoise[26]), mais plutôt comme un pivot autour duquel va s'articuler la concurrence entre divers groupes de praticiens, en une schismogenèse impulsée dans l'entre-deux-guerres, sous des motifs différents. Au sein même du groupe des médecins, deux tendances vont se faire face : d'un côté l'approche « traditionaliste française » s'appuyant sur l'étude des textes fondamentaux de l'Association française d'Acupuncture (AFA), de l'autre l'approche « scientifique et moderniste » défendue par l'Association Scientifique des Médecins Acupuncteurs de France (ASMAF).[27]

Le label « Médecine Traditionnelle Chinoise » (MTC) apparaît en 1969 - sous l'influence de la Chine maoïste (voir infra IX.3) - et la tension monte au sein même de la profession médicale dès 1970, opposant le Dr Nguyen Van Ngy, acupuncteur d'origine vietnamienne et défenseur de la "tradition", à Jean Niboyet positionné en tant que défenseur de la démonstration scientifique :

> « Nous sommes des médecins occidentaux et nous devons nous regarder actuellement comme limités dans tous les cas où elle est moins active que notre médecine actuelle. C'est une limite que nous respectons. Sauf en cas d'échec de la médecine actuelle. La deuxième limite, c'est qu'on ne peut reprendre les données d'une "tradition millénaire" sans les vérifier expérimentalement et sans déconsidérer les acupuncteurs. »[28]

Ces idéologies auront de beaux jours devant elles… le grand vent *New Age* des années 1970 inspire de nouveaux acteurs qui se structurent petit à petit pour « s'éloigner des pratiques de bien-être et se rapprocher d'une pratique de

[25] Lucia Candelise, *La médecine chinoise dans la pratique médicale en France et en Italie, de 1930 à nos jours. Op cit.*

[26] Paul Unschuld, Judith Farquhar, Elisabeth Hsu, Volker Scheid (par exemple)

[27] Lucia Candelise, « Construction, acculturation et diffusion de l'« acupuncture traditionaliste française » au XXe siècle », *Documents pour l'histoire des techniques*, 16 | 2008, 76-88.

[28] 1er Congrès de la Confédération Nationale des Associations Médicales d'Acupuncture, 1970

soins »[29]. Des personnes extérieures aux professions de santé souhaitent être reconnues comme praticiens de santé : les associations, fédérations, syndicats et autres structures Loi 1901 sont aussi nombreux que les dirigeants des écoles, souvent des médecins (mais pas toujours) en quête d'un public, de visibilité (de légitimité) et des compléments de revenus que procure la publicité des formations qu'ils proposent. Certains sont sincères, prêts à défendre avec courage et authenticité cette "tradition" médicale ; nombreux sont ceux qui savent pertinemment que le terme *zongyi* (médecine traditionnelle chinoise) s'adresse à des Occidentaux captifs, ce qui ne gêne en rien leur promotion d'une tradition ancestrale que portent des discours habilement orientés vers leurs propres intérêts. Certains médecins pratiquent en tant que médecins, s'abritant derrière la juridiction du Conseil de l'Ordre et du Code de santé publique et, en même temps, font la promotion auprès d'un public en quête de reconversion en un exercice non médical sous l'argument suivant : « le diagnostic chinois ne repose pas sur les mêmes bases que le diagnostic de la biomédecine ».

Des années 1980 aux années 2000, la concurrence reste âpre entre les médecins et les non-médecins, tandis que d'autres professionnels de santé entrent en scène : les kinésithérapeutes (qui revendiquent leur capacité à pratiquer les massages chinois, une des branches de la médecine chinoise) puis les sages-femmes en 2003, avec une formation spécifique à l'acupuncture obstétricale, reconnue par décret en 2007. Les médecins continuent de défendre la pratique médicale de l'acupuncture, sous divers arguments, dont celui de santé publique, mais cet argument manque de puissance en regard de celui-ci : « ils restent garants d'une innocuité de la pratique afin d'éviter toute perte de chance et s'assurer du consentement éclairé du patient. »[30] Fanny Parent, docteur en Sciences politiques, s'était glissée en 2014 dans une école de médecine chinoise pour observer les divers horizons professionnels des étudiants[31] ; elle porte son hypothèse en ces termes : « il semble que l'opposition pointée par les organismes de médecins acupuncteurs entre les médecins et les "non-médecins" soit instrumentalisée par ces deux catégories d'acteurs ».[32] Quoi qu'il en soit, ces médecins participent, souvent très activement, à la structuration d'organisations regroupant des praticiens non-

[29] Ronald Guilloux, « Évolution de la « Tradition » dans la réception de l'acupuncture chinoise en France » (1860-1980), *déjà cité*

[30] Fanny Parent, « Seuls les médecins se piquent d'acupuncture ? Le rôle des associations professionnelles de praticiens dans la régulation de pratiques professionnelles de médecine chinoise en France ». *Terrain& travaux* 2014/2 n° 25, p 28

[31] Fanny Parent, *Gouverner le bien être : travail des normes et mobilisations autour des pratiques professionnelles de la médecine chinoise en France.* Thèse de sciences politiques, Université Toulouse 1, 2017

[32] Fanny parent, « Seuls les médecins se piquent d'acupuncture ? » déjà cité, p 32.

- Parent, Fanny. « Le lent processus d'intégration de la médecine chinoise en France. Les apports d'une sociologie des groupes professionnels aux *policy transfer studies* », *Gouvernement et action publique,* vol. 8, no. 3, 2019, pp. 59-82.

médecins, ouvertement en concurrence sur le marché de la médecine chinoise et néanmoins en quête d'un statut.[33]

Les tentatives furent nombreuses depuis les années 1980 pour fédérer cette population hétéroclite. Parmi les plus récentes, l'Organisation Syndicale de Médecine Chinoise (OSMC) a été créée en 2008 ; les membres du bureau, s'ils ont un titre de médecin, ne le revendiquent pas. L'OSMC fait un intense *lobbying* auprès des mutuelles et ancre leurs bonnes pratiques dans l'hygiène pour obtenir la reconnaissance tant attendue :

> « La reconnaissance ne s'obtiendra pas spontanément sans rien faire ou simplement parce que dans d'autres pays c'est déjà fait ou en cours. Nous ne l'obtiendrons que si nous agissons pour l'acquérir. Or, un premier point est de démontrer notre professionnalisme, nos aptitudes à prendre soin de la sécurité des consultants (patients) [grâce à] un code de bonnes pratiques pour augmenter notre crédibilité face au corps médical, aux autorités de sanitaires, aux pouvoirs publics. »[34]

La Confédération française de Médecine Traditionnelle Chinoise (CFMTC), créée en 2010, représente la France auprès de *l'European Traditional Chinese Medicine Association* et regroupe des associations régionales plus anciennes. La CFMTC a édité en 2012 un *Manuel Qualité*, destiné à un « praticien en MTC[35] » qui est :

> « Un praticien de première intention. Il pose un diagnostic spécifique à la MTC et applique un traitement au moyen de l'une ou plusieurs des thérapeutiques propres à cette médecine (…) À l'instar de l'ensemble des médecines traditionnelles, ou ethno-médecines, la MTC vise à sa manière au bien-être, à la prévention, au diagnostic et au traitement des maladies. »[36]

Si cette association s'expose, d'autres contournent plus souvent des termes pouvant tomber sous la condamnation d'exercice illégal de la médecine. Et puisque la concurrence est le moteur de la gouvernance, y compris en santé, le droit européen et la définition élargie de la santé établie par l'OMS sont convoqués : il s'agit bel et bien de « casser le monopole » détenu par les

---

[33] DIRMèCH, *Délégation pour l'Intégration et la Reconnaissance de la Médecine Chinoise* a été capable d'un intense *lobbying* auprès des politiques, notamment au Sénat : https://www.dirmech.org/nos-actions-publiques. On peut ainsi lire sur le site de la Fédération Nationale des Étudiants en Médecine Chinoise : « La reconnaissance de la médecine chinoise n'est plus à ce jour un projet ni une idée : c'est un processus en cours. La proposition de loi devant l'assemblée nationale est d'ores et déjà planifiée pour janvier 2018, même si elle reste encore à écrire. » http://www.fnemc.fr/faq.html#titre_la_reconnaissance, site consulté le 01/09/2018. Proposition de loi introuvable, tant sur senat.fr que sur le site de l'Assemblée nationale (à ce jour)

[34] http://osmc-france.com/code-des-bonnes-pratiques/

[35] Acronyme utilisé en France pour Médecine Traditionnelle Chinoise, traduction du terme *zhongyi* instauré par Mao

[36] http://www.cfmtc.fr/a-propos-de/definition-du-praticien

médecins, et les pouvoirs publics ne font rien pour calmer ce jeu d'atomisation des praticiens en santé.

Cette expansion du nombre d'écoles en France (et ailleurs) s'inscrit historiquement dans les suites de la visite de Nixon à Pékin en 1972, qui marque l'ouverture de la Chine à l'Occident. Alors c'est une médecine traditionnelle chinoise maoïste ayant subi de profonds remaniements qui est diffusée partout dans le monde. En contexte : après la proclamation de la République Populaire de Chine en 1949, le « Grand bond en avant » et la collectivisation (des terres notamment) est un échec cuisant, puisqu'une grande famine s'abat sur le pays entre 1958 et 1962. De nombreux médecins ayant reçu l'enseignement canonique ont fui au Vietnam (c'est notamment par cette route que cet enseignement est reçu en France, par exemple avec le Dr N'Guyen), quand de nombreux autres succombent à la famine lorsqu'ils ont été déportés dans les campagnes. Pour faire face à la catastrophe de santé publique, alors que la médecine chinoise était considérée comme réactionnaire depuis les années 1930, Mao décrète que *zhongyi* - terme strictement révolutionnaire traduit pour l'Occident en « Médecine Traditionnelle Chinoise » (MTC) - est un « grand trésor », mais qui va faire l'objet d'un profond mouvement de standardisation et d'unification des pratiques - nous verrons plus loin que cette standardisation est le fruit d'une hybridation assez originale de la médecine chinoise avec la médecine occidentale : c'est par exemple pendant cette période que furent développées l'auriculothérapie, l'acupuncture crânienne et l'anesthésie acupuncturale. Pour combler le manque de médecins formés à l'occidentale *xiyi,* on forme 50 fois plus de praticiens de médecine chinoise *zhongyi* : la pharmacopée est disponible, l'acupuncture demande peu de matériel. En 1968, pendant la Révolution culturelle, est instauré le statut de « médecin aux pieds nus » : des agriculteurs choisis au sein de leur unité de travail reçoivent une formation médicale et paramédicale minimale (six mois) afin d'exercer dans les villages ; on envoie aussi des étudiants en médecine citadins dans les campagnes pour y prodiguer soins et formations médicales et paramédicales aux paysans.

Plus tard, à partir des années 1980, les médecins tenteront de scientificiser leur médecine par un détour vers l'immunologie et la théorie des systèmes.[37] Notons que, dans ce rapport à la preuve, la pharmacopée sera favorisée dans les recherches et le développement industriel à venir, et elle va subir le même sort que l'ayurveda : les décoctions laisseront la place à des galéniques plus contemporaines. La « biomédicalisation » de la MTC va s'accroître fortement dans les années 1990, à la faveur de la circulation des idées et des pratiques à l'échelle mondiale, et de la volonté politique du gouvernement chinois, qui

---

[37] Judith Farquhar, *Knowing Practice: The Clinical Encounter of Chinese Medicine*. Routledge, 1994.
- Huang Jianping, *Methodology of Traditional Chinese Medicine.* New World Press (Beijing), 1995

adhère à l'Organisation mondiale du Commerce à partir de 2001[38] : l'industrie pharmaceutique est sous la tutelle du ministère du Commerce depuis 1955 et la pharmacopée officielle inclut des médicaments de médecine traditionnelle et de biomédecine en proportions quasiment identiques. Evelyne Micollier a travaillé sur l'innovation pharmaceutique en Chine concernant le VIH, elle raconte :

« Des traitements de MTC sont inclus dans des protocoles d'essais cliniques biomédicaux visant essentiellement à développer des traitements biomédicaux. Les complexes médicinaux (*compounds*) de la pharmacopée traditionnelle (*zhongyao*) constituent la majeure partie de la *materia medica* de la MTC ; des complexes "innovants" seront parfois ajoutés à la pharmacopée officielle s'ils sont validés selon les normes légales chinoises, c'est-à-dire s'ils obtiennent l'autorisation de mise sur le marché (AMM) délivrée par l'agence nationale de sécurité alimentaire et sanitaire (SFDA : State Food and Drug Administration). Dans la mesure du possible, ces complexes nouveaux issus de la MTC sont traités et testés selon les mêmes procédures de pharmacologie clinique que les médicaments biomédicaux. On assiste ainsi à une mondialisation des méthodes de recherche pour l'expérimentation des médecines non conventionnelles, qui contribue à la production de savoirs "autres", qui restent difficiles à définir. »[39]

« Dans la mesure du possible » : dans les années 1990, certains *compounds* importés via la Belgique contenaient de la cortisone, désormais c'est vers l'Afrique que sont envoyés ces *fakemedicines*. Au XXIe siècle, l'industrie pharmaceutique chinoise cherche à élargir encore son marché : « La Chine est en marche pour révolutionner son industrie pharmaceutique dans le monde. La province du Jiangsu est devenue un véritable incubateur d'innovations grâce à ses avancées spectaculaires dans l'internationalisation de la médecine traditionnelle chinoise et la renommée de ses centres de R&D en médecine occidentale. »[40] La tradition se vend bien à l'extérieur de la Chine, notamment sur le continent africain.[41]

Pour compléter brièvement ce panorama, il reste à évoquer le qi gong, qui a subi des transformations similaires à celles du yoga.[42] Sécularisées sous le terme générique de qi gong dans les années 1950, les pratiques gymniques basées sur le souffle et la méditation sont d'abord enseignées aux cadres du Parti dans des sanatoriums. Entre 1979 et 1999, date de la répression de la secte Falungong, c'est *La fièvre du Qi Gong*[43] : « Un mouvement religieux de masse, appuyé par

[38] Évelyne Micollier, « Un savoir thérapeutique hybride et mobile. Éclairage sur la recherche en médecine chinoise en chine aujourd'hui. *Revue d'anthropologie des connaissances* 2011/1 (vol.5, n°1), p 47-70

[39] Ibid.

[40] http://french.china.org.cn/china/txt/2017-09/08/content_50013750.htm

[41] http://www.chinafrique.com/Economie/201703/t20170324_800092060.html

[42] Tardan-Masquelier, Y., « La réinvention du yoga par l'Occident ». *Études*, 2002, 396, 39-50.

[43] Thèse de David A. Palmer, *La « fièvre du Qi Gong » : guérison, religion et politique en Chine contemporaine*. École Pratique des Hautes Études, 2002

une idéologie légitimatrice se référant aussi bien à la tradition antique qu'à la Science. Le qi gong devient une manifestation contemporaine du monde sectaire qui, depuis la dynastie des Ming, occupe une place importante dans le paysage religieux chinois. Mais la participation ouverte et active d'institutions de l'État distingue le qi gong par rapport au sectarisme chinois traditionnel. » À cette analyse, il convient d'ajouter celle du marché à destination de l'Occident, avec une croissance importante d'études montrant les bienfaits du qi gong sur l'hypertension artérielle ou l'obésité par exemple, largement relayées par les praticiens, médecins ou pas.[44]

3) Qu'est-ce qu'une « médecine traditionnelle » dans un monde globalisé ?

Depuis les années *New Age,* les thérapies complémentaires sont plébiscitées dans le monde occidental avec le développement des recours à l'homéopathie et à la naturopathie, toutes deux autochtones, mais aussi avec l'acculturation de certaines médecines savantes asiatiques. En miroir, et sous la pression croissante de l'OMS ces dernières années, les « médecines traditionnelles » sont valorisées non pas toujours *per se*, mais aussi dans le cadre de systèmes de santé paraissant défaillants en termes de santé publique. À Cuba par exemple, la pénurie chronique de médicaments (mais pas de soignants, envoyés par exemple en renfort à nos systèmes sanitaires pendant la pandémie de Covid-19) depuis la chute du Mur et l'effondrement de l'URSS[45], a conduit les autorités à encourager la production et la distribution dans les pharmacies des « alternatives vertes ».[46] En revanche, en Inde et en Chine, la valorisation d'une de leurs médecines traditionnelles - sous des modalités fort différentes comme nous allons voir - est antérieure aux recommandations onusiennes.

En quoi ces médecines restent-elles "traditionnelles" selon le lexique onusien ? Pour tenter de cerner cette question, ce chapitre présente brièvement les fondements et les principes de la médecine ayurvédique indienne et de la médecine canonique chinoise, avant d'en décrire quelques transformations majeures. Ce choix s'impose puisque, parmi toutes les médecines pratiquées encore au XXIe dans ces deux immenses pays, non seulement elles ont été désignées comme représentatives de la tradition médicale par leur pays d'origine respectif, mais aussi elles dominent le paysage des thérapies complémentaires importées en Occident. Nous aurons à replacer ces savoirs

[44] Evelyne Micollier, « Le qigong chinois : enjeux économiques et transnationalisation des réseaux, pratiques et croyances ». L. Bazin, A. Benveniste, V.A. Hernandez et M. Sélim (coord.) « Globalisation, Tome II : Consommations du religieux », *Journal des Anthropologues* n°98-99,2004, pp.107-146.

[45] *Périodo especial*

[46] https://www.nationalgeographic.fr/reportage/en-pleine-penurie-de-medicaments-les-cubains-se-tournent-vers-les-remedes-naturels

médicaux « traditionnels » d'une part dans le cadre des influences mutuelles entre les pratiques locorégionales, et d'autre part dans leurs rapports à la médecine moderne à partir du XIXe siècle. Il est à cet égard remarquable de constater que la domination de la médecine occidentale et les grands remaniements des systèmes de santé liés à la globalisation néolibérale n'ont pas totalement effacé le pluralisme médical préexistant à la colonisation portugaise, puis britannique en Inde, et à l'affaissement de la Chine après les guerres de l'opium.

Quelles formes de savoirs médicaux traditionnels sont parvenues en Occident, et en retour, comment le sous-continent indien s'est-il approprié les savoirs "traditionnels" occidentaux, comme l'homéopathie et la naturopathie ? La *Santé globale* vise à l'horizon 2034 l'intégration des « médecines traditionnelles » dans les soins de santé primaires *via* le projet de la « médecine intégrative » : quel sera leur devenir ? C'est une question de fond : si l'on accepte selon laquelle l'hypothèse que ces thérapies ont une matrice vitaliste (holiste) commune, alors il faut interroger les diverses modalités d'appropriation : hybridation, métissage, acculturation ? Les fondements vitalistes sont-ils préservés ? Le processus intégratif onusien respecte-t-il cette diversité ?

Le cas des médecines indiennes

En Inde, il existe plusieurs médecines, selon les communautés religieuses, partant, selon les régions. Il faut citer la médecine siddha (le yogi parfait, réalisé) des Tamouls[47], dont les origines remonteraient au Xe siècle, encore pratiquée dans l'État du Tamil Nadu, au Sri Lanka et à Singapour, sans avoir subi les transformations appliquées à la médecine ayurvédique - ce qui lui confère sa réputation d'efficacité, mais aussi de dangerosité puisqu'elle utilise des poisons d'inspiration alchimique (notamment le mercure solide). Bien que fondée sur des textes classiques, les *ōlaiccuvaṭikkaḷ,* on peut la classer dans les médecines populaires dans la mesure où la transmission est à la fois de maître à élève et intrafamiliale, réservée aux hommes. Il convient de citer aussi la médecine yunani (du grec ionien), diffusée à partir du XIIIe siècle en Inde depuis le sultanat de Delhi, au Pakistan et en Iran grâce au *Canon de la médecine*, une synthèse du *corpus* galénique rédigé par Avicennes, traduite en persan : elle aura une forte influence sur la médecine tamoule, en une sorte de « métissage » selon certains auteurs[48]. On peut citer par exemple la prise des pouls radiaux : si certains auteurs y voient la marque exclusive de la médecine chinoise (via l'influence sur la médecine tibétaine rigpa), d'autres considèrent qu'elle provient de la médecine siddha, d'autres encore de la médecine yunani. Ces

[47] Brigitte Sébastia, « Le passage des frontières de médecines pas très douces : prévenir l'innocuité ou préserver l'authenticité ? Le problème des formulations iatrochimiques dans la médication siddha », *Revue d'anthropologie des connaissances* 2011/1 (Vol. 5, n° 1), p. 71-98.

[48] C. Leslie (dir.), *Asian Medical Systems: A comparative Study*. Motilal Banarsidass Publishers, Delhi, 1 public. 1976, 1998, p. 272-284

débats entre anthropologues illustrent combien les savoirs, médicaux et autres, ne sont jamais purs de toute influence - d'ailleurs, ces deux dernières médecines sont institutionnalisées et reconnues par le ministère de la Santé indien.

La médecine indienne la plus connue et la plus diffusée en Occident est l'ayurveda, « science de la longévité », issue de la tradition brahmanique.[49] Elle s'enracine dans deux traités principaux : *Carakasamhitâ* (Collection de Caraka) et *Suçrutasamhitâ*, plus spécifiquement consacré à la chirurgie. Vers le VIIe siècle, ces ouvrages ont été remaniés pour l'usage pratique : *Ashtângahridayasamhitâ* et *Yogaçataka*. Selon Guy Mazars, docteur en Histoire des sciences spécialisé dans la recherche sur l'ayurveda, c'est une médecine savante en ceci :

> « Le système âyurvédique est avant tout remarquable par son intention scientifique. Se caractérisant lui-même comme fondé sur l'observation raisonnée, il s'oppose à la médecine rituelle de l'époque védique. La Carakasamhitâ comporte d'ailleurs un véritable traité de logique destiné à guider les raisonnements du médecin et dont on retrouve certaines règles, les plus fondamentales du moins, chez Suçruta. Cette logique, apparentée à celle des logiciens classiques non-médecins, n'admet que trois moyens de jugement : l'observation, l'inférence, et la parole des maîtres, c'est-à-dire l'enseignement établi. »[50]

On l'a vu précédemment, la médecine ayurvédique a été influencée par la médecine yunani concernant la pratique clinique, la chirurgie, les pharmacopées, mais aussi l'administration et le développement sanitaire.[51] Si la médecine ayurvédique a elle-même influencé la médecine tibétaine, on sait que la transmission de ce savoir a pu se poursuivre, malgré la conquête musulmane après l'élimination de la dynastie des Pâla au XIIe siècle, notamment par ses liens avec la médecine yunani, aujourd'hui enseignée comme spécialité médicale à l'Université Jamia Hamdard[52] de Delhi. Quelques bases élémentaires de l'anatomie et de la physiologie ayurvédiques sont nécessaires pour comprendre quelques invariants vitalistes de cette médecine savante préscientifique.

Le corps humain est analogiquement rapporté à la constitution du monde, symbolisé sous cinq emblèmes (éléments), les *dhâtu* : le vide (organes creux), le vent (le souffle), le feu (chaleur animale), l'eau (les liquides organiques) et la terre (les parties solides), qui se combinent aux sept autres *dhâtu* anatomiques de base : le chyle, le sang, la chair, la graisse, les os, la moelle et le sperme. Il existe encore d'autres structures

[49] Des textes révélés, les *vedas*, ont été transmis oralement aux brahmanes qui les ont retranscrits, ainsi que leurs spéculations, entre 1500 et 500 A- J.C.

[50] Guy Mazars, *Les médecines indiennes*. Huard P, Bossy J, Mazars G : *Les médecines de l'Asie*. Seuil, 1978, p 22

[51] Laurent Pordié, « Savoirs thérapeutiques asiatiques et globalisation ». *Revue d'anthropologie des connaissances.* 2011/1

[52] https://jamiahamdard.edu/uploaded_files/COURSES_OFFERED_JH_23.pdf

« anatomiques » : les *dhamani*, les *sirâs* et les *srotas,* qu'on peut traduire très grossièrement par artères, veines et nerfs. La conscience *citta* est localisée dans le cœur ; le *manas* (qui apparaît au cinquième mois de la vie fœtale) siège soit dans le cœur, soit dans la tête selon les auteurs. Les conduits ou vaisseaux comportent des zones vulnérables, zones de concentration de l'énergie vitale, les *marman :* au nombre de 107, ils sont divisés en 5 catégories suivant leur localisation : « on a déjà observé que certains de ces points sont connus en acupuncture, mais il ne semble pas que les médecins indiens aient cherché à agir sur eux en vue d'effets thérapeutiques. »[53] De même que le vent, considéré comme le moteur de l'Univers, le *prâna* (souffle vital) est analogiquement le moteur de l'animation du corps ; le feu se collecte sous forme de bile, *pitta* ; l'eau en phlegme *kapha.* Les maladies sont liées soit à des causes accidentelles, soit à des perturbations dans l'équilibre des éléments entre eux : « Le vent, la bile et la pituite (phlegme), à l'état normal, font que l'homme, avec ses facultés intactes, doué de vigueur, de bonne mine et de santé, arrive à une grande longévité. Mais, rendus anormaux, ils le mènent à une grande adversité. »[54] Cette combinaison pathologique porte le nom de *tridosha,* la triade des troubles.[55] Ces troubles sont rapportés aux *nidâna* : comportement (excès d'exercice ou insuffisance, veilles prolongées), alimentation (excès de certaines céréales, boissons fermentées, alimentation grasse ou piquante ou acide), tempérament, saison, émotions. Le médecin recueille les données par l'examen clinique sans omettre l'exploration du psychisme et l'interrogatoire de l'entourage pour connaître les circonstances d'apparition des troubles : inspection, attention aux bruits de la respiration, examen du pouls (après le VIIIe siècle). Les traitements reposent essentiellement sur la pharmacopée et sur la chirurgie si nécessaire. La médecine préventive repose sur l'hygiène (le bain suivi d'onctions et de massages, et notamment l'hygiène buccale avec raclage de la langue), la diététique et enfin les pratiques de longévité. Ce que l'on connaît aujourd'hui de cette médecine savante, malgré de nombreux développements et commentaires, reste adossé aux premiers traités dont nous avons fait un très rapide survol.

Après une relative éclipse liée à sa confrontation avec la médecine occidentale, l'ayurveda va renaître en passant rapidement d'une médecine peu coûteuse, locale et traditionnelle à une industrie pharmaceutique, sous la pression des nationalistes indiens. Il y aura la création de la *Native Medical Association*, qui souhaitait intégrer les médecins *vaidya* (ayurveda) et *hakim* (yunani) dans le corps médical ; abolie en 1835, elle sera relayée en 1905 par le *All India Ayurvidic Congress* qui imposera la création d'établissements universitaires ayurvédique et yunani. L'impression en 1835 du *susrutasamhita* lancera en Europe l'intérêt pour cette médecine.[56]

La médecine occidentale (dite aussi biomédecine pour la différencier des pratiques autochtones) est largement diffusée en Inde entre 1860 et 1920, et en

---

[53] Guy Mazars, *op.cit.,* p 26

[54] *Carakasamhitâ*, cité par Guy Mazars, *op cit*, p 79

[55] Cet auteur y voit une analogie remarquable avec la théorie de Platon, dans le *Timée*, sans arriver à déterminer quelle influence aurait pu avoir la médecine grecque sur la médecine ayurvédique.

[56] Sébastia B., « Chapitre 1. Pluralisme thérapeutique des troubles psychiques et mentaux en Inde. » *Les rondes de saint Antoine*. Institut Français de Pondichéry, Aux lieux d'être, 2007

miroir dès le XIXe siècle, les médecins britanniques font tester les médicaments ayurvédiques selon les normes scientifiques de l'époque - dans la pensée coloniale, la médecine ayurvédique, réputée bon marché, devait participer à l'amélioration de la santé des populations les plus démunies. La première manufacture de médicaments ayurvédiques est fondée dès 1902, soutenue par les praticiens, les classes moyennes libérales et les autorités locales du Kerala ; la première école de formation en ayurveda date de 1917, elle enseigne le système médical et les méthodes de production industrielle des médicaments. À l'indépendance en 1947, la médecine indienne est proclamée « Fierté nationale » (par Nehru). La *Commission Chopra* (1921-1947) propose alors de :

> « Combiner l'enseignement traditionnel ayurvédique, ou du siddha au Tamil Nadu, avec l'enseignement de la médecine hippocratique, au prix d'un ambitieux télescopage des textes sanskrits et dravidiens avec les données de la biomédecine. Ce projet devait permettre de développer les recherches sur les médecines indiennes et de pallier les carences en praticiens de biomédecine. Mais, outre que le financement n'était pas à la hauteur des ambitions, peu de médecins ont adhéré à l'idée d'un enseignement médical mixte. Les partisans de la biomédecine considéraient que les théories des médecines indiennes étaient incompatibles avec celles de leur science et les vaidya craignaient que la biomédecine finisse par étouffer tout intérêt pour les médecines qu'ils défendaient. »[57]

« Pallier les carences en praticiens de biomédecine » : c'étaient peut-être les prémisses d'une approche "intégrative" des pratiques médicales, mais on voit que les groupes humains n'avaient pas acquis la maturité nécessaire à l'intégration ; à méditer en 2024… D'autant qu'en 1961, la *Commission Mudaliar*, réexaminant la place et le statut des médecines indiennes, préconisa que l'enseignement mixte soit abandonné, au profit de l'étude approfondie d'une seule médecine indienne dispensée par des professeurs-praticiens dans la langue originale des textes.[58] Ce retour aux textes fondateurs s'est accompagné d'un retour à l'identité religieuse de chaque État en charge de ces enseignements : ayurvédique pour les hindous, yunani pour les musulmans, siddha pour les Tamouls.

La profession réglementée dès 1970, le nombre de praticiens et d'hôpitaux ayurvédiques augmente régulièrement. En 1995, est créé le *Department of Indian System of Medicine and Homoeopathy* (ISM&H) ; en 1999, les praticiens ayurvédiques sont intégrés dans les hôpitaux publics, là où s'exerce la biomédecine, puis en 2003 l'ISM&H est rebaptisé AYUSH (*Department of Ayurveda, Yoga, and Naturopathy, Unani, Siddha and Homoeopathy*) avant d'être considéré comme un ministère à part entière à partir de 2014.[59] La régulation des pratiques étant plus sévère, le nombre de praticiens tend à diminuer, pour repartir à la hausse avec le tourisme médical qui permet

---

[57] Ibid.
[58] Ibid.
[59] https://ayush.gov.in/index.html#!#aboutus_content

l'ouverture de nouveaux centres de soins, tourisme largement soutenu par le gouvernement avec des campagnes de promotion de l'ayurveda à l'international (conférences, échanges de médecins, formations), la diaspora indienne assurant le développement des médecines indiennes dans les pays du Golfe et l'Indonésie. Si la volonté politique est de préserver les savoirs par leur transmission écrite dans la langue d'origine, ce qui confère à l'ayurveda son qualificatif de médecine savante, dans les faits, les pratiques sont largement transformées au contact de la médecine scientifique et de la standardisation de la production industrielle de la pharmacopée destinée au marché mondial. Le « traditionalisme » indien, s'il préserve la transmission des savoirs anciens à l'instar des Français avec l'acupuncture, est aussi un argument commercial et touristique, notamment dans la province du Kerala où les cliniques ayurvédiques ont fleuri, proposant une cure de *pançakarma* plutôt *light* au regard des textes médicaux fondateurs,[60] dans une sorte de "new-agisation" des pratiques, tant en Inde qu'en Occident[61] : ce sont les pratiques dites « Maharishi » depuis les années 1980. Fortement engagée (y compris financièrement) dans la diffusion et le développement de cette médecine à partir de 2002 sous le terme de « médecine traditionnelle », afin que les populations locales puissent bénéficier d'une médecine accessible, l'OMS ne semble pas avoir atteint son but : il apparaît que la standardisation a augmenté le coût de production des remèdes ayurvédiques par six, ce qui oriente la consommation de ces produits vers les classes les plus aisées, tandis que les populations plus démunies se tournent vers la biomédecine, plus accessible financièrement.[62] La « fierté nationale » affichée par le gouvernement, et sa volonté délibérée de vendre à l'étranger sa tradition masque mal ce paradoxe, selon la géographe Lucie Dejouhanet :

> « L'ayurveda est finalement moins dominante et intégrée dans le pluralisme médical des populations que ce que souhaitent les institutions. La distance entre discours politiques et réalités des usages de l'Ayurveda est troublante, mais elle résulte d'un long processus évolutif qui a combiné patriotisme et modernisation. »[63]

De leur côté, Anne-Cécile Hoyez (géographe) et Olivier Schmitt (anthropologue) insistent sur le fait qu'en Inde comme ailleurs, c'est la biomédecine qui est en position dominante. Simplement en Inde, « le pluralisme médical est

---

[60] Francis Zimmerman, Gentle Purge: The flower Power of Āyurveda , in C. Leslie, A. Young (dirs.), *Paths to Asian Medical Knowledge,* University of California Press, Berkeley, Los Angeles, Oxford, 1992, p. 209-223

[61] Kenneth G. Zysk, Classical Ayurveda and its Modern Practice: Study and Fieldwork of Ayurveda in India and America, A. Samela, (dir.), *Ayurveda at the crossroads of Care and Cure.* Proceedings of the Indo-European Seminar on Ayurveda held ar Arrábida, Portugal, in November 2001, CHAM, Pune, Lisboa, 2002, p. 218- 228

[62] Lucie Dejouhanet, « L'Ayurveda », *EchoGéo*, 10 | 2009

[63] Ibid., p 4

hiérarchisé. »[64] Le cas indien, dans son processus d'intégration de diverses pratiques médicales, souligne combien « les gouvernements occidentaux ont des difficultés à accepter leurs propres médecines traditionnelles comme systèmes de soin viables et présentant un intérêt pour la santé publique. »[65] Le cas indien montre aussi, de manière caractéristique, qu'amalgamer en une seule médecine des horizons épistémiques très différents, voire opposés, ne va pas de soi.

Le cas des médecines chinoises

L'espace chinois, si vaste et si divers malgré l'impérialisme multimillénaire, comprend sans doute autant de médecines que d'ethnies (56 recensées en 2000, représentant 8% de la population). En dehors de la médecine chinoise d'État, les médecines tibétaine (rigpa, aussi reconnue en Inde au sein de l'AYUSH), ouïghoure ou mongole, entreraient dans le champ des « médecines savantes », bien qu'elles soient considérées comme des médecines populaires en Chine.[66] Néanmoins, il est préférable de suivre les démarcations qu'avaient opérées Jean Bossy et Pierre Huard[67] en 1978 : ils ont distingué la médecine populaire d'Asie centrale (chamanisme), de la médecine savante tibéto-mongole (réservée aux moines lamaïstes) qui, à l'instar de l'ayurveda, aurait été infusée par la médecine arabe et ses éléments d'origine grecque, de la médecine savante chinoise. Ce processus de démarcation reste valide, puisque cohérent avec les travaux ultérieurs d'ethno-anthropologie déjà cités. Je traiterai ici de la médecine chinoise classique, c'est-à-dire celle qui s'appuie sur les traités canoniques dénués de toute influence chamanique ou religieuse, ce en quoi c'est une médecine savante.

Ce pays qu'on appelle la Chine[68] est un Empire constitué progressivement par des guerres nombreuses (Royaumes Combattants au Ve siècle) et les chroniques compilées dès le VIIe siècle, dans un rapport particulier au temps et à l'histoire : la cosmologie de type calendaire est enracinée dans les actes de divination dès le XIe siècle av. J.-C., dont on retrouve la structure dans le *Livre des Changements* (Yi Jing) et que l'on peut considérer comme l'œuvre fondatrice de la philosophie chinoise. La conception du temps depuis la période archaïque pourra donner l'impression aux Occidentaux d'une histoire figée ; or, il n'en est rien, car si le temps n'est pas linéaire, il n'est non pas

[64]Anne-Cécile Hoyez et Olivier Schmitz, « Les voies indiennes de l'homéopathie ». *Transcontinentales,* 5 | 2007

[65] Dejouhanet, op cit

[66] Evelyne Micollier, « Un savoir thérapeutique hybride et mobile. Éclairage sur la recherche médicale en médecine chinoise en chine aujourd'hui », *déjà* cité : « À la fin de l'année 2006, près de deux cents hôpitaux de médecines locales, appartenant au patrimoine culturel d'une quinzaine de groupes dont les Tibétains, les Ouïghours et les Mongols, avaient été établis. », p 49

[67] Bossy J, Huard P., *Les médecines chinoises*, déjà cité

[68] Francisation de Qin, la première dynastie impériale (226-206 av. J.-C.)

circulaire, mais en spirale.[69] Nous pouvons même avancer, avec Marc Kalinowki, que la science chinoise du calendrier et ses catégories classificatoires « peut être considérée comme une branche secondaire de ce que nous appellerions chronobiologie aujourd'hui. »[70] La médecine chinoise est connue pour son concept de *yin-yang* qui s'élabore très progressivement entre le VIIIe et le IIe siècle av. J.-C. ; il est absolument indissociable du concept de *qi* (mal traduit par énergie) : *yin-yang* s'entend comme « les deux principes ou aspects contrastés et opposés dont l'alternance et l'union dans la nature et dans chacun des êtres constituent la réalité comme le devenir de tout ce qui existe »[71] ; *qi* (les souffles) est un terme polysémique qui regroupe aussi bien la vapeur, l'air, l'haleine et le souffle, ce qui anime le corps humain, les fluides (en médecine), mais aussi les esprits vitaux.[72] À partir du Ve siècle, *yin-yang* est conceptuellement lié aux Cinq Phases (cinq éléments dans les textes français anciens), ces *wuxing* qui comptent l'eau, le bois, le feu, la terre et le métal, non pas comme des éléments matériels, mais plutôt comme des puissances, des vertus morales et surtout des processus dynamiques ou mouvements particularisés. Appliqué en médecine, ce concept des Cinq Phases structure l'ensemble des phénomènes selon des lois (engendrement, répression, contre-courant) qui déroulent une physiologie et une nosologie calquées sur les rythmes des saisons, mais aussi sur le modèle du gouvernement impérial, où rien ne doit être laissé au hasard. C'est pourquoi l'art de soigner est un art préventif : « les sages n'attendent pas que la maladie soit constituée, ils traitent auparavant. Ils préviennent les troubles. »[73]

Comme la médecine ayurvédique, la médecine chinoise repose sur des textes canoniques qui ont été compilés sous les Han[74], stabilisés dans leur synthèse entre le IIe siècle av. J.-C. et le IIe siècle après JC. Deux textes concernent assez spécifiquement l'acupuncture : le *Classique Interne de l'Empereur Jaune* (Huang Di Nei Jing), lui-même comportant deux parties distinctes, les *Questions Simples* (Su Wen) et le *Pivot Merveilleux des Aiguilles* (Ling Shu)[75],

---

[69] Léon Vandermersch, Conception chinoise de l'Histoire. *La pensée en Chine aujourd'hui.* Folio Essais, 2007, p 64

[70] Kalinowski Marc, « Fonctionnalité calendaire dans les cosmogonies dans la Chine ancienne ». *Études Chinoises*, 1996, vol XXIII

[71] Institut Ricci (1976, ed 2005), *Dictionnaire Français de langue chinoise*, caractère 5789

[72] Ibid., caractère 485

[73] *Su Wen* chapitre 2. Husson A., *Huang Di Nei Jing Su Wen.* Association Scientifique des Médecins Acuponcteurs de France, 1973

[74] « Par Quan Yuanqi qui a compilé une première édition commentée. Au IXème siècle de l'ère commune Wang Bing a réarrangé le texte, ajouté des commentaires ; finalement au XIème siècle le bureau des édits impériaux a fait ajouter d'autres commentaires et a publié une version qui a gardé son autorité jusqu'au XXème siècle. » Unschuld PU, *Huang Di Nei Jing Su Wen – Nature, Knowledge, Imagery in Ancient Chinese Medical Text.* Berkeley. University of California Press, 2003, prolégomènes à sa traduction du Su Wen, p 11

[75] Chaque traité comportant 81 chapitres sous forme de questions-réponses entre l'Empereur Jaune Huang Di et (entre autres) le médecin Qibo. L'édition, parvenue jusqu'à nos jours, de ces deux séries de 81 traités a été mise en forme par Wang Bing vers 751 de l'ère commune. Andrès G, Misky L., *Ling Shu.* Édition La Tisserande, 2010. D'après l'édition chinoise *remin weisheng chubanshe*, Beijing, 1982

ainsi que le *Classique des Difficultés* (Nan Jing)[76], plus tardif. Pour ce qui concerne la pharmacopée, d'autres traités sont élaborés à partir de l'ère commune : le *Classique de la matière médicale du Laboureur Céleste* (Shennong Bencao Jing) est compilé au Ier siècle, il ne reprend pas les théories développées pour l'acupuncture ; le *Traité du Froid* (Shang han lun) date du IIIe siècle ; enfin le *Traité des pouls* (Mai Jing) date aussi du IIIe siècle - c'est à ce texte que fait référence Menuret dans l'Encyclopédie de Diderot et d'Alembert. Dans l'Antiquité, la transmission se faisait de père en fils ou de maître à élève de façon orale et itinérante ; avec la l'unification de la Chine (entre le VIe et le IXe siècle), la médecine chinoise est centralisée (Grand Service Médical), marquée par la célèbre figure du « médecin aux écrits prolifiques », Sun Simiao (581-682). La dynastie Song (960-1279) engage une grande réforme de la médecine et les écoles de médecine ouvrent progressivement (entre le XIe et XIIe siècle) sous le contrôle du Bureau Impérial de Médecine (*Taiyiju*) : treize disciplines sont enseignées en trois sections, avec des examens mensuels et annuels.

La période « moderne », c'est-à-dire lorsque les Jésuites arrivent en Chine (Matteo Ricci, 1602) sous la dynastie Ming (1368-1644), produit encore de nombreux ouvrages de référence : le *Grand traité de matière médicale* (Li Shizhen) et le *Zhenjiu Dacheng* (qui concerne l'acupuncture) pour ne citer que les deux plus célèbres. La dernière dynastie impériale Qing (1644-1912), est mandchoue[77] : elle sera renversée après 268 ans de domination par la première révolution chinoise en 1911 (mouvement nationaliste des Han contre les mandchous). La République de Chine est proclamée en 1912, la Fondation Rockefeller commence à former les médecins à la médecine occidentale dès 1915. Les élites font tout pour instaurer des institutions biomédicales dès les années 1920-30 : les progressistes du Mouvement du 4 mai 1919 qualifient la médecine chinoise de réactionnaire et proposent même son abolition en 1929. Un léger sursaut se manifeste toutefois à partir de cette année-là avec la création du *Guoyi Guan* (Institut pour la médecine nationale), ce qui a pour effet de stimuler le patriotisme des intellectuels conservateurs[78] face aux réformistes qui considéraient que les anciennes traditions chinoises faisaient obstacle au

[76] Texte qui développe certaines questions du fait de l'hétérogénéité des textes du *Nei Jing* (Classique Interne). Unschuld PU, *Nan-Ching, The Classic of Difficulties, with commentaries by Chinese and Japanese from the third through the twentieth century*. University of California Press, 1986

[77] Un peuple de nomades du nord de la Chine qui s'est constitué en dynastie (Jin postérieur) en 1615

[78] Judith Farquhar, *Knowing Practice: The Clinical Encounter of Chinese Medicine*. Routledge, 1994

progrès.[79] La médecine chinoise décline au point qu'en 1948 on ne comptait plus que huit écoles enseignant encore la médecine chinoise « classique ».

À partir de l'instauration de la République Populaire de Chine en 1949, les choses changent, notamment après l'échec du « Grand bond en avant », c'est-à-dire de la collectivisation et les famines[80] qui s'ensuivent à partir de 1959 (« les Trois Années de Désastres Naturels »), puis l'instauration de la Révolution culturelle (1966-1976), tout aussi meurtrière.[81] Concernant la médecine et la santé publique dans les zones rurales, le programme des « médecins aux pieds nus » *shijiao yisheng* (parce qu'évoluant dans les zones rizicoles) a été mis en place à partir de 1968, dans une volonté maoïste de rééquilibrer les effectifs des villes vers les campagnes, sur le modèle des coopératives agricoles. Ce système couvrira 90% des territoires, pour descendre à 5% en 1985, date d'abolition du statut de « médecin aux pieds nus » en raison « d'une énorme baisse de la couverture des soins de santé primaires en milieu rural »[82], ce qui a motivé l'instauration d'un nouveau système à partir des années 2000. Pourtant l'OMS avait considéré ce système comme « un exemple pour remédier aux pénuries de services médicaux dans les pays en développement. »[83] Ces professionnels de santé étaient formés en six mois un peu à la médecine chinoise (dont l'acupuncture), mais surtout à l'hygiène publique, la vaccination et l'utilisation des antibiotiques, dans un syncrétisme médical qui caractérise la position chinoise depuis le début du XXe siècle.

Après avoir été récusée comme réactionnaire, la médecine chinoise a été instrumentalisée à des fins politiques en une « standardisation de type révolutionnaire ». Si l'on suit la démonstration de la sinologue Elisabeth Hsue[84], les efforts pour valoriser la médecine canonique à la lumière des sciences biomédicales se seraient déroulés en deux phases : d'abord enseigner aux médecins chinois les bases de l'hygiène et de la médecine occidentale (1950-1953), ensuite obliger les praticiens de médecine occidentale à apprendre la médecine chinoise (1954-1958) :

« La détermination du régime communiste à associer médecines chinoise et occidentale est un phénomène unique dans l'histoire du XXe siècle. (…) Le programme

[79] Elisabeth Hsu, « La médecine chinoise traditionnelle en République populaire de Chine : d'une tradition inventée à une modernité alternative ». Cheng A (dir.), *La pensée en Chine aujourd'hui.* Folio essais, 2007, p 219

[80] Avec le décès de 20 à 43 millions de personnes dont le reste du monde ne prendra connaissance que dans les années 80, après la mort de Mao en 1976.

[81] Nombreux massacres, avec notamment des cas de cannibalisme dans le Guangzhi en 1967

[82] Zhang D, Unschuld PU, "China's barefoot doctor: past, present, and future". *Lancet.* 2008 Nov 29 ; 372(9653):1865-1867.

[83] Ibid.

[84] Elisabeth Hsu, *La médecine chinoise traditionnelle en République populaire de Chine : d'une tradition inventée à une modernité alternative, op.cit,* p 219

d'intégration devient plus souple dans la troisième phase qui développe le programme national standardisé de médecine dans chaque province. »[85]

Cette standardisation - par l'intégration, selon Elisabeth Hsue, mais ce terme est à discuter - porte un nom : *bianzhenglunzhi,* une sorte de méthode pour discerner la maladie et déterminer son traitement - standardisation qui sera largement exploitée pendant la Révolution culturelle, dont une des décisions politiques sera de référencer la médecine chinoise au *Traité du froid* (Shan han lun), beaucoup plus tardif, en un « glissement très discret de la rhétorique de la médecine chinoise (...) des spéculations cosmologiques aux maximes cliniques. »[86] Ainsi, contrairement à l'ayurveda qui est restée arrimée aux textes sanskrits fondateurs, la médecine chinoise a été dissociée du *Canon de l'Empereur Jaune*[87], considéré comme le fondement antique de la médecine chinoise - mais dont l'enseignement doctoral est largement amputé. En effet, l'Université de Shanghai propose une formation doctorante, « combinant médecine chinoise et médecine occidentale (...) et entreprend de nombreux projets de recherche en collaboration avec des institutions internationales de santé, telles que l'OMS et l'ISO, ce qui contribue à la standardisation de la MTC et la sécurité des médicaments à base de pharmacopée chinoise. »[88]

Certes consacrée « Trésor National » par Mao depuis les années 1950, certes inscrite depuis 2010 à l'UNESCO comme patrimoine culturel immatériel, la médecine chinoise a en revanche subi, selon l'anthropologue et sinologue Evelyne Micollier, de profondes transformations par un processus « d'hybridation » avec la biomédecine[89] :

« À l'ère des Réformes (post -1979), la MTC peut être entendue comme une médecine néo-traditionnelle dans la mesure où elle tire sa source de la tradition médicale savante, qu'elle réfère à la nature et qu'elle inclut des éléments de biologie et de médecine modernes dans la transmission et la pratique. »[90]

La MTC serait donc une invention du XXe siècle - une néo-médecine - à destination du marché intérieur d'abord, des Occidentaux captifs ensuite. La culture préventive est néanmoins encore vivace dans la Chine contemporaine et les familles (aisées) restent très attachées à la diététique et consultent pour « traiter la racine » des maladies avant qu'elles ne se manifestent. Elles se

[85] Elisabeth Hsu, p 220

[86] Ibid., p 221

[87] Elisabeth Hsu, p 224 : « le Canon met l'accent sur des corrélations synchroniques, tandis que le Traité s'intéresse aux transformations diachroniques de la maladie. »

[88] https://edu.sh.gov.cnl

[89] Par exemple la combinaison d'artémisinines extraites de l'armoise annuelle, désormais recommandée pour traiter le paludisme. https://presse.inserm.fr/canal-detox/lartemisia-plante-miracle-vraiment/

[90] Évelyne Micollier, « Un savoir thérapeutique hybride et mobile », *déjà cité*

déplacent à travers tout le pays pour trouver le bon vieux médecin - qui connaît encore la médecine locale, selon les critères canoniques et non pas maoïstes - réputé pour sa capacité à résoudre les troubles de santé chronique inaccessibles à la médecine occidentale sinisée.

Le cas de la « médecine traditionnelle chinoise » interpelle : est-elle le fait d'une hybridation réussie - une fusion en une sorte de chimérisme ? Ou bien les autorités chinoises ont-elles sacrifié les principes « vitalistes » sur l'autel de la standardisation pour gagner à l'international la validation et la valorisation de leur médecine ?

L'intégration de la « tradition » en médecine : hybridation, métissage ou acculturation ?

« Trésor national » ou « Fierté nationale », la « médecine traditionnelle » est objet de compétition entre les deux géants asiatiques à l'heure de la *Santé globale*, en s'appuyant sur la définition élargie de la santé onusienne. Mais ces deux exemples asiatiques illustrent surtout la question d'importance que soulève le *processus intégratif* selon l'OMS : la fusion des différentes pratiques thérapeutiques en une seule médecine, évoquée en France dès les années 1980 dans le rapport Cornillot (chapitre X.1), est-elle possible, et sous quelles conditions ? On a vu avec l'invention de la médecine moderne que cet idéal de fusion soulève des résistances, qu'il convient d'analyser au-delà de l'opposition médecin/charlatan, en s'appuyant sur le concept de schismogenèse.

L'aire asiatique est à cet égard riche d'enseignements avec des modalités divergentes de promotion de la tradition : en Inde, une tentative ratée de fusion en une seule médecine a débouché sur la création d'un ministère dédié aux « médecines traditionnelles » indiennes et européennes, quand la Chine a hybridé sa médecine classique avec la biomédecine occidentale, n'adoptant d'ailleurs pas l'homéopathie ni la naturopathie. Ce choix politique s'est fait aux dépens de la préservation de la diversité des modèles médicaux : la médecine mongole[91] et encore moins la médecine ouïghoure n'ont le soutien de la République Populaire de Chine, la médecine tibétaine a été standardisée et industrialisée sur le modèle chinois, les médecines « ethniques » sont considérées comme minoritaires puisqu'elles ont assimilé la médecine des Han[92]. À l'intérieur même de la « médecine traditionnelle chinoise » réinventée, le *Canon* a été presque abandonné au profit de textes plus tardifs et plus "hybridables" avec les conceptions occidentales de la maladie. La Chine, caractérisée par le centralisme communiste et une économie de marché (hybridation réussie), en choisissant de s'aligner sur les critères de scientificité a ainsi opté pour une standardisation très poussée : l'acupuncture en est l'exemple le plus frappant

[91] Les médecins de Mongolie Intérieure sont emprisonnés et déportés.

[92] https://chine.in/guide/apercu-des-medecines-des-ethnies-minoritaires_1294.html

concernant non seulement la nomenclature des points en pinyin[93], mais aussi et surtout les procédures *Evidence-Based* appliquées autant à la théorie qu'à sa traduction dans plus de 25 indications.[94] L'expérience de l'Inde a démontré qu'un amalgame indistinct entre les pratiques thérapeutiques au sein d'une même formation académique ne va résolument pas de soi, car l'indifférenciation entre les spécialités médicales d'une part, et entre les catégories de praticiens d'autre part (chapitre X.5), provoque de fortes oppositions en lien avec la hiérarchie des statuts. Avec son héritage fédéraliste, après l'échec de fusion déjà évoqué, l'Inde a mis en place un système inspirant : certes, c'est la synthèse *Ashtângahridayasamhitâ* qui est majoritairement enseignée en ayurveda, dans un ajustement de la pratique qui convient bien à la globalisation et aux attentes contemporaines de sécurisation, mais en même temps la création du ministère AYUSH dénote un véritable respect du pluralisme médical de la région. Cela va même plus loin, puisqu'en adoptant la naturopathie et l'homéopathie, l'Inde a procédé à une véritable acculturation en les ajustant au contexte local, notamment la fabrication des médicaments homéopathiques. Cette manière de procéder s'appuie sur le principe de la *vis naturae medicatrix* hippocratique - le principe holiste en termes contemporains. C'est absolument central en termes épistémologiques, puisque c'est précisément dans un nouveau rapport à la nature (dans le contexte de la crise environnementale) que l'OMS propose l'intégration des pratiques « traditionnelles » dans l'ensemble élargi de la *Santé globale, One Health.*

Transportées dans les contrées de l'ouest, ces pratiques asiatiques n'ont plus grand-chose à voir avec les fondements traditionnels locaux ; lorsque les Occidentaux se sont approprié les médecines savantes asiatiques, ils ont cherché soit à les transformer avec la méthode scientifique, soit à préserver leur « traditionalisme » comme les acupuncteurs français, ce qui enrichit la recherche sinologique, mais ne fait pas contrepoids à la standardisation diffusée par la Chine. On trouve aussi un procédé d'acculturation identique à celui opéré en Inde avec l'homéopathie : la cure de *pançakarma* est considérablement ajustée à nos mœurs, fussent-elles *New Age.* De même, d'une part, il serait impossible d'implanter dans nos chairs tendres une aiguille d'acupuncture de gros calibre telle que décrite dans les textes canoniques, d'autre part, il peut être risqué pour un Occidental d'absorber (avec des effets secondaires inattendus) les décoctions de plantes indiennes ou chinoises : ces formulations ont été construites avec la végétation locale pour des individus adaptés eux aussi à ces climats - ce sont des principes hippocratiques fondamentaux qui présentent une certaine pertinence à l'heure de la globalisation (et du réchauffement climatique). En toute rigueur, tous les praticiens devraient en tenir compte -

---

[93] Transcription en caractères latin des idéogrammes.

[94] S.H. Hong, F. Wu, S.S. Ding, Z.X. Wang, B. Chen, Z.L. Chen, Y. Guo, "Current status of standardization of acupuncture and moxibustion in China,". *QJM: An International Journal of Medicine*, Volume 107, Issue 3, March 2014, Pages 173–178

d'ailleurs, de nombreuses formules ont été modifiées, et pas seulement pour des raisons de sécurité.

La scientifisation des pratiques pose deux questions qui se rejoignent dans le *processus intégratif* impulsé par l'OMS : la domination de la médecine occidentale sur toutes les autres, partant, la domination des normes occidentales et la précarisation de la diversité des modèles médicaux. Cette diversité est née précisément grâce à la circulation des savoirs par des échanges, des métissages et des hybridations ayant abouti à la pluralité des modèles dans un même espace géographique. On relèvera en passant que ces modèles de soin se sont stabilisés au-delà des identités religieuses. La globalisation actuelle pourrait favoriser l'interaction des modèles dans un pluralisme qui laisserait émerger de la nouveauté - par exemple sur le mode de l'acculturation de l'homéopathie en Inde, ou de l'ayurveda en Occident. *A contrario*, la soumission au modèle scientifique de type occidental, comme en Chine, bien que défendant sa culture face au reste du monde, conduit à l'effacement du pluralisme médical pour favoriser une néo-médecine « traditionnelle » amputée de ses textes fondateurs, par exemple avec l'invention de l'anesthésie acupuncturale qui est fortement concurrencée par l'hypnose, ou l'invention de l'auriculothérapie qui est controversée dans sa référence à l'*homonculus* de Penfield (c'est aussi le principe de la réflexologie plantaire). Innovation durable ou ratage évolutif ? C'est pourtant de ce modèle que le *processus intégratif* onusien se rapproche le plus : non content de perpétuer la domination du système biomédical, ou pire des théories neurologiques non vérifiées et non vérifiables, il risque de le figer à ses « frontières épistémiques », ce qui signerait des pertes de savoirs irrémédiables. L'impulsion intégrative - dont on a souligné la faiblesse (chapitre VI) - est marquée par l'extension aux thérapies complémentaires du concept de soins de santé primaires, s'inscrivant dans l'objectif opératoire et utilitariste de la *Santé globale*. Arcboutée sur les données probantes - faute d'une autre méthode, ou d'une méthode complémentaire - elle renforce le modèle biomédical au détriment du pluralisme des modèles médicaux, pourtant défendue par la même institution supranationale. Ce pluralisme, déjà mal en point en Occident, pourrait être fragilisé dans les années à venir ailleurs dans le monde : le métissage locorégional peut-il être raisonnablement préservé par la globalisation et ses méthodes de standardisation ? L'acculturation de l'homéopathie avec l'adaptation des médicaments aux populations et à la pharmacopée indiennes ne serait-elle pas plutôt le modèle à privilégier ?

L'OMS avait engagé dès 2005 un recueil de données sur les pratiques et les réglementations des médecines traditionnelles de chaque État membre. La lecture du rapport 2019[95] est riche d'enseignements : les zones Asie-pacifique et Afrique se distinguent par leur capacité à recenser les tradipraticiens et

---

[95] *WHO global report on traditional and complementary medicine 2019*. Geneva : World Health Organization ; 2019

contrôler/sécuriser la production de leur pharmacopée, tandis que la zone Nord-Amérique et plus encore l'Europe - la très mauvaise élève - ne fournit aucune donnée sur les pratiques. Ce recueil de données révèle en sous-texte la problématique de la médecine scientificisée à l'égard des autres modèles médicaux : dans une grande partie du monde, les « médecines traditionnelles » sont premières en termes de recours, quelles qu'en soient les motivations, tandis qu'en Occident ces recours sont le plus souvent seconds, mettant en lumière les échecs et insuffisances de la médecine par les preuves. C'est d'ailleurs de l'Occident qu'émerge la notion de « médecine intégrative », à savoir une tentative de garder la main sur les pratiques de soin différentes du modèle de la médecine moderne, historiquement ancrée dans cette aire géographique. Partant, il faut interroger d'une part le bien-fondé de l'extension du *processus intégratif* aux autres aires géographiques, et d'autre part le devenir de cette notion qui n'a toujours pas été clarifiée par l'OMS en 2024.

CHAPITRE X :
QUELLES PERSPECTIVES EN MÉDECINE ?

De quoi la « médecine intégrative » et la « santé intégrative », seront-elles le nom dans un futur proche ? Ces questions sont légitimement alimentées par la série de paradoxes dévoilés au cours de cette étude, quelles qu'en soient les limites disciplinaires :

- Appliquer des méthodes d'intégration - de fusion en une seule médecine - qui n'ont pas marché (Inde) ;
- Hybrider à la chinoise et copier le modèle des « médecins aux pieds nus » pour pallier les déficiences du système sanitaire - mais ce modèle a été abandonné depuis 1985, car il ne remplissait pas ses promesses en termes de santé publique ;
- Intégrer dans le paradigme de la *Santé globale* et ses méthodes quantitatives des « médecines traditionnelles » d'inspiration vitaliste, c'est-à-dire précisément le principe contre lequel s'est construite la médecine moderne ;
- Dénoncer en Occident comme des *fakemedicines* l'homéopathie et la naturopathie (les mêmes voix s'élèvent déjà pour attaquer d'autres techniques de soin), à rebours des recommandations onusiennes sur les thérapies « traditionnelles et complémentaires », tout en élaborant des stratagèmes pour pouvoir s'approprier ces outils dans le cadre conventionnel ;
- Constater que les quatre catégories de thérapies complémentaires distinguées par l'OMS sont miscibles dans l'amalgame inouï que constitue la naturopathie contemporaine, si bien que « naturopathie » pourrait aussi bien devenir le terme générique pour désigner les thérapies complémentaires dans l'ensemble unifié de la « médecine intégrative ».

On peut par ailleurs légitimement déplorer que ce classement ne s'inspire aucunement des travaux des ethno-anthropologues, qui avaient clairement distingué dès la fin des années 1970 les médecines savantes préscientifiques des pratiques populaires et spirituelles : en établissant sa définition élargie de la santé jusqu'aux confins des spiritualités, non seulement l'OMS balaye ces travaux, mais en créant ce grand fourre-tout des « médecines traditionnelles, complémentaires et intégrative » met aussi en péril la transmission des *corpus* des médecines savantes, dont le volume d'heures de formation (postdoctoral en leurs pays respectifs) est à rapprocher de celui des thérapies manuelles en Occident : le prix à payer de la standardisation.

Ces problématiques sont loin d'être récentes et elles n'ont fait que s'amplifier depuis 40 ans, notamment en France où le politique s'est réfugié derrière un certain corporatisme médical pour ne pas statuer, ce que dévoile crûment la réception du rapport Cornillot, présenté ci-après afin d'éclairer les futurs possibles.

1) Retour vers le futur : les années 1980 et le rapport Cornillot

Les thérapies complémentaires ont représenté un phénomène social croissant depuis la fin des années 1970, sous les termes de « médecines alternatives » ou « parallèles » ou « douces », pour se structurer progressivement au cours des années 2010-2020 en « thérapies » ou « pratiques de soin », jusqu'à la déclaration du Gujarat en 2023. Aller à la racine d'un fait social permet d'en envisager le déploiement et l'inscrire dans toutes ses dimensions au présent, par effet de boucle. Se retourner vers les années 1980 devrait ainsi permettre de situer les enjeux et les difficultés - particulièrement en France - que représentent ces modèles de soin pour les autorités de tutelle comme pour la faculté de médecine, et de constater qu'un grand nombre de questions soulevées dans cet essai n'ont pas été résolues, voire se sont complexifiées. Pour l'illustrer, il suffit de reprendre quelques arguments développés fin 1986 par Serge Karsenty, sociologue à l'INSERM.[1] Son premier geste était d'interroger l'acceptabilité sociale des pratiques « différentes » par les démarcations et les dénominations, et nous avons vu au chapitre VI.3 combien cette question s'est amplifiée :

> « Le guérisseur était illégal et illégitime. Le rebouteux était folklorique, le marabout exotique et le chamane impénétrable ou inquiétant. Le guérisseur d'aujourd'hui, encore parfaitement illégitime, n'est plus vraiment illégal (…) et le Diplômé de la Faculté qui affiche ses talents d'homéopathe ou d'acupuncteur est, lui, tout à fait légal et presque pas illégitime. Mais il y a un "presque" et tout dépend où l'on se place. (...) La "Faculté" ne peut excommunier, mais elle n'intronise pas non plus définitivement. La légitimation sera sociale de toutes les façons, mais d'une part elle viendra des clients consommateurs, de l'autre des institutions professionnelles des médecins et de la communauté scientifique. (...) Il ne servirait probablement à rien que l'institution conventionnelle essaie de contenir une telle demande. »

Karsenty brossait ensuite à grands traits ce patient contemporain en train de se dessiner : avec une pléthore de médecins généralistes (voir infra), il devenait exigeant et revendiquait son expérience singulière, « sa préférence ira, de bonne foi, vers tout médecin qui entendra sa demande » ; le sociologue y voyait un « mouvement réactionnel pour une approche holistique » contre la médecine et son évolution récente d'hyperspécialisation, et contre la standardisation des savoirs universitaires. Selon lui, « très logiquement, le ciment de ces médecines qui n'ont pratiquement aucun principe thérapeutique en commun, c'est le patient dont nous parlons qui le trouvera » ; nous avons fourni quelques arguments (chapitres VII, VIII et IX) qui viennent contredire une telle assertion. À sa décharge, Karsenty écrivait ces lignes alors que le projet de recherches épistémologiques sur « les interactions entre science et tradition, notamment la

---

[1] Serge Karsenty, « Les paradoxes d'une quête légitime », *Revue Autrement,* n° 85, décembre 1986

rationalité voilée de certaines pratiques médicales traditionnelles » avait été abandonné.[2] Finalement, il concluait :

« À être seulement réactionnel, on risque tôt ou tard l'intégration à des institutions qui ont pour elles la force des "tendances lourdes". À être créatif et autonome, on risque la marginalité et les souffrances de l'incompréhension sociale. Les années qui viennent diront l'épaisseur historique du phénomène des médecines douces. »

Un mouvement de fond s'amorçait alors dans les sociétés occidentales[3] - celui de l'intégration des thérapies complémentaires aux systèmes sanitaires - loin d'être encore abouti malgré les efforts de l'OMS. En France, deux éléments contextuels majeurs ont marqué la période de la fin des années 1970-80, dans une ambiance d'émergence de ce qu'on nommera plus tard la démocratie sanitaire. D'une part, l'exercice médical libéral était confronté à une démographie excédentaire[4] : entre 1975 et 1985, le nombre de médecins « en pratique privée » était passé de 57 000 à 90 000, soit une augmentation de 60% ; de sorte que le nombre de médecins acupuncteurs (majoritairement en secteur II à honoraires libres) avait augmenté de 18% par an entre 1981 et 1983 (contre 3% pour l'ensemble des médecins généralistes) et que, sur les 125 000 médecins en activité en 1983, on comptait 3 800 acupuncteurs et 1 900 homéopathes, soit environ 5% utilisant régulièrement ces thérapies complémentaires dans leur exercice quotidien (et 20% de manière occasionnelle).[5] D'un autre côté, entre 1984 et 1985, les recours aux « médecines alternatives » étaient passés de 46 à 49% de la population : homéopathie 32%, acupuncture 21%, phytothérapie 12%, chiropraxie 4% et ostéopathie 3%.[6] Lorsqu'on met ces statistiques en perspective avec les statistiques contemporaines (chapitre V.5), un constat s'impose : le recours à des praticiens non professionnels de santé, avec notamment l'ostéopathie et la chiropraxie, s'est insinué progressivement dans ce « marché » . En fait, c'est une bataille qui s'enclenche, comme le raconte le philosophe Alexandre Klein :

« En 1982, un diplôme universitaire de médecine naturelle est créé à la faculté de médecine de Bobigny afin de former légalement des médecins à des contenus alternatifs. Seulement, ceux qui tentent de les appliquer dans leur cabinet se voient rapidement et massivement poursuivis par l'Ordre des médecins pour pratiques non réglementaires, au titre de l'article 372 du Code de santé publique sur l'exercice illégal de la médecine. Le 23 septembre 1984, un "Groupe de recherche et d'étude sur les thérapeutiques alternatives et complémentaires" est donc créé par une centaine de médecins pour

---

2 *Fondation de recherche sur les thérapeutiques alternatives*

3 Au Québec fut créée la commission Rochon

4 Serge Karsenty, « Les paradoxes d'une quête légitime », *déjà cité*

5 F. Bouchayer, « Médecines différentes, parcours de généralistes », *Prospective et Santé,* n°34, 1985

6 F. Bouchayer, « Les usagers de médecine alternative : itinéraires thérapeutiques, culturels, existentiels », *Revue Française des Affaires Sociales,* n° hors-série, mai 1986

défendre l'exercice de ces nouvelles disciplines ; mais le ministère de la Santé ne tarde pas à remettre en question son existence, ce qui engendre la tenue d'une vaste manifestation de protestation le 26 janvier 1985 à Paris. À cette occasion, un "Collectif national pour la défense et l'expérimentation des médecines alternatives" est institué par des mouvements de malades défendant la liberté thérapeutique et le libre choix du praticien (toutes deux reconnues légalement), auxquels se joignent des médecins favorables aux pratiques alternatives et des bien-portants militants pour l'autonomie en matière de santé. Face à cette grogne croissante, le gouvernement institue en décembre 1985 une commission afin d'envisager l'évaluation des thérapeutiques alternatives et de favoriser l'information du public à leur égard ».[7]

Ce collectif d'usagers (CODEMA), créé en réaction à « la menace, en janvier 1985, contre une liberté fondamentale - celle de prescription et de soins », revendiquait leur validation expérientielle et sociale de ces thérapies face « au rejet systématique par la plupart des instances médicales, des thérapeutiques non enseignées à l'université [qui] a favorisé une marginalité hétéroclite où se retrouvent thérapeutes et usagers. »[8] S'érigeant contre le « malade-objet qui sert de support aux essais en double aveugle randomisés », le collectif assénait :

> « Les usagers ne sont pas seulement des demandeurs. Ils sont aussi des payeurs : à ce titre, ils sont en droit d'obtenir les orientations décisives qui leur conviennent. Avec les thérapeutiques alternatives, c'est toute une expérience sociale, dont elles sont porteuses, qui doit être intégrée dans le système de santé, pour y transformer progressivement les pratiques et les pouvoirs des différents acteurs en présence. »[9]

Le journaliste Éric Conan a relaté l'enchaînement des faits : Jack Ralite (ministre communiste de la Santé) avait confié une mission d'enquête au Dr Niboyet (acupuncteur) en 1982, livrée en 1984[10]. Au cours de l'année 1985, le président François Mitterrand répondait à une correspondance d'André Bergeron (Force ouvrière) : « Je me suis clairement prononcé pour l'ouverture d'un débat sur l'opportunité d'élargir la formation médicale à d'autres techniques dans lesquelles les médecines naturelles peuvent prendre place. »[11]

C'est donc sur l'impulsion du président de la République qu'a été monté un « groupe de réflexion réunissant de façon paritaire des scientifiques et des membres du collectif de défense des médecines alternatives. Le groupe était

---

[7] Alexandre Klein, « Contribution à l'histoire du "patient" contemporain », *Histoire, médecine et santé*, 1 | 2012, 115-128.

[8] Pierre Magnant, François-Xavier Chaboche, « Usagers : notre corps est à nous », *Revue Autrement,* n° 85, décembre 1986

[9] Ibid.

[10] Docteur J.H. E Niboyet, *Rapport sur certaines techniques de soins ne faisant pas l'objet d'un enseignement organisé au niveau national. Acupuncture, homéopathie, médecine manuelle.* On relève que ce médecin s'est dessaisi de la question des praticiens non-médecins.

[11] Éric Conan, « Valse-hésitation pour l'officialisation ». *Revue Autrement,* n° 85, décembre 1986

chargé d'établir une méthodologie d'évaluation des médecines dites différentes » ; Georgina Dufoix s'était personnellement investie dans ce projet, quitte à court-circuiter ses services. En décembre 1985, le ministère des Affaires sociales présentait son dispositif pour accélérer le « processus d'officialisation de certaines médecines différentes », manifestement sous la pression des associations d'usagers, alors même que les procédures d'évaluation et de validation n'avaient pas été menées à terme : 75 lits dans une clinique de Cannes devaient être mis à disposition avec un budget de 5 millions de francs attribué à une « Fondation pour l'évaluation des thérapeutiques alternatives ». Le médecin Jean-Pierre Muyard témoignait en 1986 à quel point ce projet « avait suscité beaucoup de critiques, de gêne, voire d'agressivité, et devenait une provocation pour une partie du corps médical. »[12] Cette précipitation de la ministre a obéré pour longtemps les possibilités de dialogue avec l'Académie.

Pierre Cornillot (1931-2018), doyen de la Faculté de médecine de Paris XIII, fut l'initiateur en 1982 du Département universitaire des médecines naturelles (Dumenat), au sein duquel furent mis sur pied des enseignements d'homéopathie, d'acupuncture, d'auriculothérapie, d'ostéopathie, de naturothérapie, de mésothérapie - diplôme universitaire ouvert aux personnels de santé - et de phytothérapie, ouvert à tous.[13] Ce diplôme rencontra un vif succès, avec 400 médecins inscrits dès la première année. Le Pr Cornillot a donc été légitimement choisi pour présider le groupe, dont les réflexions ont abouti en 1986 à un rapport de 256 pages intitulé *Évaluer les « médecines différentes », un défi ?*[14] : consignant les différents axes de problématisation explorés au long de cette étude, ce texte permet une mise en perspective avec la situation en cours. Il faut au préalable rappeler son contexte de réception : il fut remis moins d'un mois avant la première cohabitation, donc un changement de majorité. De fait, il semble n'avoir accouché en 1987 que de la création du DIU d'acupuncture réservé aux médecins.

Le préambule a des accents plutôt contemporains sur un ton humoristique bienvenu : « On pouvait craindre à juste titre qu'il fût plus facile de "passer au tamis Les Sables-d'Olonne" que de passer au crible l'ensemble des thérapies alternatives ou qu'il soit moins périlleux de "pêcher la truite de Schubert" que de mettre à disposition des procédures d'évaluation susceptibles de recueillir le consensus du groupe. » Il faudra effectivement attendre les années 2010 pour que les institutions se penchent sur l'évaluation des pratiques complémentaires[15], sans pourtant aboutir à un consensus. La commande de Georgina

---

[12] Jean-Pierre Muyard, « Fonder une structure d'évaluation. Autres médecines, autres mœurs, l'explosion des techniques de santé ». *Revue Autrement,* n°85, décembre 1986

[13] https://www.lemonde.fr/disparitions/article/2018/01/25/la-mort-du-professeur-de-medecine-pierre-cornillot_5246847_3382.html

[14] La Documentation française

[15] Assistance Publique-Hôpitaux de Paris (APHP) mai 2012 : *Médecines Complémentaires à l'Assistance Publique, Hôpitaux de Paris* - Rapport

Dufoix, ministre des Affaires sociales, était formulée en ces termes par son secrétaire à la Santé, Edmond Hervé :

« Le développement en France des techniques médicales non conventionnelles, communément appelées “médecines douces”, “médecines naturelles”, est une réalité sociale qu'il convient de prendre en compte. Ces dénominations englobent des pratiques très différentes dont l'amalgame rend difficile l'approche scientifique et non passionnelle des questions qu'elle soulève. »

D'emblée, on ne peut manquer de relever que la question portait sur des techniques et des pratiques qui échappaient à la juridiction scientifique - toujours-déjà le nœud du problème - les auteurs y ayant répondu dans leur conclusion en termes de culture et de liberté des citoyens, affirmant avec engagement les enjeux fondamentaux :

« Toute pratique largement utilisée par un peuple fait partie intégrante de son patrimoine culturel. La liberté d'un choix éclairé et responsable doit être laissée à chaque citoyen. »

Si reconnaitre la dimension culturelle dans les recours aux pratiques de soin/de santé et la liberté de choix en responsabilité étaient des points importants, les auteurs insistaient tout autant sur le fait que les connaissances devaient progresser, dans un vibrant plaidoyer pour l'unité de la médecine :

« Il ne saurait y avoir deux médecines, l'une officielle, l'autre parallèle. L'unique médecine doit intégrer les apports des différentes techniques, sans pour autant qu'elle soit tenue d'en épouser la philosophie ou les théories. »

Une seule médecine, enrichie d'une pluralité de techniques à intégrer sur le plan académique et thérapeutique, mais en les dépouillant de leurs fondements théoriques (voire spirituels) : en Inde cela n'a pas marché (Commissions Chopra et Mudaliar), tandis qu'en Chine, la médecine canonique a été hybridée avec la médecine occidentale, à ses dépens. Dans le contexte de l'époque, cette visée était parfaitement cohérente avec la toute-puissance des réussites des sciences biomédicales, en dépit de l'ombre portée par quelques scandales sanitaires (Thalidomides, Distilbène, sida, hormones de croissance et sang contaminé - qui fera tomber Georgina Dufoix et condamner son ministre), scandales qui n'étaient pas étrangers à l'engouement pour les médecines « parallèles » et « douces » dans les derniers feux de la vague *New Age*. Par la suite, il y eut encore des scandales pharmaceutiques, mais le *processus intégratif* actuel, bien que semblant s'inscrire dans la continuité de cet appel à l'unification des

---

- Académie Nationale de Médecine, mars 2013 : *Thérapies complémentaires – acupuncture, hypnose, ostéopathie, Tai Qi – leur place parmi les ressources de soin*
- les différentes évaluations de l'Inserm, dont acupuncture et hypnose

techniques de soin au sein d'une seule médecine, semble plutôt motivé par une réappropriation de la qualité relationnelle (le *care*) dans le traitement des maladies (le *cure*) afin de dépasser ce dernier en « promouvant l'holisme auprès des pouvoirs publics »[16] ; une méthode défendable pour transformer le système sanitaire en méta-système.

Dans un positionnement ouvert et ambitieux, les auteurs du rapport avaient cherché à tracer une ligne directrice dans l'"embrouillamini" des pratiques, en reliant deux problématiques : savoir nommer les pratiques et interroger leur dimension épistémique, afin de clarifier la formation et le statut des praticiens. Le premier geste était donc sémantique - une difficulté persistante (chapitre VI.4) - consistant à (re)nommer les pratiques « différentes [de la biomédecine] » en cernant le « phénomène sociologique » de l'époque. Les sondages montraient la domination de l'acupuncture, de l'homéopathie et des thérapies manuelles ; le contexte révélait les revendications d'efficacité « pour les maladies du "mal-être" qui, aux dires des généralistes, constituent 60% de leur clientèle. » (p 9) Si en 1986 le terme de « médecine parallèle » survivait dans les derniers feux de la contre-culture des années 1970, le terme de « médecine douce » avait pris le relai dans les consciences écologiques émergentes, quand le terme « médecine alternative » signait une dissidence face à la médecine académique. Relevons l'absence de référence à « thérapie », un terme introduit par les institutions plus récemment : cela confirme la dimension sociologique aussi bien que politique des différentes dénominations. « Parallèles » et « alternatifs » étaient ces recours pendant les terribles années sida, durant lesquelles les malades eux-mêmes avaient poussé la recherche et exploré de nombreuses pistes thérapeutiques pour échapper à une mort certaine, avant la commercialisation de l'AZT en 1987 ; néanmoins :

> « On ne parle pratiquement plus de médecine parallèle, mais de médecine douce ou alternative. Faut-il y voir le signe que le parallélisme s'efface au bénéfice de la complémentarité ou de l'intégration de ces diverses techniques dans une seule médecine disposant d'un arsenal plus varié que le seul médicament ? »

Sur ce point, le changement est complet entre 1986 et 2024 : quand le terme alternatif pouvait éventuellement être entendu comme complémentaire, désormais le terme même d'alternatif devient synonyme de charlatanisme puni du délit d'incitation à l'abandon de soins.[17] En revanche, le terme complémentaire contenait en puissance le mouvement intégratif que nous observons actuellement : l'évaluation des interventions non médicamenteuses (INM) est en cours, plutôt focalisée sur des « innovations » et assez peu sur les pratiques plus anciennes. Aujourd'hui comme hier, à défaut de consensus - faute d'une

---

[16] Gérard Reach, *Colloque sur les maladies chroniques à l'Assemblée nationale*, 2024

[17] Loi n° 2024-420 du 10 mai 2024 visant à renforcer la lutte contre les dérives sectaires et améliorer l'accompagnement des victimes, article 223-1-2 du code pénal

méthode de compréhension des théories embarquées par les pratiques complémentaires - l'innocuité et l'efficacité sont au cœur des validations par les sociétés savantes, qui procèdent du même coup au tri de pratiques n'ayant cessé de se multiplier au fil des décennies.

Dans leur vision unificatrice de la médecine, les auteurs avaient voulu poser les conditions pour pouvoir nommer une thérapie en tant que médecine : « une modalité stable dans le temps, utilisable par plusieurs praticiens indépendants les uns des autres, c'est-à-dire dont la validité des moyens et des buts est réplicable. » (p 31) Vœux pieux à ce stade : la réplicabilité de type EBM n'a pas montré sa pertinence pour évaluer et expliquer des systèmes médicaux constitués à l'ère préscientifique, dans un vitalisme par ailleurs méprisé par les rédacteurs du rapport (voir infra). Les techniques, les pratiques et les médecines préscientifiques soumises au *processus intégratif* dans les soins médicaux, demeurent bien à ce jour des thérapies complémentaires qui viennent suppléer les insuffisances de *care* de la médecine académique - on trouve d'ailleurs des voix pour qualifier l'ensemble de ces thérapies par le terme de « médecine d'accompagnement »[18] au sein d'un « parcours santé dans la maladie »[19], ce qui dénote bien l'instabilité actuelle du terme « médecine intégrative ».

Les questions posées par les thérapies complémentaires s'inscrivaient déjà à la fin des années 1980 dans un doute sur la technicisation de la médecine :

> « La médecine aurait eu tendance à oublier qu'elle est autant un art qu'une science, que chaque être est unique et ne vit que par ses relations avec les êtres, l'environnement et les éléments du cosmos. L'heure est sans doute à la réconciliation entre l'art et la science ; le développement des sciences humaines en même temps que celui des technologies biomédicales le permet (…) Voici que se présentent les facteurs biopsychosociaux de la guérison ou de la stabilisation de la maladie et que se manifeste l'importance de l'environnement affectif. L'effet placebo doit perdre, en médecine, le sens péjoratif qu'il a acquis dans l'expérimentation ; tout médecin généraliste, quelque peu éloigné des structures techniques, en sait toute l'importance dans le processus de guérison. C'est peut-être pour avoir trop oublié l'importance thérapeutique de la relation médecin-malade qu'un certain type de médecine "rapide" s'est vu détourner d'elle des usagers qui ne veulent plus être considérés comme des objets de soins. »

Considérations particulièrement actuelles si l'on prend en compte la crise épistémologique et organisationnelle de la médecine en 2024. On relève dans ce texte : le rappel de l'autonomie de la médecine par rapport aux autres sciences, une considération écologique d'avant-garde, une remise en cause du placebo comme négation d'efficacité, l'avertissement de préserver la relation thérapeutique et la mise en garde contre l'objectivation des usagers de soin et contre la « médecine rapide ». La place du médecin généraliste/médecin de famille était spécialement mise en avant, non pas seulement par les auteurs, mais

---

[18] Emmanuel Hirsch, *Colloque sur les maladies chroniques à l'Assemblée nationale,* 2024
[19] Alain Toledano, ibid.

par les associations de patients qui le plébiscitaient pour dispenser ces soins, ne voulant « qu'une seule médecine qui intègre les diverses techniques valables et évaluées et rejetant les autres, intégrant aussi l'usager de santé comme nouvel agent de santé. » Dans ce sens, une seule médecine signifiait un seul médecin dans une pluralité de pratiques. Ce n'est pas ce qui se profile aujourd'hui, avec une multiplication d'acteurs et de professions intermédiaires entre le médecin et la personne en soins - autres professionnels de santé, praticiens de thérapies complémentaires diverses, patients-experts et « coordinateurs de parcours de santé », un diplôme propulsé par le CNAM et la Chaire de Santé intégrative.

Le deuxième geste mettait l'accent sur les incohérences - toujours à l'œuvre en France - entre les revendications médicales et des « enseignements parallèles », qualifiés d'anarchiques, « n'ayant d'autre intérêt que de soigner le portefeuille des promoteurs » et il posait une question fondamentale :

> « Ce n'est pas un des moindres paradoxes - comment en même temps revendiquer, à juste titre, que telle technique soit d'ordre médical et doit être réservée aux médecins alors que ceux-ci ne sont pas à même de l'apprendre en Faculté de médecine ? »

Pour répondre en partie à cette incohérence, le rapport du professeur René Morlaix conduisit en 1983 les doyens de faculté de médecine à se positionner sur une généralisation de l'enseignement universitaire de l'homéopathie et de l'acupuncture. En contexte : en 1986, l'homéopathie était enseignée dans les facultés de pharmacie et non pas dans les facultés de médecine, condamnée par l'Académie de médecine alors que l'Ordre des médecins reconnaissait cette compétence et que les préparations homéopathiques étaient remboursées par l'Assurance maladie. Elles ne le sont plus, mais l'homéopathie est encore un médicament et une orientation médicale. Idem pour l'acupuncture, qui entre-temps s'est ouverte aux sages-femmes. La préoccupation première des consommateurs de l'époque n'était pas le remboursement, mais bien l'innocuité et l'efficacité de pratiques, considérées alors comme « moins onéreuses que les classiques » (p 14). La « sensibilisation » - en attendant leur formation et leur diffusion en ambulatoire - des médecins aux pratiques complémentaires semble acquise depuis 2021 avec un cours de médecine à valider par les étudiants en fin d'externat[20], mais la question du statut et de la légitimité des praticiens non professionnels de santé est loin d'être résolue - en partie pour cause d'évaluation du bien-fondé des pratiques, en partie à cause d'incohérences administratives, de procédures contradictoires et de manque de courage des tutelles vis-à-vis de certains groupes de pression.

La question la plus intéressante du rapport Cornillot portait sur les fondements scientifiques/épistémologiques des thérapies complémentaires, posée en ces termes : « l'Université pourrait, à terme, se trouver devant un grave

[20] Item 327 : Principes de la médecine intégrative, utilité et risques des interventions non médicamenteuses et des thérapies complémentaires

dilemme : intégrer sans corpus doctrinal suffisant. » À l'époque comme aujourd'hui, il était reproché aux médecines « parallèles » :

« De ne pouvoir produire aucun argumentaire scientifique préalable à leur mise en œuvre : elles ne sont pratiquement jamais la déduction logique d'un raisonnement a priori (…) il y a souvent un amalgame abusif entre la démonstration d'une efficacité et l'explication d'un mécanisme d'action. »

Si en effet, les études du mécanisme d'action de l'homéopathie ou de la naturopathie ne sont pas convaincantes sur le plan de la démonstration scientifique, leur construction historique montre qu'elles appliquent une méthode basée sur des théories et un raisonnement congruent à ces théories. Que ces théories ne soient pas considérées comme scientifiques est une autre affaire. Quant à l'acupuncture, l'accumulation d'études « scientifiques » sur ses mécanismes d'action n'en fait pas pourtant des preuves - on pourrait appliquer les mêmes réserves aux preuves de l'efficacité de l'hypnose par l'imagerie cérébrale (IRM fonctionnelle).

Ensuite, soulignant « le goût prononcé des Français pour le paradoxe, pour l'insolite, pour tout ce qui semble s'opposer au pouvoir établi », les auteurs du rapport attaquaient frontalement le vitalisme et ses dérivés :

« Le recours aux vieilles lunes médicales du 18e et du 19e siècle, théories fumeuses du vitalisme ou de la loi de similitude, entre autres, dont on pouvait penser qu'elles avaient définitivement disparu sous l'effet des progrès et des acquis d'une science médicale de plus en plus rigoureuse, de plus en plus exigeante avec elle-même. »

Soyons charitables, car les auteurs ont paradoxalement préconisé plus bas :

« Un programme de recherche fondamentale sur la philosophie et la cosmogonie des approches médicales différentes. Là semble être le chemin : il est celui de la voie empirique sur laquelle se confrontent et collaborent des hommes au savoir et à l'expérience différente, et qui acceptent ensemble de reconnaitre et de collationner des faits et des résultats dont l'ensemble constitue l'évaluation. »

Décrypter ces contradictions pourrait contribuer aujourd'hui à adopter une posture plus transdisciplinaire - qui traverse les disciplines, dans et au-delà - c'est-à-dire qui s'intéresse à plusieurs niveaux de réalité à la fois, adopte la logique du tiers inclus et appréhende la complexité.[21] En effet, la puissance du modèle scientifique réductionniste de l'époque, fortement influencée par le positivisme logique « comme supra-théorie et ultime prétention à refermer la science sur elle-même »,[22] ne pouvait laisser aucun espace au vitalisme revendiqué par les « médecines douces », par lequel les usagers (d'hier, comme

[21] *Centre International de Recherches et d'études Transdisciplinaires,* CIRET

[22] Edgar Morin, *La méthode de la méthode, le manuscrit perdu.* Actes Sud, 2024, p 324

d'aujourd'hui) rejetaient la médecine académique. Mais en même temps, en médecins de terrain, les auteurs pressentaient bien les limites de la démonstration par les preuves dans leur critique du caractère péjoratif donné à l'effet placebo. Démunis face à la diversité des techniques et leurs fondements épistémiques restés obscurs, les auteurs ont semblé se replier sur la dimension philosophique de ces approches « différentes » - et en effet, c'est un chemin heuristique porteur s'il est associé à d'autres axes de recherche.

Au milieu du gué sont restées les parties prenantes : la politique ayant repris ses droits, la France s'est enlisée dans ses conflits internes pendant qu'en Allemagne ou en Suisse les choses avançaient plus ou moins dans la concorde. Les largesses de vue du Pr Cornillot seront très rapidement contrattaquées par la majorité suivante. Ministre déléguée à la Santé et à la Famille à partir de mars 1986, Michèle Barzach (médecin gynécologue et psychanalyste) réfutera le terme de « médecines douces » :

> « Comme si la médecine scientifique était dure ou agressive ! Ces démarches dites "alternatives" n'ont pas fait la preuve scientifique de leur efficacité. Qu'elles le fassent ! Le label "médecine" ne doit être décerné qu'à des méthodes éprouvées. »[23]

En 1986, l'ostéopathie et la chiropraxie ne sont « nullement reconnues ni enseignées, elles sont clairement classées dans le code de Santé publique comme des pratiques médicales. »[24] Sans doute les auteurs faisaient-ils référence aux thérapies manuelles pratiquées par des médecins, car les ostéopathes n'ont pas (à ce jour) obtenu le statut de professionnels de santé. En revanche, pas une seule mutuelle qui ne propose le remboursement de quelques séances par an, et le rapport dévoilant en passant qu'elles avaient commencé à rembourser « à titre expérimental » les prestations d'ostéopathie/chiropraxie « alors même que la pratique n'était pas clairement autorisée, avec 18 procès depuis 1976 pour exercice illégal de la médecine à l'égard de chiropracteurs finalement dispensés de peine ». Madame Barzach annulera le financement de la Fondation pour l'évaluation des thérapeutiques alternatives à Cannes, et, dès juillet 1987, s'en prendra aux ostéopathes pour exercice illégal de la médecine en défendant la compétence exclusive des médecins formés aux thérapies manuelles ; l'Académie nationale de médecine demandera que les médicaments homéopathiques ne soient plus remboursés - vœu pieux jusqu'à l'entrée en scène du Collectif Nofakemed, dont la pression médiatisée fera plier la ministre de la Santé en 2018.

On peut considérer que la position du Pr Cornillot était aporétique, probablement faute d'une méthode d'intégration des différents niveaux de réalité de la santé et de la maladie. Vibrant défenseur d'une médecine épistémologiquement unifiée et cohérente, il concédait que « le chemin à parcourir depuis la

---

[23] Éric Conan, revue *Autrement,* 1986, déjà cité

[24] Cornillot P., *Évaluer les médecines différentes*, déjà cité, p 25

systématisation anatomophysiobioclinique triomphante du siècle passé jusqu'à une nouvelle systématisation des maladies de nature écosociopsychobioclinique implique des revirements douloureux et courageux, pour tout dire presque impossibles. »[25] Conceptuellement démunis, les auteurs de ce rapport n'ont pu éviter l'effacement d'un programme de recherche ouvrant à la complexité et la transdisciplinarité dans le champ des thérapies complémentaires, qui aurait pu s'inscrire dans un continuisme holiste/vitaliste, l'approche systémique ayant permis des découvertes majeures en biologie et au-delà - tous les acteurs ayant participé à l'élaboration des sciences de la complexité y ont eu un ancrage, à un moment ou à un autre de leurs travaux (chapitre VII).

Lecteur attentif de Thomas Kuhn, et sans nul doute en dialogue avec les sciences humaines en général et Georges Canguilhem en particulier, Pierre Cornillot avait, dès 1986, posé le diagnostic de la crise épistémologique de la médecine :

> « L'étonnant engouement du public français pour les médecines parallèles doit être, au moins en partie, compris comme la conséquence de l'inaptitude de la médecine occidentale à couvrir de manière satisfaisante certains besoins en rapport avec la souffrance, la maladie, l'infirmité et la mort (...) L'évolution dominante de notre médecine la pousse hors de son champ social de référence. Médecine d'exception, elle ne peut plus prétendre à l'universalité (...) Les temps sont proches, sinon déjà venus, où une nouvelle conception de la santé et de la maladie, et à travers elle une nouvelle médecine, devra impérieusement voir le jour pour permettre à toutes ces "médecines", entre temps apurées, de s'intégrer dans un ensemble cohérent. (...) Ainsi sera effacée la coupure épistémologique, à nouveau rétablie la continuité du discours médical à la fois dans l'histoire et dans l'instant, jusqu'à la prochaine rupture, jusqu'au palier suivant. »[26]

On sent tout l'engagement du Pr Cornillot, non seulement en faveur d'un changement de paradigme de la médecine, mais aussi en faveur de la médecine générale « cette mal-aimée des facultés de médecine [qui] a réellement cherché à élaborer une réponse adaptée aux situations auxquelles elle est confrontée, au prix d'une marginalisation académique massive et une minoration socio-économique de la valeur des actes accomplis. »[27] En revanche, il n'était pas naïf : « L'histoire est là pour témoigner qu'à tout moment le risque est aussi grand pour les sciences d'être asservies au pouvoir politique que pour les collectivités d'être soumises au pouvoir des savants. » En 2009, il écrivait encore que « la généreuse utopie » portée par la définition onusienne de la santé « limite considérablement les périodes de bonne santé au cours de notre existence et risque de médicaliser les moindres écarts physiques, psychiques ou sociaux », tandis que « notre médecine » hyperspécialisée, en limitant le

---

[25] Cornillot P., « Problématisation de la santé ». *Revue française de psychosomatique*, 2009/2 n° 36, pp. 101-114.
[26] Pierre Cornillot, « Une coupure épistémologique ? ». Revue *Autrement* n°85, décembre 1986
[27] ibid.

recrutement de ses patients, en rejette « une part croissante qui se sentent malades à l'extérieur du système, à charge pour elles d'errer selon les circonstances entre la médecine générale, les médecines parallèles, les thérapies à dominante psychologique les plus diverses et les pratiques non reconnues, pour le meilleur et pour le pire. »[28]

Cette étude montre, hélas, que l'histoire patine depuis près de quarante ans - ce qui peut paraître assez court au regard de la longue période qui s'est écoulée entre l'invention de l'hypnose et sa validation scientifique puis son incorporation aux pratiques médicales, notamment en anesthésie ; quand l'ostéopathie représentait 3 à 5% des recours aux thérapies complémentaires en 1985, désormais cette thérapie domine le champ, notamment en termes de prise en charge par les organismes de complémentaires santé, qui a augmenté de 376% en huit ans[29]. L'inflation du nombre d'ostéopathes en France depuis 2010[30] capte les cotisations mutuelles au détriment d'autres thérapies complémentaires. L'acupuncture par exemple, disparaît peu à peu du champ médical : en dehors des sages-femmes en leur domaine obstétrical, elle est pratiquée majoritairement par des non-professionnels de santé, et/ou recodée *a minima* par ces mêmes ostéopathes, qui s'approprient tout autant le marché de la naturopathie et des compléments alimentaires, afin de se différencier les uns des autres sur ce marché devenu très concurrentiel - en une schismogenèse qui explique largement les multiples déclinaisons de l'ostéopathie en variantes parfois loufoques. Avec près de 40 000 diplômés (contre environ 48 000 médecins généralistes traitants), les ostéopathes forment un groupe de pression tel qu'ils sont désormais inclus dans le répertoire des professionnels de santé (RPPS), au même titre que les psychologues cliniciens, et ils revendiquent leur rôle dans la prévention « dans le contexte actuel de difficultés d'accès aux soins. »[31] Si l'on prend en compte l'impulsion onusienne à faire entrer les thérapies complémentaires dans le champ des soins de santé primaires (et donc d'une couverture financière fléchée), on voit se dessiner un futur proche de compétition possiblement acharnée entre les ostéopathes, les tenants du grand fourre-tout naturopathique (comme en Allemagne) et les tenants, du côté académique, d'une « médecine intégrative » qui reprendrait la main qu'elle a perdue depuis les années 1980. Ce faisant, on voit aussi se dessiner les risques d'effacement du pluralisme médical, comme on a pu l'observer dans le champ

---

[28] Cornillot P., « Problématisation de la santé ». *Revue française de psychosomatique*, déjà cité

[29] https://drees.solidarites-sante.gouv.fr : *Les prestations des organismes complémentaires par poste de soins*, 2019

[30]https://www.osteopathie.org/documents.php?url=demographie_des_porteurs_du_titre_d_osteopathe_v31012022_550.pdf

[31] Réponse à la proposition du Sénat de rendre l'option " médecines douces" facultative dans les contrats complémentaires responsables : *Rapport n°770 du Sénat, « Complémentaires santé, mutuelles : l'impact sur le pouvoir d'achat des Français » : communiqué des organisations professionnelles ostéopathiques. »*
https://www.osteopathe-syndicat.fr/medias/actualite/52810-https-osteopathe-syndicat-fr.pdf

des psychothérapies : par exemple, la psychanalyse, après avoir fortement imprégné la psychopathologie des années 1960-70, est mise au ban au fur et à mesure de la montée en puissance des neurosciences et de la psychologie comportementale - ce qui devrait nous mettre en alerte sur la temporalité de la validation d'une technique de soin par les autorités sanitaires (choix politiques) et académiques (qui peuvent être tout aussi politiques).

En rejetant les questions épistémologiques que posaient les pratiques complémentaires, la médecine hospitalo-universitaire s'est cabrée en une position de rejet du pluralisme médical, dont on peine d'autant plus à s'extirper aujourd'hui que l'intégration des thérapies complémentaires aux systèmes sanitaires devrait s'opérer par la notion de « médecine intégrative » - au singulier. Elle y a perdu au passage sa dimension humaniste, globale, bio-psychosociale - du *care* - qu'elle cherche paradoxalement à se réapproprier avec les pratiques complémentaires, malgré un défaut criant de méthode intégrative.

2) Les enjeux explicites et implicites de la « médecine intégrative »

La fin du XXe siècle a été le moment d'accélération de la gouvernance néolibérale et le début des problèmes dans l'organisation des soins : une série de lois a programmé les remaniements profonds que nécessitaient l'élargissement du concept onusien de santé et l'extension du domaine de la santé publique. La refondation des soins de proximité a été poursuivie jusqu'à aujourd'hui, malgré et à cause des difficultés d'accès aux soins, de la transition épidémiologique, du déficit de médecins généralistes (avec d'autres spécialités ambulatoires). Ce rapport entre diminution de l'offre de soin et augmentation des besoins n'est sans doute pas étranger à l'augmentation des recours aux thérapies complémentaires. Pendant plusieurs décennies, ce marché a pu se développer et même s'accélérer depuis que les ostéopathes ont obtenu la légalité de leur pratique en 2014.

La vague « intégrative » avait commencé au début des années 2000 aux États-Unis, reprise et amplifiée par l'OMS. C'est précisément ce mouvement qui a réactivé - en France plus qu'ailleurs - la figure du charlatan : le retard dans le positionnement français vis-à-vis de praticiens non professionnels de santé, couplé à l'indigente inertie des Ordres ou de la Miviludes pour sanctionner les dérives constatées malgré une loi ancienne[32], ont conduit à ce chaos indescriptible où la moindre allégeance farfelue est relayée et amplifiée sur les réseaux sociaux. C'est la raison pour laquelle la défense de la « médecine intégrative » en France vise principalement la sécurisation des pratiques, et il faudra bien un jour proposer un statut à tous ces praticiens de santé plus ou moins autoproclamés, à condition que leur institutionnalisation s'accompagne d'une exigence éthique très élevée pour rejoindre le corps des professionnels de

[32] Loi n° 87-588 du 30 juillet 1987

santé. En effet, c'est la position éthique qui permet de clairement désigner ce qu'est un charlatan (chapitre VI.5) - un imposteur qui déguise son ignorance dans la vantardise de son efficacité revendiquée, en faisant porter le poids de ses échecs au patient souffrant. L'éthique professionnelle devrait constituer le repère stable qui organise les rapports entre groupes de thérapeutes, avec les médecins et avec les patients : la convention d'Oviedo date de 1997 ; elle constitue un instrument valable pour approfondir les obligations professionnelles des thérapeutes en santé non (encore) professionnels de santé. En effet, en ses paragraphes 31 et 32, on peut lire[33]:

« Le médecin, et d'une manière générale tout professionnel qui concourt à la réalisation d'un acte de santé, est soumis à des impératifs juridiques et éthiques. Il doit agir avec soin et compétence et tenir compte attentivement des besoins de chacun des patients. (…) Il est cependant admis que les normes professionnelles n'imposent pas nécessairement une conduite comme étant la seule possible : les "règles de l'art" peuvent offrir plusieurs voies d'intervention possibles, ménageant ainsi une certaine liberté de méthode ou de technique. »

S'il ne devait y avoir qu'une seule médecine à l'avenir (en admettant qu'elle ne soit pas complètement recodée par la technoscience), alors toute position non éthique devrait constituer la démarcation indispensable pour décider quel thérapeute peut y être intégré. Cette boussole qui surplombe les querelles de scientificité des thérapies complémentaires - scientificité toujours instable, dévoilant au fil de l'avancée des connaissances l'immensité de notre ignorance - devrait permettre de garder le cap dans le bain d'injonctions contradictoires contemporaines (chapitre IV) qui produisent des relations malsaines entre les groupes humains, les conduisant soit à la soumission, soit à l'échappement déraisonnable - la "folie" bâtit un autre monde de cohérence de soi à soi, la violence se déchaîne contre un monde perçu comme destructeur, la solidarité s'efface dans une lutte de tous contre tous (chapitre II-5), renvoyant chacun à sa solitude et sa vulnérabilité.

Le concept de schismogenèse, qui décrit l'invariant anthropologique poussant les groupes humains à se différencier les uns par rapport aux autres, montre qu'ils s'organisent à partir de leurs oppositions et de leurs complémentarités, pour coopérer ou entrer en compétition. C'est historiquement évident en médecine, qui en tout temps et en tous lieux, désigne la figure du charlatan afin de se différencier des prêtres d'un côté, et des médecines

---

[33] Oviedo 1997, Convention pour la protection des droits de l'homme et de la dignité de l'être humain à l'égard des applications de la biologie et de la médecine : *Convention sur les droits de l'homme et la biomédecine*
- Décret n° 2012-855 du 5 juillet 2012 portant publication de la convention pour la protection des droits de l'homme et de la dignité de l'être humain à l'égard des applications de la biologie et de la médecine : convention sur les droits de l'homme et la biomédecine, signée à Oviedo le 4 avril 1997

populaires de l'autre. Au XXIe siècle, ce schisme se perpétue entre les tenants de la médecine scientificisée et les tenants des thérapies complémentaires ; mais la différenciation se complexifie d'une part, à cause de l'irruption du marché dans le champ de la santé, d'autre part, à cause des limitations de puissance de la médecine scientificisée et enfin, à cause de l'extension de champ de la santé à de nouveaux besoins déployés par la gouvernance en *Santé globale*. Du fait que l'impulsion intégrative de l'OMS vise la fusion des différentes médecines et thérapies complémentaires en un seul ensemble plus ou moins unifié, cela ravive, en France, de façon très aiguë l'opposition médecin/charlatan, notamment à propos de l'homéopathie, sans résoudre les problèmes d'accès aux soins, et encore moins les questions épistémologiques plus difficiles, comme la conception de la santé héritée des « médecines traditionnelles ». En choisissant la fusion plutôt que l'opposition complémentaire dynamique - donc évolutive selon l'acquisition des connaissances dans une émulation saine entre compétition et coopération - l'OMS pourrait contribuer à fermer le champ des possibles, notamment en termes de préservation de la diversité. Pourtant, le choix onusien d'adopter une méthode d'intégration particulièrement floue, s'inscrit paradoxalement en transparence dans la « crise épistémologique » de la médecine, dont la puissance a été portée jusqu'à des frontières épistémiques qu'elle n'arrive pas encore à faire sauter, de sorte qu'elle n'apporte pas le secours attendu par ses promesses d'éradication des maladies, voire de la vieillesse sans incapacité dans la version augmentée du projet. Par ailleurs, la médecine s'étant absentée progressivement de ses dimensions « de compassion et de compréhension contextuelle des valeurs des patients »[34], ces derniers sont allés les chercher dans les pratiques complémentaires.

Quelle place pour la médecine générale/globale ?

Les sociétés savantes qui se sont saisies de l'impulsion intégrative, sous l'injonction de l'OMS à « soulager le fardeau des maladies chroniques et de la santé mentale », gardent une position ambivalente sur l'intégration des pratiques complémentaires en médecine ambulatoire. Si l'on comprend bien l'avantage que les universitaires auraient à gagner en élargissant l'offre de certaines techniques en milieu hospitalier en tant que « soins de support » dans les maladies chroniques, et si l'on comprend bien que d'autres s'emparent de ce marché pour cibler des populations particulières dans le champ médico-social, la place qui serait laissée aux pratiques complémentaires en médecine de proximité n'est pas clarifiée : on peut y déceler encore une fois un mouvement de schismogenèse en défense de la domination de la médecine hospitalière contre la médecine ambulatoire, cette dernière il est vrai étant particulièrement fragilisée par l'irruption du *management* entre le médecin et le patient, avec ses

[34] Conseil de l'Europe, *L'impact de l'intelligence artificielle sur les relations médecin-patient*, 2021, p 44

nouveaux acteurs, qu'ils soient en charge du « parcours de soins » ou délégués aux soins non médicaux.

À l'époque du rapport Cornillot le médecin généraliste était plébiscité pour porter le pluralisme thérapeutique. Ce n'est plus vrai aujourd'hui : dans les statistiques, les médecins « à exercice particulier » ne sont pas comptabilisés comme médecins traitants. C'est une absurdité et une aberration, car ils font de la médecine intégrée (complexe) au sens propre : suivi continu, approche biopsychosociale, prévention, dé-prescription, hiérarchisation des interventions à la lumière d'un diagnostic global médicalement fondé, approche plurielle d'un problème de santé lorsqu'ils ont acquis des savoirs en thérapies complémentaires (chapitre V.6). Ces quelques irréductibles, animés par l'idée d'une médecine plurielle, ont été formés par leurs aines, qui au XXe siècle, avaient constitué un *corpus* solide de connaissances, y compris culturelles et philosophiques, sont peut-être les derniers dépositaires d'un certain savoir-faire exercé dans une approche complexe, hiérarchisée et ajustée à chaque patient - dans une unité de temps et de lieu qui représente une économie de moyens dans un système contraint. Comprise comme une méta-spécialité, holiste par fondation, la médecine générale est le champ électif et légitime de la pratique des thérapies complémentaires. Peu nombreux, les « médecins à exercice particulier » sont pourtant attaqués d'un côté par leurs confrères Nofakemed, et de l'autre cernés par le programme gouvernemental cherchant à transformer les médecins généralistes en "tour de contrôle" des actes délégués à leurs équipes de soins primaires, dans le cadre du parcours de soin forfaitisé par capitation : le paradigme des soins de santé primaires est le fossoyeur des soins primaires, notamment de la médecine de famille, dont le suivi longitudinal a pourtant démontré son impact positif sur la santé des populations, notamment en termes d'hospitalisations et de mortalité. Le projet impulsé par l'OMS, consistant à multiplier les intervenants non médicaux pour faire face à l'élargissement des « soins de santé », devrait probablement concerner les thérapies complémentaires en France, dans les structures administrées territorialement par les CPTS. C'est le programme porté par les sociétés savantes au niveau français et européen, avec un projet de standardisation et de protocolisation de pratiques expurgées de toute dimension non directement opératoire, afin de les rendre diffusables et réplicables à destination d'une multitude d'agents de santé, suivant des parcours préalablement fléchés en fonction du résultat attendu sur l'« amélioration du bien-être ». Si l'intention (louable) est de revivifier la médecine avec le regard neuf que pourraient apporter des thérapies complémentaires sécurisées, il est nécessaire de rester vigilant quant à la liberté de choix du parcours du patient en fonction de ses préférences et de son histoire personnelle, en n'oubliant pas que ces recours sont sociologiquement, culturellement et politiquement motivés - ce peut être aussi une façon de reprendre son souffle et de se revivifier pour affronter la dureté socio-économique, ou bien une façon de se désaliéner, dans un retrait en leur monde propre (*Umwelt*) le temps d'un soin.

3) Comment interpréter la notion de « santé intégrative » ?

Dans sa visée d'unification de la médecine, la démarche d'intégration des thérapies complémentaires impulsée par l'OMS n'est pas seulement un recours pour faire face « au fardeau des maladies chroniques et de la santé mentale », ni un simple procédé de sécurisation des pratiques. Nommer les thérapies complémentaires en tant que « médecines traditionnelles, complémentaires et intégrative » devrait permettre leur annexion au projet de *Santé globale* et ses outils de gouvernance, au premier rang desquels on retrouve la promotion de la santé. En effet, la Charte de Bangkok de 2005 a élargi la définition de la santé de 1946 à sa dimension spirituelle, ce qui permet d'incorporer tous types de recours traditionnels, c'est-à-dire y compris les pratiques à transmission orale issues d'un territoire donné dans le monde. Le fait d'avoir arrimé la promotion de la santé à la gouvernance globale en 2016 (Charte de Shanghai) en traduit explicitement ses buts, soit l'amélioration du capital humain en termes de capacités productives (Banque mondiale, 2019). Sur le plan opérationnel, le concept de soins de santé primaires propulse la systématisation de l'entreprise de rentabilisation de la santé des populations par tous les moyens disponibles ; d'ailleurs, des investisseurs financiers avisés se sont emparés du domaine des thérapies complémentaires (Chapitre VI.2) en proposant une labellisation des pratiques afin de peser sur la nomenclature des actes, et ainsi inclure praticiens et autres « coordonnateurs du parcours de santé » dans le système sanitaire administré.

Ensuite, il faut observer avec vigilance le glissement sémantique allant des « médecines traditionnelles, complémentaires et intégrative » à la « santé traditionnelle, complémentaire et intégrative » (TCIH) : non définie (non conceptualisée ?) par l'OMS, elle est revendiquée en France en tant que « santé intégrative » articulant le *cure* et le *care* :

> « En utilisant de façon conjointe des médecines conventionnelles, des médecines complémentaires et de la médecine du mode de vie, avec l'objectif de permettre le retour ou le maintien de la santé dans un bien-être optimal. »[35]

On observe bien un glissement de la médecine curative vers une « médecine du mode de vie » dont le but serait un bien-être optimal. D'autres auteurs confirment :

---

[35] Jean-Lionel Bagot, Ingrid Theunissen, Jean-Loup Mouysset, Jean-Philippe Wagner, Nicolas Magné, Alain Toledano, « La santé intégrative : définition et exemples de mises en œuvre en oncologie en France ». *Revue d'homéopathie*, Volume 7251, Issue 4, 12/2021

« Plus qu'un glissement sémantique, le passage de la notion de médecine intégrative à celle de la santé intégrative ouvre un champ qui semble répondre aux enjeux de notre siècle. »[36]

Car en s'appuyant sur la prévention, la promotion de la santé et les capacités d'autoguérison, le projet consiste à obtenir « des personnes en bonne santé, dans une société en bonne santé, sur une planète en bonne santé ». Les auteurs ne précisent pas ce que représente pour eux une « société en bonne santé » ; pour l'heure, elle apparaît centrée sur la performance, et les recours à ces « soins de santé » pourraient être une modalité parmi d'autres de s'adonner à l'augmentation de soi en vue de maintenir ou améliorer ses capacités à tenir et rester dans la course à l'efficience.

Le *processus intégratif* s'étend donc bien au-delà des soins curatifs complémentaires et dessine des enjeux bien plus massifs dans la mesure où la notion de « santé intégrative », associée à la promotion de la santé et aux soins de santé primaires, élargit encore le projet de la *Santé globale*, désormais subsumée sous l'enjeu planétaire *One Health* depuis l'échec de l'OMS dans son rôle d'alerte pandémique en 2020 : « Une approche intégrée et fédératrice qui vise à équilibrer et optimiser durablement la santé des personnes, des animaux et des écosystèmes et qui cherche à réinventer notre approche de la santé afin de résoudre des problèmes de santé complexes. »[37] Bien qu'elle mette l'accent essentiellement sur la veille et la médecine vétérinaire pour anticiper d'autres pandémies, et bien que l'approche intégrée (systémique ?) soit convoquée, on ne peut manquer de relever dans cette définition le recours systématique au thème "santé" qui vient infiltrer toutes les politiques et tous les interstices de la vie, sous des prétextes - louables au demeurant - de protection des vivants, de prévention des pandémies et de bien-être physique, mental et spirituel. Ce projet d'allure totalisante confine à une conception dystopique de la vie, redessine les buts de la médecine et réinterroge son concept même, tant du côté des professionnels que des usagers. Pour les professionnels de santé, le but serait de moins en moins d'être un secours à la souffrance, mais plutôt de maintenir, voire augmenter la santé et le bien-être. La médecine deviendrait alors un instrument de mesure de performance et d'efficience centré sur la santé des populations. Pour les usagers, la santé pourrait ne plus être une affaire intime - un concept vulgaire au sens canguilhémien - dès lors qu'elle appartiendrait au système socio-économique. Pour tous, le domaine de la santé publique est désormais déterritorialisé, tant par l'OMS que par les instances économiques internationales, avant d'être capté et recodé par les Big Tech, dont dépendent

---

[36] Petitjean, F., Guyon, A., Belhomme, C., Célestin-Lhopiteau, I., Cournarie, F., Ninot, G. & Mondain, V., « Médecine et Santé Intégratives : arguments physiopathologiques, contexte et perspectives sociales, sociétales et environnementales ». *Hegel*, 2, 2023, 101-105

[37] Le Groupe tripartite et le PNUE valident la définition du principe « Une seule santé » formulée par l'OHHLEP, OMS 1er décembre 2021

l'interopérabilité des systèmes d'information et leur logique algorithmique prédictive.

Quelles seront les fins de la médecine demain et après-demain ? C'est le problème soulevé par la *Santé globale* et son *processus intégratif* orienté vers une médecine de la data, car non seulement on change d'échelle, mais aussi de signification : globale est synonyme de totale, exhaustive, planétaire - intégrale, terme inventé par Bernouilli (le mathématicien). Anne-Marie Moulin, médecin et philosophe, avait déjà alerté en 2018 sur le concept de *Santé globale* :

> « Il ne sera pas de trop de toute la vigilance philosophique pour mesurer les effets et les significations de ce changement de vocabulaire, au début du XXIe siècle. »[38]

Mise en garde sur les données massives réitérée en 2023, en opposant la diversité du vivant à « l'idéal universel de soins », à savoir les soins de santé primaires :

> « (...) Au nom de la "Santé globale", les organisations internationales entendent effacer les inégalités en promouvant un idéal universel de traitements et de soins aux habitants de la planète. Cette vigilance philosophique à l'égard de la pluralité déroutante des normes et le rappel de la vie comme normativité (...) doit se maintenir à l'heure où la pression des normes imposées par les multiples automates (...) risque de faire oublier "la réalité des qualités que le vivant identifie avec la vie, d'après la conscience qu'il a de ce qu'est, pour lui, de vivre."[39] L'importance d'une veille critique sur ce que l'on tient pour des "faits", particulièrement lorsqu'ils prennent la forme de données de masse, faisant oublier par leur volume les hypothèses sur lesquelles elles sont fondées, est de la plus grande actualité. »[40]

L'accélération technologique et la logique algorithmique comportent un risque d'abandon de la médecine curative (une perte de sens) au profit d'une *médecine de la santé*, personnalisée, prédictive, performante et surtout connectée - dépendante de l'incertitude politique et des tentations de manipulations des systèmes d'IA. La promotion de l'utilisation massive des données de santé dans un système planétaire interopérable justifie et légitime l'inquiétude quand ce big data s'inscrit dans la Gouvernance globale, animée par « l'imaginaire cybernétique »[41] d'un Norbert Wiener, imaginaire à propos duquel Giuseppe Longo lance un avertissement quant à la préservation de la diversité :

---

[38] Anne-Marie Moulin, « Philosophie et médecine : l'impossible choix ». Crignon C, Lefebvre D. (Dir), *La médecine entre art et science dans les traditions philosophiques et médicales de l'Antiquité à la période moderne*. Paris, CNRS, 2018

[39] G. Canguilhem, « Vie », *Encyclopedia Universalis,* p 809

[40] Anne-Marie Moulin, *Pour une lecture anachronique de la thèse de médecine de Georges Canguilhem en 1943*, déjà cité, p 65

[41] Alain Supiot, *La gouvernance par les nombres*. Cours au Collège de France (2012-2014). Arthème Fayard/Institut d'Études avancées de Nantes, 2015

« Il est du devoir des sciences de mettre en évidence la diversité de l'humain et dans l'humain, à partir du biologique, où la diversité, et non l'identité, où la variante inattendue, le "hopeful monster" de la théorie de l'évolution, n'est pas un bruit qu'il faut éliminer ou utiliser de façon stochastique, mais est ce qui rend possible le vivant, selon la grande intuition de Darwin. »[42]

Est-il en effet nécessaire de rappeler que la logique algorithmique est basée sur la théorie primaire de l'information, une théorie « quantitative, expressément détachée de l'objectif, pourtant incontournable, de rendre compte des vécus de signification : en tant que vécus, ils caractérisent le vivant lui-même dans sa relation - indissociablement affectivo-perceptivo-motrice - à son milieu »[43], ou bien formulé par Dominique Lecourt se référant à G. Canguilhem :

« Le sens n'est pas relation entre… mais relation à… les machines dites intelligentes établissent des relations entre les données, mais, par définition, jamais de relation à ce que l'utilisateur se propose à partir des relations engendrées par lui. »[44]

De la pluralité déroutante des normes à la préservation du pluralisme médical et anthropologique, et de la « santé intégrative » à la santé numérique encouragée par l'OMS, le projet d'appropriation des thérapies complémentaires porté par cette institution, menace la diversité par la standardisation, et menace les libertés individuelles par la logique algorithmique qu'embarquent la médecine de la data et l'intelligence artificielle dans les consultations cliniques du quotidien. Je propose une petite analyse prospective poussant le scénario dystopique, à laquelle seront opposées quelques pistes pour dessiner un devenir apaisé pour la médecine du XXIe siècle.

4) Embarquement pour *One Digital Health*[45]

Il convient d'envisager désormais le projet intégratif dans toutes ses dimensions, c'est-à-dire concernant tous les systèmes vivants sur terre, ce qui fait de la santé un concept n'ayant plus aucun lien avec la pratique médicale

---

[42] Giuseppe Longo, *Complexité, science et démocratie.* Entretien avec Giuseppe Longo par Paolo Bartolini. MEGAchip, *Democrazia nella comunicazione,* le 10-5-16, et dans ROARS, Return on Academic Research, in italiano, 11-9-16. https://cardano.visions-des-sciences.eu/assets/pdf/longoentretien.pdf

[43] Jean-Hugues Barthélémy, « Individuation et apoptose : repenser l'adaptation ? (Simondon, le vivant et l'information) ». Cherlonneix L., *Nouvelles représentations de la vie en biologie et philosophie du vivant. La sculpture du vivant à l'épreuve de l'interdisciplinarité.* De Boeck, 2013, p 238

[44] Dominique Lecourt, *Georges Canguilhem.* Que sais-je ? PUF, 2008, p 95

[45] Ho CW-L., "Operationalizing "One Health" as "One Digital Health" Through a Global Framework That Emphasizes Fair and Equitable Sharing of Benefits from the Use of Artificial Intelligence and Related Digital Technologies". *Front. Public Health,* 2022, 10 :768977.

telle qu'elle s'est instaurée partout dans le monde il y a environ vingt-cinq siècles. Parmi les dimensions de la *Santé globale*, l'impact des modalités opératoires du numérique est majeur : *One Digital Health* n'est pas seulement un outil de recherche sur les écosystèmes complexes, mais aussi un outil de gestion algorithmique de la santé des populations. C'est pourquoi l'accélération technologique des IA (génératives et autres) et l'immense masse des données accumulées et interconnectées vont transformer le champ de la médecine[46] ainsi que les possibilités en santé publique.[47] Les enjeux sont considérables, tant en termes conceptuels qu'opérationnels.

Vers une médecine digitale de la santé ?

De la « médecine intégrative » à la « santé intégrative », la Gouvernance globale dessine le futur d'une *médecine intégrale* : sécurisée et performante, prédictive et algorithmique, personnalisée et connectée (6P) ; une *médecine de la santé* construite sur l'intériorisation de l'injonction à « prendre soin de soi » grâce à la promotion de *l'empowerment* et d'une autonomie poussée comme idéal à atteindre.[48]

Dans son rapport prospectif de 2012, *Assurance prévention, prédiction... dans l'univers du Big Data,* François Ewald[49] avait déjà pris la mesure des « fardeaux » pesant sur les systèmes de santé : le poids des maladies chroniques, le vieillissement de la population et la dépendance, étaient mis en perspective avec l'emprise sur les corps et les âmes par les sciences cognitives et les technologies du numérique. Il alertait que notre système de santé aurait la tentation de pencher vers la prévention et les nouvelles technologies prédictives plutôt que vers les traitements des maladies, anticipant le mouvement actuel et à venir qui privilégie une médecine dédiée au sujet sain ayant un capital santé à optimiser, au prix d'une quantification de soi continue (objets connectés) dans une forme d'auto-panopticon (F. Ewald évoque plutôt un panopticon inversé, p 77). J'ai décrit (chapitre II) comment les outils de la santé globalisée ont été mis en place dans ce but à la faveur des innovations numériques en santé, avec une politique assumée de faire peser l'entière responsabilité de leur santé (conduite, hygiène de vie) sur des sujets en « sur-savoir où la maladie ne peut plus être conçue comme un aléa exogène. »[50] Nous y sommes. Par exemple, dans le cadre de la procréation assistée, la détection d'un gène révèle une maladie cardio-vasculaire familiale et entraine la prise d'un traitement préventif à vie pour le

[46] Conseil de l'Europe, *Impact de l'intelligence artificielle sur les relations médecin-patient*, déjà cité

[47] Benis A, Tamburis O, Chronaki C, Moen A., "One Digital Health: A Unified Framework for Future Health Ecosystems". *J Med Internet Res* 2021 ;23(2) : e22189

[48] Bernard Baertschi, « Le soin au service de l'autonomie ». *Philosophie du soin : santé, autonomie, devoirs.* Vrin, 2019, p 157

[49] François Ewald : *Assurance prévention, prédiction... dans l'univers du Big Data.* Rapport à l'Institut Montparnasse, 2012

[50] Ibid.

parent (peut-être pour l'enfant à naître) ; la connaissance et le dépistage familial du gène BRC2 ont déjà conduit de jeunes femmes à l'ablation mammaire et ovarienne préventives (publicisée par Angelina Jolie) ; le dépistage familial des gènes de la maladie de Huntington (une maladie neurodégénérative) pose aux plus jeunes un terrible dilemme en l'absence de traitement (à ce jour) : savoir ou ne pas savoir ? Mieux : avoir encore le droit de ne pas savoir[51] ? Concernant des maladies chroniques considérées comme « évitables », la prophylaxie pourra être surveillée et quantifiée quotidiennement et tout écart au profil de prédictibilité (établi selon les algorithmes personnalisés) pourrait devenir une faute, donc potentiellement un défaut de couverture financière (*Schuld*, la faute et la dette). Des applications commerciales, comme Verily[52], sélectionnent déjà les patients éligibles à leurs protocoles de recherche, récoltent leurs données de suivi (de glycémie), surveillent leur comportement afin d'évaluer si leur traitement par GPL1 est justifié, avant de se tourner vers les assurances privées et les institutions pour influer sur la norme à adopter en matière de couverture sanitaire ; une privatisation des corps favorisée par l'absence de médecin indépendant entre le producteur d'IA, le patient et son assurance santé. Le dépistage systématisé pourrait dériver vers la prédiction, et une grande vigilance éthique doit accompagner des projets comme celui de PsyCARE qui « vise à améliorer la détection et l'intervention précoce en cas de psychose » en identifiant :

> « Des biomarqueurs pour améliorer le diagnostic, la détection du stade de la maladie et la prédiction du devenir fonctionnel. PsyCARE vise aussi à l'identification de cibles thérapeutiques. Dans ce cadre, un certain nombre d'outils doivent être développés, comme de nouveaux outils portables qui faciliteraient l'évaluation motrice, l'analyse automatique du texte et de la parole, ainsi qu'une application pour l'entrainement cognitif personnalisé et une autre centrée sur le patient facilitant la gestion des cas et l'engagement du patient. Finalement, un système d'aide à la décision guidera la stratégie thérapeutique personnalisée. »[53]

Avec les systèmes d'IA, comme les assistants virtuels capables de fournir des diagnostics simples, avec les *applis* de suivi personnalisé capables de délivrer des recommandations comportementales, avec les systèmes de reconnaissance faciale capables de détecter les troubles mentaux, les usagers pourraient gérer eux-mêmes leur santé - l'autosoin 2.0. Face aux aléas externes, de type infectieux notamment, la pandémie de Covid-19 a révélé les insuffisances de certains modèles prédictifs au niveau local, mais à l'avenir :

---

[51] Bernard Baertschi, « Droit de ne pas savoir ou devoir de savoir ? » *Med Sci, 2015,* 31(5) 561-565

[52] https://verily.com/solutions/onduo : « More than an app. Managing diabetes and chronic care - Anytime, anywhere"

[53] https://www.inserm.fr/dossier/intelligence-artificielle-et-sante/

« Des modèles prédictifs, dits multi-niveaux, apparaissent envisageables en combinant davantage d'expertises épidémiologiques, des Big Data et un traitement algorithmique. Une telle modélisation, où chaque strate pourrait contribuer à la précision, concerne une variété de données : imagerie satellitaire, données biologiques, économico-sociales, veille sanitaire, etc. »[54]

Avec la capacité déjà éprouvée à créer des vaccins en quasi-temps réel, le futur règlement sanitaire international pourrait avoir la tentation d'amputer les États membres de leur subsidiarité dans ce domaine.

Les applications de l'IA et du big data en santé se multiplient, tant dans les domaines de prédiction populationnelle que dans la médecine personnalisée, dite de précision. Le propos ici n'est pas d'en dresser le catalogue en distribuant les bons ou les mauvais points, mais plutôt de débusquer celles qui sont à problématiser. Par exemple, sur le plan organisationnel, des systèmes de triage IA existent déjà à l'hôpital pour l'accès aux urgences, pour la programmation de sortie d'hospitalisation et de rendez-vous de soins de suite ; des systèmes d'IA sont capables de synthétiser des dossiers médicaux afin d'identifier les « patients à risque »[55] et organiser des rappels par SMS en sortie d'hospitalisation. La question éthique du tri prédictif est majeure.

Devenir du statut intellectuel et professionnel des médecins ?

Cette médecine digitalisée centrée sur le santéisme[56], en tant que recherche de performance en santé, entraine des changements paradigmatiques du rapport à la santé, et donc à la médecine et ses praticiens. Dès lors, il n'est pas superflu d'interroger leur devenir. Dans le cadre curatif, les thérapies ciblées et personnalisées amèneront la disparition progressive des chirurgiens, notamment en cancérologie. Dans d'autres domaines thérapeutiques, nous sommes déjà dans l'ère des ingénieurs pilotant des robots, et des IA sont déjà à l'œuvre dans le ciblage en radiothérapie ou bien dans la prédiction de la réponse aux traitements. Dans le domaine du dépistage, les machines ont tellement englouti d'images qu'elles deviennent plus performantes que les radiologues - sauf (à ce jour) lorsqu'il s'agit de comparer deux types d'imagerie. Avec une médecine totalement digitalisée, il faudra vérifier, évaluer et valider des modèles IA dans tous les champs du soin et de la santé, quantifiés par les objets connectés : selon quels critères et sous quel statut ? Si l'Académie de médecine et le Comité national pilote d'éthique numérique appuient régulièrement sur la présence nécessaire, après avoir été dûment formé, d'un médecin pour trier les réponses

---

[54]https://www.polytechnique-insights.com/tribunes/sante-et-biotech/comment-predire-les-prochaines-epidemies/

[55] Conseil de l'Europe, *Impact de l'intelligence artificielle sur les relations médecin-patient,* déjà cité

[56] Marine Al Dahdah et Vincent Duclos, « Santé numérique, » *Anthropologie & Santé*, 28 | 2024

de l'IA, les modalités sont peu claires et le statut du médecin encore moins, surtout dans la pratique clinicienne ambulatoire.

L'hôpital restera toujours le point nodal du système, gardant sa capacité technique de réparation, et même d'augmentation par les appareillages *cyborgs* en situation de handicap ou d'incapacité, de sorte qu'en milieu hospitalier les médecins seront des techniciens, au mieux des ingénieurs high-tech, laissant à d'autres professionnels le champ du prendre soin. Avec l'accélération technologique, on pourrait aussi observer le développement de centres d'examens hautement spécialisés, dotés de consultants très techniques, avec des propositions dignes de la Silicon Valley, telle la *start up* Zoï - une sorte de copier-coller de *Forward* aux USA - dont le propos liminaire est : « chaque objet de notre quotidien est vendu avec un mode d'emploi long et détaillé, mais il n'en existe aucun pour notre propre corps. »[57] Proposant des *checks up* annuels pour « une médecine préventive et personnalisée », cette entreprise cible en premier lieu « les entreprises valorisant le capital humain » : on ne peut être plus transparent !

Pour F. Ewald, cette multiplication de la spécialisation en ambulatoire - un cran supplémentaire qui pourrait progressivement se substituer aux centres de soins non programmés - « rendrait superflus beaucoup de médecins, car les normes du juste soin ne seront plus nécessairement dans les normes de la médecine générale. »[58] Cette remarque est particulièrement troublante en cette période de grande mise en précarité de l'exercice généraliste traitant dans sa dimension de suivi longitudinal de sa patientèle. Et si les politiques actuelles, en favorisant leur rôle de coordonnateur plutôt que de soins, étaient déjà dans un scénario du futur proche, à l'instar du NHS britannique qui préfère augmenter le nombre de *physician associates* (de 4000 à 10 000)[59] plutôt que le nombre de médecins généralistes, et ce, malgré les mises en garde de l'OMS[60]? Avec les systèmes d'IA et une médecine de la santé, les médecins généralistes pourrait être éliminés en tant que cliniciens, remplacés par des *chatbots*, tel celui présenté récemment par Google (AMIE) - même l'OMS s'y essaie dans la promotion de la santé avec son *chatbot* S.A.R.A.H.[61]

Marie-Hélène Parizeau souligne que la définition de la santé numérique par l'OMS[62] « inclut la finalité explicite de "l'amélioration de la santé" en droite

---

[57] https://www.zoi.com/a-propos

[58] François Ewald, *Assurance prévention, prédiction… dans l'univers du Big Data,* déjà cité p 26

[59] https://www.theguardian.com/society/2024/jan/18/physician-associates-role-nhs-england

[60] WHO, *Ethics and governance of artificial intelligence for health. Guidance on large multi-modal mode*ls, 2024, p 22 : « les LMMs pourraient être utilisées pour combler l'espace entre le nombre de professionnels de santé et les besoins nécessaires »

[61] https://www.who.int/fr/campaigns/s-a-r-a-h

[62] OMS, *Global strategy on digital health 2020-2025,* 2021, p 40 *: «* La santé numérique consiste en un champ de connaissances et de pratiques associées au développement et à l'utilistation de technologies numériques pour améliorer la santé. La santé numérique élargit le concept de *e*-santé (*e*-health) pour inclure les consommateurs numériques, ainsi qu'un large éventail d'appareils

ligne avec la définition de l'OMS de 1946 (…) l'enjeu étant de donner un contenu normatif plus précis à la santé afin de formuler des critères permettant d'orienter ou de choisir ces technologies. »[63] Elle détecte quatre normativités intrinsèques au numérique : la donnée d'information (et ses biais) obtenue par l'autosurveillance, une asymétrie de pouvoir et savoir qu'elle attribue au « capitalisme de surveillance » qui permet le contrôle, enfin la prédiction qui peut être « instrumentalisée par des intérêts souvent économiques, mais aussi politiques, en générant des normes sociales plus ou moins contraignantes et envahissantes selon le contexte. »[64] Elle relève avec acuité que ces nouvelles normes, non seulement accentueraient l'illusion d'autonomie, mais aussi constitueraient « le retour d'une nouvelle forme de paternalisme d'influence [qui] ne serait plus celui du médecin. » Dans son rapport le plus récent sur l'intelligence artificielle, l'OMS[65] « reconnaît les avantages considérables que l'IA pourrait apporter aux systèmes de santé, notamment l'amélioration de la santé publique et la réalisation de la couverture sanitaire universelle » (p 21) tout en listant une série de risques majeurs, dont la perte de compétence clinique des professionnels de santé et la dégradation des relations avec les patients. Parmi d'autres chercheurs, Didier Vinot s'interroge sur une « subtile transformation des soignants et des patients en acteurs d'une pièce écrite par d'autres » et s'inquiète de « l'usurpation du rôle décisionnel par l'IA, supplantant l'expertise et le jugement clinique. »[66] Ce devrait être une préoccupation majeure pour les institutions, mais l'OMS relève plutôt le risque que les usagers de santé, ayant un recours préférentiel à l'autosoin 2.0, échappent aux injonctions de santé publique diffusées par les équipes de soins primaires. L'institution onusienne, qui pousse tous les systèmes de santé vers une organisation basée sur les soins de santé primaires et la délégation de tâches aux professionnels paramédicaux, verrait ainsi son modèle d'accès aux soins détourné par l'implémentation des IA dans les systèmes de santé, pour motif économique, dégradant irrémédiablement le suivi médical des patients souffrant d'une maladie chronique. L'édifice des soins de santé primaires serait menacé en sus dans sa visée de santé publique : c'est une démonstration en creux que le rôle du médecin, notamment généraliste, pourrait être bien plus déterminant que l'institution onusienne (et française) ne voudrait le laisser croire.

---

intelligents et connectés. Elle inclut aussi l'utilisation d'autres technologies numériques pour la santé comme les objets connectés, l'intelligence artificielle, les données massives et la robotique. »

[63] Parizeau MH, « La santé numérique : une nouvelle métamorphose de la Santé ? Analyse à partir de la définition de l'Organisation mondiale de la santé (OMS) ». Pierron JP, Bogaert B (dir.), *De l'IA à l'intelligence clinique. Ce que le numérique fait au soin.* Le Bord de l'eau, 2024, p 146

[64] Ibid, p 158

[65] OMS, Ethics and governance of artificial intelligence for health. Guidance on large multi-modal models, *op.cit*

[66] Vinot D., « Le numérique face aux soignants, où comment l'outil (dé)borde l'action des professionnels de santé ». Pierron JP, Bogaert B (dir), *De l'IA à l'intelligence clinique. Ce que le numérique fait au soin*, déjà cité, p 166

Dans l'optique future d'une *médecine de la santé* « le médecin n'est pas là pour soigner. Il s'adresse à des gens sains, son horizon n'est plus la maladie, mais la santé. »[67] Épaulé par son équipe de soins primaires assurant la récolte des données, le médecin gestionnaire de risques - non plus probables (prévention), mais prévisibles selon le profil (prédiction), deviendrait au choix : interprète des données de l'usager et aide à la décision pour optimiser ses comportements en santé ; "fact-checkeur" des informations glanées sur internet ; ou bien prochainement réassurance quant au bien-fondé d'un diagnostic produit par une IA générative - sur ce point la question de la responsabilité n'étant pas encore tranchée. Un *coach* en somme, mais un *coach* soumis aux impératifs de la santé publique, laquelle aurait pris le contrôle de toutes les données de santé et pourrait appliquer des modèles prédictifs personnalisés, accentuant la pression sur la prévention. De "tours de contrôle" coordonnant les trajectoires des équipes de soins primaires en ambulatoire, les médecins généralistes seraient alors insidieusement réduits à être des prestataires au service de patients-agents (autonomes) et de systèmes assurantiels différenciés.

Du point de vue assurantiel

Les soins de santé primaires portent le principe d'une couverture sanitaire universelle couvrant un panier de soins minimum ; la santé et le bien-être, tels que formalisés dans le cadre de la Gouvernance globale et du capital humain, offrent aux assurances privées la possibilité de spéculer sur les comportements en santé, en s'appuyant sur le big data prédictif qu'elles ne manqueront pas de s'approprier afin de minimiser les risques. Chacun de nous peut déjà constater avec impuissance combien notre "sécu" est peu à peu dépouillée de ses fondements, sous les coups (et les coûts) de besoins de santé liés aux mesures de santé publique, elle-même extensible au bien-être, de sorte que les risques d'hier (de maladie, accident, handicap) deviennent inassurables sans le secours d'une participation assurantielle à options multiples, d'où l'irruption des sur-mutuelles. Alain Toledano milite d'ailleurs pour transformer l'Assurance maladie en Assurance santé[68] afin de mieux répondre aux besoins de financement de ces « parcours santé ». En ce sens, il inscrit sa proposition dans une mutation du système assurantiel et ses tables actuaires, puisque l'on passerait d'un système probabiliste assurant le risque moyen homogénéisé sur de grands groupes, à un système assurantiel de risques différenciés et singularisés[69], avec la capacité d'établir des « profils de risque » associant les facteurs de risque déjà bien établis (alcool, tabac, surpoids, etc.) aux risques prédictibles (génétiquement) selon le comportement et l'hygiène de vie. Prenons comme exemples diabète et obésité. Dans l'un et l'autre cas, il existe un traitement

---

[67] François Ewald, *Assurance prévention, prédiction... dans l'univers du Big Data,* déjà cité, p 25
[68] Alain Toledano, *Colloque sur les maladies chroniques à l'Assemblée nationale*, 2024
[69] François Ewald, *Assurance prévention, prédiction... dans l'univers du Big Data,* déjà cité

nouveau (la classe des semaglutides), très onéreux. Est-ce que l'assurance maladie voudra continuer à rembourser ce traitement si elle possède les datas de facteurs prédictifs ayant établi l'algorithme de "bonne conduite" permettant de l'éviter ?

Dans son travail prospectif, Ewald envisageait « un dédoublement entre Hygée et Panacée », Hygée comme médecine de « terrain » réactualisée en termes de profil prédictif, « en une étrange révolution où le point le plus pointu de la recherche médicale rejoint les plus vieilles pratiques de l'antiquité, redonnant une nouvelle actualité aux techniques de soi » (au sens foucaldien, p 26). En conséquence, y aura-t-il une branche assurantielle couvrant la médecine de la santé différente de la branche assurantielle pour la médecine curative ? Comment sera envisagée la responsabilité du sujet dont la maladie pourrait être imputable à un environnement pathogène (pollutions, changement climatique, pathologie des relations sociales et professionnelles, etc.) dont il n'aura pas la maîtrise ni la connaissance ? Ainsi F. Ewald interrogeait clairement la légitimité d'une médecine de la santé et l'éthique d'un *disease management* fondé sur les prédictions.

Dimensions démocratique et éthique de One Digital Health ?

One Health, big data, *BigTech* et IA, *médecine de la santé* : la vie quotidienne pourrait être complètement monitorée et analysée en relation avec les données environnementales dans un système éco-sanitaire piloté par les objets connectés (*smart home, smart city, smart hospital*[70]). L'Assurance maladie s'empare déjà de *Mon espace santé* pour contacter directement les assurés afin de les inciter à tel rappel vaccinal ou tel dépistage systématique ; avec le déploiement des IPA (infirmiers en pratique avancée) en santé publique, la surveillance pourrait devenir proactive (sur le mode de l'aller-vers) et convoquer les usagers afin qu'ils ajustent leur mode de vie aux prédictions. Que se passera-t-il si la personne ne se conforme pas à ces diverses injonctions ? Par sa dimension biosécuritaire et sa mission préventive et prédictive, la *médecine de la santé* pourrait s'appuyer essentiellement sur les techniques numériques d'autocontrôle personnel et de surveillance populationnelle, qui se doubleraient potentiellement d'injonctions et de conduites à tenir laissant peu d'autonomie au sujet, tandis que, paradoxalement, il serait livré à lui-même en cas de survenue d'une pathologie.[71] Si par chance des « parcours de soin » (curatifs) persistaient, alors ils seraient totalement protocolisés, ne laissant que peu d'espace de liberté de choix en fonction des préférences du sujet, y compris dans le champ des thérapies complémentaires, les dernières à être englouties par la

---

[70] Jongen PJ., "Information and Communication Technology Medicine: Integrative Specialty for the Future of Medicine". *Interact J Med Res*. 2023 Jul 13 ;12 : e42831.

[71] Léo Coutellec, Alexia Jolivet, Sebastian J. Moser et Paul-Loup Weil-Dubuc (dir.), *Le futur de la santé. Pour une éthique de l'anticipation*. Éditions de la Maison des sciences de l'homme, 2019

Santé globale. Prises ensemble, ces projections représentent incontestablement un défi démocratique.

Dans ce paradigme du tout numérique, avec une multiplication des intervenants entre soignants et soignés, qui rétrécit du même coup le périmètre d'agir de chacun, les niveaux de responsabilité pourraient être atomisés. Comment évolueront alors l'engagement et l'éthique professionnelles ? Quelle sera la capacité de résistance des soignants, alliés aux soignés, pour peser et modifier la trajectoire ainsi dessinée ? De l'aveu même de l'OMS, les défis éthiques sont monumentaux, on ne peut tous les citer, mais relever qu'ils proviennent souvent du fait que l'IA est issue majoritairement de l'industrie privée (à 70% en 2020), laquelle tend à évincer ses équipes éthiciennes dès lors que leurs prescriptions entrent « en friction » avec le développement d'un produit : pour laisser croire qu'elles y sont attentives, les GAFAM sont groupés au sein du *Frontier Model Forum*[72] - sans les Big Tech asiatiques.

5) Un autre scénario est possible : quelques pistes

Bien entendu, le big data est porteur de promesses pour la recherche biomédicale, et on espère des avancées dans le traitement et la guérison des maladies chroniques et rares, la réparation et l'amélioration des handicaps. Si certains militent pour aller toujours plus loin dans la Bio Tech et la Big Tech, d'autres ont bien compris que, si les soignants devaient être relégués au rôle de prestataires de service, il existe un risque qu'ils perdent non pas seulement leurs savoir-faire cliniques, mais aussi leurs normes éthiques. Éric Sadin, philosophe particulièrement technocritique, a souvent mis en garde contre les effets de l'IA. Concernant la médecine, il prédisait en 2020 que :

> « L'enjeu consiste à bientôt faire sauter la phase de la consultation, de la rendre obsolète, pour instaurer une pratique du suivi continu, une sorte de veille perpétuelle prodiguée à chacun affranchie du paiement traditionnel à l'acte et fondée sur le principe de l'abonnement, garantissant une attention assidue en toute circonstance (...) La société du contrat est vouée à se généraliser jusque dans le secteur médical, au détriment de l'établissement d'un régime commun. »[73]

Il s'étonnait et regrettait que le monde médical ne se mobilise pas à la hauteur des enjeux, hypnotisé par les promesses de diagnostic et de traitement, et réclamait un engagement dans une « théorie critique du devenir de la médecine ». Il

---

[72] OMS, *Ethics and governance of artificial intelligence for health. Guidance on large multi-modal models*, p 44.

[73] Sadin Éric, « Le stade prescriptif de la vérité : Hippocrate mis sous le joug du privé », *Médecine et Philosophie* (N° 4), 2, 2020, pp.41-44

faut bien reconnaitre que c'est plutôt du côté des philosophes qu'on relève la plus grande vigilance, et tous ne sont pas aussi catastrophistes.[74]

François Ewald avait judicieusement relevé que la « logique des singularités ne peut qu'entrer en conflit avec la volonté de définir des normes et des protocoles standardisés de traitement. »[75] Dans cette faille se situe possiblement un scénario alternatif au précédent, celui d'un pluralisme médical qui assumerait l'irréductibilité du vivant individuel à des normes populationnelles, et ce faisant, accepterait un certain degré d'indémontrabilité des thérapies complémentaires, en une transition possible de la médecine fondée sur les preuves vers un nouveau paradigme de la complexité. L'irruption voulue des thérapies complémentaires dans le système sanitaire à l'horizon de 2034 pourrait être l'opportunité offerte à la médecine académique et biotechnologique de reconquérir sa dimension humaniste, voire compassionnelle, et ainsi permettre aux acteurs médicaux de répondre à leur impératif éthique de non-malfaisance et de bienfaisance, du coup résister à la dégradation institutionnelle du système de santé sous l'influence de la financiarisation.

Défendre et préserver la médecine clinique

Un vieil aphorisme énonce que « tout commence et tout finit dans la clinique »[76] : la clinique, c'est une attention très spécifique d'un humain à l'égard d'un autre humain, qui mobilise la main (palpation), le regard (observation), l'ouïe (écoute attentive), parfois l'odorat (il n'y a pas que les chiens entrainés qui peuvent percevoir un état pathologique). C'est en même temps une position de surplomb intellectuel, qui assemble, regroupe ou dissocie les informations recueillies, tout en appliquant des modalités de raisonnement qui peuvent tisser ensemble l'intuition, l'analogie, l'analyse, la déduction, afin de poser des hypothèses diagnostiques grâce aux inférences abductives en situation d'incertitude, ce qui permet de hiérarchiser les hypothèses et proposer des actions thérapeutiques. Dans la clinique, la position du médecin est donc double : à la fois engagement corporel et même émotionnel ouvert à la découverte de l'autre dans toutes ses dimensions, et à la fois exercice intellectuel de haut niveau, puisqu'il faut résoudre un problème.

La clinique c'est avant tout la « relation à » (D. Lecourt), la primauté de l'écoute du patient et la prise en compte de son récit, ce qui distingue la science de l'art médical. Dans la clinique, médecin et patient sont dans un engagement réciproque ; c'est dans la relation - le fameux « colloque singulier » - qu'émerge une signification des troubles, tant pour le soignant que pour le soigné : « le médecin est le médiateur venant interrompre le face-à-face angoissant et stérile

---

[74] Poreau Brice, « Intelligence artificielle et médecine : l'apport de la philosophie et de l'éthique de la technique de Gilbert Simondon ». *Médecine et Philosophie* (N° 4), 2, 2020, pp.48-51.

[75] Ewald F., *Assurance prévention, prédiction… dans l'univers du Big Data.*, déjà cité, p 72

[76] Claude Matuchansky, « Intelligence clinique et intelligence artificielle. Une question de nuance ». *Médecine/sciences* 2019 ; 35 : 797-803

du malade avec sa maladie. »[77] Aussi, la position du médecin clinicien, en tant que médecin et non pas en tant que « soignant » parmi d'autres, revêt une importance majeure : « L'autorité du médecin n'est pas une imposture, alors même qu'elle s'accompagne de la conscience de la limite de son pouvoir. Elle est l'expression d'une volonté de présence. »[78] Cette position du médecin clinicien « conscient de la limite de son pouvoir » devrait être défendue avec détermination par les médecins et par les institutions démocratiques, comme une valeur profonde qui fait société, aussi longtemps que des individus souffrants - car vivants - y trouvent un secours.

À l'horizon 2034, les médecins généralistes seront beaucoup plus nombreux qu'aujourd'hui : leur formation spécialisée dans la prise en charge biopsychosociale les placera encore en situation privilégiée pour s'approprier les facteurs contextuels de la santé et de la maladie - prendre soin en un temps d'écoute et d'échange protégé. Ils seront une force pour dénoncer les nombreux biais des systèmes IA (notamment sociaux), se positionner contre les biais d'automatisation, en refusant les pertes de compétence clinique et en résistant à la malfaisance institutionnelle si elle est détournée par un pouvoir autoritaire. Surtout, les médecins cliniciens devront rester les gardiens et les garants de l'éthique des soins : protéger ce que des institutions instables pourraient dévoyer ; sécuriser un code de conduite éthique qui deviendrait opposable à tout praticien de santé au sein d'une instance dédiée.

Dénoncer le santéisme dystopique

Un médecin canguilhémien défend la santé « comme pouvoir d'indétermination maximale de la vie » et comme risque de tomber, peut-être de se relever : il accepte l'incertitude et le *bruit* des vivants, en tant que résistance et liberté de création de nouvelles formes de vivre ensemble. C'est pourquoi ce médecin a le devoir d'alerter sur le concept de santé promu par l'OMS, pas seulement comme une absurdité au regard de la fragilité du vivant, mais aussi comme un danger dans les mains de gouvernances tournées vers le profit et le contrôle. L'OMS devrait au contraire se positionner pour que l'économie soit au service du bien-être des populations, ce qui se traduirait par une santé publique dont les mesures statistico-épidémiologiques seraient construites depuis le terrain (les territoires dans leur diversité) vers les instances politiques. Inverser les procédures de recueil des données pour les mettre au service des populations concernées, mais aussi au service des professionnels du soin afin qu'ils en deviennent les acteurs premiers, plutôt que se soumettre aveuglément à la puissance publique : cela signifie leur accorder la confiance qui leur a été confisquée depuis l'irruption du *management* dans le système de soin ; pour que

[77] Céline Lefève, *Autour de Canguilhem : Vie, médecine et soin.* Déjà cité, p 129

[78] Georges Canguilhem, *L'autorité du médecin* (1973). Entretien avec P. Roy, H. Péquignot. Médecine de l'homme. Œuvres complètes, t5 : *Histoire de sciences, épistémologie, commémorations*, Vrin 2018, p 607-619

la confiance ne soit pas dévoyée par quelques personnels indignes de leur position de soignant, il suffit que les Ordres jouent leur rôle en termes d'éthique des soins, qui englobent les tentations financières illégitimes.

Un médecin canguilhémien revendique d'adopter une posture de « vigilance philosophique » fondée sur une « veille critique », et la possibilité de porter dans l'agora politique des arguments fondés, rationnels et sensibles afin de renouveler, avec courage, intégrité et lucidité, le message intemporel de la *phronesis*, la tempérance si absente de nos vies en réseaux. Le concept de soins de santé primaires, la *Santé globale* et l'impulsion intégrative, pris ensemble, constituent un enjeu critique pluri-niveaux : il menace les soins primaires, et spécialement la médecine de famille qui seule permet un suivi longitudinal des personnes, assurant les soins et la prévention individualisés ; il menace la diversité des groupes humains et de leurs visions du monde, partant de leurs cultures et de leurs savoirs, fussent-ils « non scientifiques ».

Mettre fin au processus d'indifférenciation des professionnels de santé

En 2018, l'Inde a connu une grève des médecins sans précédent, tant des secteurs privés que publics. Confronté à la même pénurie de personnels de santé qu'ailleurs dans le monde, avec autant de médecins que de tradipraticiens (800 000 environ) le gouvernement, dirigé par le nationaliste Modi, avait élaboré une proposition de loi qui permettrait aux praticiens homéopathes et ayurvédiques « de pratiquer la médecine occidentale après avoir suivi une formation complémentaire dont la durée n'a pas été précisée. »[79] Bien que spécialisés dans leurs domaines respectifs, ces praticiens ne sont jusqu'à présent pas autorisés à prescrire des médicaments. Le mouvement était emmené par le cardiologue Krishan Kumar Aggarwal, représentant éminent des médecins indiens à l'international. Cet évènement est une démonstration exemplaire du concept de schismogenèse : la différenciation entre les différents groupes de soignants est indispensable à leur bonne entente en vie réelle, sur le terrain. D'une part, elle assure la sécurité des soins par la maîtrise des connaissances nécessaires à chaque segment du « parcours de soins », d'autre part, elle permet la complémentarité des interventions au lieu de superpositions potentiellement dangereuses.

Le *processus intégratif* s'articule avec le principe des soins de santé primaires, qui porte la perspective d'indifférenciation entre plusieurs catégories de professionnels de santé et entre thérapeutes complémentaires et professionnels de santé. On a vu qu'historiquement, la durée de formation est un critère majeur pour différencier le niveau d'intervention des personnels soignants : les officiers de santé en France, puis les médecins aux pieds nus en Chine ont montré que, s'ils peuvent atténuer la précarité sanitaire, ils

[79] https://www.ouest-france.fr/monde/inde/inde-tolle-des-medecins-contre-une-loi-pour-la-medecine-alternative-5481013

n'améliorent pas la santé des populations en termes de santé publique. Ces systèmes ont été abandonnés et pourtant, c'est précisément ce que recouvre le projet des soins de santé primaires - d'ailleurs l'OMS s'était inspirée du modèle collectiviste chinois (et aussi cubain) dès 1978. Comment, en 2024, des gouvernements - certes acculés par leur manque de planification sur les besoins de médecins - pourraient-ils persévérer à défendre ce modèle sanitaire en connaissance de cause ?

Ensuite, la révolte des médecins indiens montre bien que respecter le pluralisme médical n'est pas compatible avec une hybridation systématisée en pratique clinique pour des raisons de ressources humaines et de volume des *corpus* respectifs, la médecine ayurvédique comme la médecine scientificisée étant des systèmes particulièrement complexes, chacune chargée de son histoire propre. Ce qui n'exclut pas, pour certains médecins, d'articuler les deux systèmes en une seule consultation : mais alors, il y a obligatoirement des transformations dans l'application des lois de chaque système, soit par acculturation (comme les médicaments homéopathiques en Inde), soit par recherche de synergie.

Les thérapies complémentaires : vers une médecine de la complexité ?

Un médecin canguilhémien, c'est-à-dire qu'il ne cesse de s'interroger sur les fondements de sa pratique clinique et ses effets sur la normativité de chacun de ses patients, ne peut rester insensible à la diversité des pratiques de soin et de la culture qui les sous-tend :

> « Une culture est un code de mise en ordre de l'expérience humaine sous un triple rapport linguistique, perceptif, pratique ; une science ou une philosophie sont théorie ou interprétation de l'ordre. Elle suppose l'existence d'un réseau ou d'une configuration des formes d'appréhension des productions de cultures, qui constituent déjà, par rapport à cette culture, un savoir en deçà des sciences ou des philosophies. Ce réseau est invariant et unique à une époque qui se définit, et donc se découpe, par référence à lui. »[80]

C'est la raison pour laquelle Anne-Marie Moulin, philosophe et médecin, souligne l'importance de l'histoire pour comprendre les fondements et la diversité des modèles médicaux, diversité « en résonance » avec la normativité du vivant, y compris dans son rapport à la maladie :

> « La thèse de Canguilhem de l'inventivité de la maladie et du malade peut en effet entrer en résonance avec les courants de la médecine et je dirai même des médecines, qui se démarquent du modèle académique en honneur à l'hôpital, lequel modèle n'accorde guère d'importance aux particularités et aux ressources des patients

[80] Canguilhem G., « Mort de l'homme ou épuisement du cogito ? » *Critique,* 1967, 242 : pp 599-618

individuels, dans son inféodation aux essais collectifs standardisés des nouvelles thérapeutiques. »[81]

La clinique du quotidien pourrait être enrichie par l'appropriation des thérapies complémentaires dans l'exercice du médecin de famille, sous des modalités plurielles selon les préférences du professionnel et selon la population dont il s'occupe. Il est primordial de respecter les choix des praticiens (au même titre que le choix du praticien par le patient), car certaines « médecines traditionnelles » nécessitent un haut niveau de compétences cliniques - ce qui, on l'a vu, pose un problème concernant la durée de formation ou de spécialisation. En médecine générale, qui est une méta-spécialité, on observe souvent une orientation vers une sous-spécialisation (pour certains vers la gynécologie, pour d'autres vers la petite traumatologie, pour d'autres encore vers l'échographie de dépistage, etc.) guidée par un intérêt particulier dans le cadre de l'exercice clinique ambulatoire - c'est aussi le cas pour les thérapies complémentaires. Ajouter une spécialisation en thérapie complémentaire a toujours été une démarche volontaire, mais très exigeante - d'ailleurs, les jeunes générations regardent leurs ainés comme d'étranges phénomènes. Il faut d'abord être curieux, ensuite, ressentir la nécessité d'acquérir des savoirs complémentaires pour pallier les manques de la médecine scientificisée (en solutions thérapeutiques, mais aussi parfois en diagnostics) ; enfin, il faut du courage et de la ténacité pour confronter des modèles médicaux épistémologiquement opposés, comme les principes vitalistes/holistes (les "thérapies énergétiques" si mal nommées) face au modèle organiciste. C'est d'ailleurs cette confrontation dans la clinique qui fait émerger des observations, puis des questions… autant de pistes heuristiques pour des programmes de recherche qui pourraient venir revivifier la médecine à bout de souffle conceptuel, y compris avec le concours de la puissance numérique. On pourrait alors imaginer une coopération fructueuse entre cliniciens du quotidien et programmes de recherche : il faudrait prendre en compte la nature des interactions psychiques, neurocognitives, socio-économiques, immunologiques et écologiques (microbiome) avec les modalités de construction d'un problème de santé *dans la relation clinique* entre médecin et patient ; étudier l'impact de la relation clinique sur la perception de l'évolution du problème (et ses collatérales) selon les niveaux d'intervention. En somme, la médecine de la complexité - *intégrée au sens de systémique* -, fidèle néanmoins à sa mission depuis vingt-cinq siècles : un secours à la souffrance. Il s'agit de changer de méthode ; ce n'est pas inaccessible, puisque cette médecine existe déjà (avec si peu de moyens) lorsqu'elle adopte une approche systémique proposant une pluralité d'approches thérapeutiques en séquences élaborées selon le sujet, son histoire, ses préférences et la hiérarchie des symptômes.

---

[81] Anne-Marie Moulin, « Philosophie et médecine : l'impossible choix ». Crignon C, Lefebvre D., *La médecine entre art et science dans les traditions philosophiques et médicales de l'Antiquité à la période moderne.* Paris : CNRS, 2018

De l'interculturalité à la transdisciplinarité en médecine

Ici ou là dans cet essai ont été disséminés des éléments ouvrant vers un autre mode de pensée : le concept de schismogenèse batesonien dans le domaine anthropologique est à rapprocher du principe dialogique cher à la pensée complexe du sociologue Edgar Morin : « l'association complexe (complémentaires /concurrentes /antagonistes) d'instances nécessaires ensemble à l'existence d'un phénomène organisé. »[82] Précisément, l'option « schismogénétique » consistant à vouloir fusionner les modèles médicaux (dans l'espoir illusoire d'atteindre l'unité de la médecine), tourne le dos aux oppositions complémentaires nécessaires à l'émergence de nouveauté dans la confrontation des modèles, et ferme le champ des possibles en termes évolutifs, de découverte, d'autorégulation et de préservation de la diversité : tel est le modèle intégratif onusien, non hiérarchisé, non systémique. En cherchant à s'approprier les thérapies complémentaires, les sociétés savantes admettent (explicitement ou implicitement) que le modèle biomédical trouve ses limites mêmes dans sa puissance technique ayant marginalisé les croyances et les représentations de la maladie. Mais ce constat ne semble pas infléchir la méthode d'incorporation au champ médical : scientificiser les pratiques en les soumettant au rasoir d'Ockham de la science biomédicale, elle-même inféodée à la méthode EBM, non content de prolonger le paradigme réductionniste du XXe siècle, réduit les possibilités d'acculturation (invention à partir de l'ancien) de certaines pratiques, et favorise une hybridation excluant de fait les métissages aléatoires. C'est précisément sur ce point que la méthode intégrative n'est ni inclusive ni pluraliste.

Il devient nécessaire de changer de méthode pour répondre et s'ajuster au pluralisme médical, que les usagers de santé demandent par leurs recours simultanés ou successifs à des thérapies aux modèles différents de celui de la médecine « conventionnelle », recours qui viennent compléter leur parcours dans la quête d'une solution à leur problème de santé. Le « pluralisme est la règle et non l'exception »[83] et témoignerait non seulement d'une tolérance « à des paradigmes différents », mais surtout d'une grande plasticité permettant de « passer insensiblement d'une rationalité à une autre. »[84] Ce pluralisme médical exprime la diversité des interactions lors de la circulation des savoirs entre différents modèles, allant du métissage locorégional (médecine galénique en Asie), à l'acculturation (homéopathie en Inde), jusqu'à un système d'hybridation poussé en Chine. D'un point de vue anthropologique, le pluralisme est un processus interculturel défini comme « l'ensemble dynamique de représenta-

---

[82] Edgar Morin, *La méthode, tome 3 : la connaissance de la connaissance*. Édition du Seuil, 1986, p 98

[83] Jean Benoist, *Soigner au pluriel*. Kartala, 1996, p 440

[84] Jean Benoist, « Réflexions sur le pluralisme médical : tâtonnements, alternatives ou complémentarités ? » *Psychosomatische und Psychosoziale medizin*. Vol. 1-2, no 26, 1997, pp 10–14.

tions en continuelle transformation » - un processus majoré par la globalisation : « la cohabitation culturelle est la réponse au mythe technocratique de la société d'information » selon Dominique Wolton[85], car le paradoxe de la mondialisation et sa tendance homogénéisante se traduirait par une « prolifération de différences. »[86] Les anthropologues[87] ont en effet repéré dès les années 1980, que les modalités de recours des patients présentent une plasticité telle que les catégories « médecine traditionnelle » ou « médecine moderne » ne fonctionnent plus, car plusieurs systèmes de soins (et leurs modèles explicatifs) se chevauchent : le secteur populaire qui perpétue les "recettes de grand-mère" (autosoin en langage contemporain), le secteur « professionnel » qui concerne tous les professionnels de santé, et le secteur « traditionnel » qui comprend les médecines associées à une culture particulière. Ce qui rejoint la distinction que nous avons opérée entre médecines populaires, médecines savantes préscientifiques (traditionnelles à transmission écrite) et médecine moderne. Cette plasticité pour passer d'une rationalité à une autre serait la traduction d'hybridations, de « transculturations », de métissages, syncrétismes ou fusion, propres à chaque individu, selon le contexte, les déterminants socio-économiques et les modes de représentation de la santé et de la maladie : autant de facteurs qui ne devraient pas être sous-estimés ou rejetés - ils font partie de la dimension du *care* - au risque que le modèle biomédical se trouve lui-même rejeté après-coup, porteur de déceptivité.

Alternative et complémentaire au modèle intégratif propulsé par l'OMS - qu'on peut situer dans le champ pluri[88]- ou inter[89]- disciplinaire, inféodé au modèle EBM - on trouve la posture transdisciplinaire, qui n'est pas *intégrative*, mais qui permet d'*intégrer* les systèmes médicaux en hiérarchisant les interventions sur le plan opérationnel (approche systémique). Aux rationalités multiples des usagers de thérapies complémentaires, la posture transdisciplinaire répond par la prise en compte des niveaux de réalité[90] pluriels exprimés par différents modèles explicatifs de la santé et de la maladie, notamment par les médecines préscientifiques. Pour pouvoir prendre en compte ces niveaux de réalité qui peuvent être opposés/ contradictoires/ concurrents ou bien complé-

---

[85] Wolton D., *L'Autre Mondialisation*, Paris, Flammarion, 2003, p 205

[86] Hall, s., *da diáspora : identidades e mediações culturais*, belo horizonte, ufmg, 2008, p 57, cité par laan Mendes de Barros, « l'interculturalité à l'heure de l'hybridation communicationnelle », *Hermès 56*, 2010

[87] Kleinman A., Patients and healers in the context of culture. Berkeley: University of California Press; 1980. Cité par Émilie Margot, *interculturalité en médecine générale : Quand les différences culturelles s'immiscent Dans la relation de soins.* Mémoire DIU Santé, société, migration, 2021

[88] La pluridisciplinarité est l'étude d'un même objet par plusieurs disciplines.

[89] L'interdisciplinarité est le transfert d'un domaine d'une discipline à une autre.

[90] Nicolescu, B., « De l'interdisciplinarité à la transdisciplinarité : fondation méthodologique du dialogue entre les sciences humaines et les sciences exactes ». *Nouvelles perspectives en sciences sociales*, 2011, 7(1), 89–103. « Nous entendons par Réalité, tout d'abord, ce qui résiste à nos expériences, représentations, descriptions, images ou formalisations mathématiques. »

mentaires, il faut pouvoir s'extraire de la logique du non contradictoire (A ne peut être non-A simultanément) et s'approprier la logique du tiers inclus[91] (un état T unit A et non-A sur un certain niveau) : cette logique permet la cohérence des niveaux de réalité en même temps qu'elle permet le passage de l'un à l'autre. La transdisciplinarité c'est « traverser » les disciplines, chacune consciente des limites de son savoir, comme autant de niveaux de réalité étudiant un même phénomène. En médecine, il s'agit de naviguer d'un modèle de soin à un autre, chercher ce qui les relie plutôt que ce qui les sépare, et y déceler éventuellement une matrice commune, comme nous l'avons proposé avec le vitalisme/holisme. Dit autrement, une posture transdisciplinaire dépasse la pluralité (la multiplicité des pratiques) pour s'ancrer dans le pluralisme médical et élaborer un méta-système dans une approche holiste reliant différents systèmes médicaux, en intégrant les différents niveaux de réalité qu'ils représentent. Une approche intégratrice hiérarchisée en somme. L'objectif reste le même : rechercher la meilleure séquence de soins selon le contexte et le sujet, sans exclure les représentations de la maladie et du soin des sujets. C'est s'ajuster à la diversité des demandes de soin, sans renoncer aux savoir-faire biomédicaux, en y incluant - sans s'y assimiler, il n'est pas question de fusion ici - d'autres savoir-faire et d'autres représentations, notamment symboliques ou spirituelles. Accueillir ces représentations et les recours multiples devrait permettre de réduire les risques d'abandon de soins devant l'incompréhension des soignants, et participer activement à la lutte contre le charlatanisme sans entrer dans des conflits, voire des affrontements, stériles. D'un point de vue plus conceptuel, dans la transdisciplinarité l'hybridation des modèles ou des pratiques ne devrait pas produire des pertes de savoirs comme avec la médecine chinoise, mais faciliter l'émergence de nouveautés par divers chemins - syncrétisme, métissage ou acculturation, comme on l'a vu avec l'homéopathie indienne. Adopter une telle méthode permettrait, par exemple, d'avoir une attitude beaucoup plus écologique en phytothérapie : acculturer les méthodes d'association des plantes, tout en les adaptant aux territoires et aux personnes qui y vivent, en une sorte de « transculturation » qui, par ailleurs, diminuerait les risques d'effets secondaires de préparations « exotiques ».

Des collectifs de pensée ont déjà entamé leur mue vers la transdisciplinarité : cette approche pourrait offrir à la recherche en médecine le second souffle qui lui manque en ce début de XXIe siècle, en élargissant par exemple le champ de la « recherche-action » à la clinique et à l'expérience de terrain dans l'exercice simultané de la médecine conventionnée et d'une thérapie complémentaire (Épilogue).

---

[91] Lupasco S. (1951), *Le Principe d'antagonisme et la logique de l'énergie. Prolégomènes à une science de la contradiction*, 1re éd. Paris, Hermann & Cie (Actualités scientifiques et industrielles,*1133*), 2e éd. Monaco, Le Rocher (L'Esprit et la matière), 1987

CONCLUSION

> « Il est bien entendu que deux théories peuvent appartenir à deux corps de rationalité différents et qu'elles peuvent s'opposer sur certains points en restant valides individuellement dans leur propre corps de rationalité. C'est là un des aspects du pluralisme rationnel qui ne peut être obscur que pour les philosophes qui s'obstinent à croire à un système de raison absolu et invariable. »[1]

Peu connu en France et difficile à cerner par sa définition même, le thème des soins de santé primaires est pourtant un point d'entrée indispensable pour comprendre les modalités de transformation des systèmes de *soin* en systèmes de *santé,* impulsées au niveau supranational par l'Organisation mondiale de la santé. Ce projet normatif et universalisant de la *Santé globale* s'appuie sur trois principes : d'abord une définition de plus en plus élargie de la santé ; ensuite l'approche des soins de santé primaires ; enfin le *processus intégratif* en tant que « technique organisationnelle à plusieurs dimensions non hiérarchisées. »[2] Clôturant la totalité du champ de la santé, ces trois principes permettent d'interconnecter les soins primaires (ambulatoires, de premier recours), la santé publique, la santé planétaire et les thérapies complémentaires, à la Gouvernance globale et ses attentes en termes de « capital humain ». Partant, étudier l'articulation entre les différentes dimensions du projet de la *Santé globale* devait permettre d'en dévoiler les conséquences multiniveaux.

Dépassant le recours explicatif au tournant épidémiologique (vieillissement, maladies chroniques, santé mentale), l'implémentation des soins de santé primaires dans notre système sanitaire a dessiné les contours de la crise organisationnelle contemporaine : d'abord l'échec de la managérialisation avec une aggravation des inégalités d'accès aux professionnels de santé ; ensuite l'emprise de la financiarisation qui favorise l'industrialisation des soins, en les atomisant en une multitude d'intervenants de plus en plus indifférenciés, supposés assurer la promotion des « besoins de santé » publique, mais à qui, dans les faits, sont déléguées des tâches diagnostiques et thérapeutiques afin de remédier au manque de médecins de famille et à l'augmentation des renoncements aux soins curatifs essentiels. Pris ensemble, ces différents facteurs dépeignent un système de santé de plus en plus inégalitaire, abandonnant progressivement son modèle social et ses classes moyennes, tout en revendiquant sa position de *leader* mondial de la couverture sanitaire universelle.

Le concept de santé onusien, de sa définition *princeps* en 1946 à sa finalité explicite en 2024 d'amélioration de la santé avec les outils numériques, tend à renverser les buts de la médecine : de secours, le soin médical dérive progrèssivement vers des « soins de santé », en renvoyant paradoxalement le sujet en

---

[1] Gaston Bachelard, *La philosophie du non.* Gallimard, 1940

[2] OMS, *Integrated Health Services, What and Why ?* 2008

souffrance à son *empowerment* - sa capacité à mobiliser les rares ressources disponibles en soins curatifs - tandis que le sujet en bonne santé est objet de toutes les attentions pour la conserver, voire l'améliorer. La santé, élargie au bien-être, y compris spirituel, devient objet de performance et la médecine objet politique de gestion populationnelle, médiée par des objets techniques numériques qui effacent les frontières entre l'intime et le public, entre le soin à la personne et le soin du système. Avec le tournant anthropologique que représentent le big data et l'intelligence artificielle, c'est un bouleversement sociologique, anthropologique et épistémique qui transforme radicalement le rapport à la santé et la maladie, la relation thérapeutique, le statut du patient, le statut du médecin et, *in fine,* le statut même de la médecine.

La « crise de la médecine » n'est alors plus seulement organisationnelle, elle est épistémologique dans plusieurs dimensions. Trois niveaux - non exhaustifs - reflètent sa perte d'autonomie et son instrumentalisation, tant par rapport aux sciences que par rapport aux institutions nationales et supranationales, dans un élargissement de son périmètre qui met en péril son fondement initial. Le premier niveau se situe dans les attentes onusiennes et institutionnelles : non plus seulement soigner les maladies, non plus seulement les prévenir autant que possible (épidémies), mais désormais les prédire en faisant participer les populations à leur autosurveillance, la santé et le bien-être faisant désormais partie des missions assignées à une médecine algorithmique de la santé. Le deuxième niveau se dévoile dans les « pathologies médicalement inexpliquées », une part croissante dans le paysage du soin qui met le projecteur sur les insuffisances du modèle biomédical - ou du moins dans le ralentissement des découvertes fondamentales et de solutions thérapeutiques - motif d'une partie des recours aux thérapies complémentaires. Le troisième niveau se situe dans la méthode fondée sur les preuves (EBM), dont la puissance révèle aussi ses limites dans la clinique, avec une sorte de rejet (circonscrit) de la part des patients, rejet ayant débuté il y a quarante ans.

« Notre médecine » - selon les termes de Pierre Cornillot - était déjà en crise de maturité au début des années 1980 : après la période *New Age* imprégnée de naturalisme, s'ouvrait une décennie de revendications (*empowerment)* du bien-être prôné par l'OMS, couplées à une remise en cause de certaines dérives biomédicales que la méthode EBM devait régler. La standardisation des procédures devait sécuriser les pratiques, mais c'était au prix d'une objectivation des patients : ils ne l'ont pas accepté et se sont tournés, toujours plus nombreux, vers ces « médecines différentes » dont ils attendaient un regard « holistique » pour répondre à leurs souffrances (*pathè*), laissant les maladies (*nosos*), aux mains de spécialistes de plus en plus spécialisés. Ce fait social s'est amplifié au fil des décennies, ce que confirme la consultation du terme « vitalisme » sur la base de publication *Medline*, avec un premier pic en 1986 et un deuxième entre les années 2010 et 2020 : ce sont précisément les deux bornes temporelles qui ont émergé au cours de cette étude, la période récente formant un effet de boucle sur la précédente. Pourquoi ?

Il y a quarante ans, plus nombreux que leurs confrères spécialistes d'organe, les médecins généralistes, dans un contexte où le même Pr Cornillot tentait de donner un contour holiste à la discipline, « cette mal-aimée de la Faculté », s'étaient saisis des pratiques autochtones (homéopathie) ou exotiques (acupuncture), renouant ainsi avec un holisme d'inspiration vitaliste que réclamait une frange de plus en plus importante de la population. Ce faisant, ils servaient de trait d'union entre deux mondes : d'un côté, les tenants de l'EBM selon lesquels aucune thérapie ne devait entrer à l'Université sans avoir fait ses preuves d'efficacité fondées sur un mécanisme clairement établi ; de l'autre côté, le développement anarchique de nouveaux acteurs dans le champ des thérapies complémentaires. Tous les efforts pour y mettre un peu d'ordre ont été réduits à néant, et ce rendez-vous manqué est à mettre sur le compte des politiques et de leurs alliés hospitalo-universitaires. Puis, financièrement accusée de tous les dérapages budgétaires de la Sécurité sociale, la médecine générale a été reléguée à une ligne comptable chargée du tri (*gatekeeper*) pour l'accès aux soins spécialisés de seconde ligne, une situation considérablement alourdie par la confusion entretenue entre soins primaires et soins de santé primaires. Pourtant holiste par principe, la médecine générale/globale aurait dû être l'accès privilégié aux thérapies complémentaires, mais après des décennies de réduction des effectifs et d'augmentation des tâches administratives, les médecins généralistes n'ont plus la possibilité d'offrir ce type de soins, qu'ils ne connaissent pas ou mal. À cet égard, la démarche de formation du CUMIC, tant auprès des internes que des médecins diplômés, est sans doute une bonne chose si les praticiens en soins primaires s'en saisissent dans le futur, et à condition que les enseignements n'occultent pas les dimensions philosophiques et épistémologiques de certaines « médecines traditionnelles ».

Cette trajectoire explique pourquoi le champ des thérapies complémentaires a été investi par des acteurs hospitalo-universitaires depuis les années 2010. Cette volte-face remarquable est-elle spontanément guidée par un intérêt intellectuel sincère envers des modèles de soin que l'Académie combat depuis près d'un siècle ? L'analyse critique du mouvement en faveur de la « médecine intégrative » offre quelques axes de réponse. Les thérapies complémentaires sont entrées dans les Centres Hospitalo-Universitaires avec les « soins de support » dans les pathologies lourdes ou chroniques, dévoilant la carence de *care* perçue dans les soins spécialisés, mais aussi dans les soins primaires, en lien avec les difficultés d'accès à un médecin traitant, carence qui semble corrélée à l'augmentation des recours à des thérapeutes non professionnels de santé. Plus qu'un fait social et plus qu'un marché, ces recours tendent un miroir aux médecins cliniciens : alors que les outils numériques ont envahi l'espace de la consultation, faisant effraction dans la relation thérapeutique - un écran, un dictaphone, un logiciel d'aide à la prescription, une carte vitale branchée directement sur le financeur principal - certaines pratiques complémentaires, centrées sur le vécu psychocorporel, court-circuitent l'emprise de la santé algorithmique. Signal fort de la « crise épistémologique », ce déficit de *care* est explicitement revendiqué pour justifier l'ajout des techniques complémentaires au *cure* biomédical afin de faire face au « fardeau » des maladies chroniques et en santé mentale ; pour surtout, dans un pragmatisme bienvenu, assurer la sécurisation des pratiques au sein d'un marché devenu pléthorique par le laisser-faire des tutelles. Le mouvement intégratif français se met ainsi en conformité avec les impératifs onusiens : non seulement s'approprier un marché en le sécurisant par la standardisation, mais aussi, justifier le périmètre de la santé jusqu'à ses confins de bien-être spirituel (et social pour faire bonne mesure), remettre de l'humain dans la dataïsation de la médecine contemporaine, et compenser la toxicité des « soins de santé » sur l'organisation sanitaire.

D'abord conçu comme un expédient pour les populations démunies des Suds (une survivance du colonialisme), le processus d'intégration aux systèmes de santé des « médecines traditionnelles, complémentaires et intégrative » prescrit par l'Organisation mondiale de la santé pose plus de problèmes (épistémique, méthodologique, politique et organisationnel) qu'il n'en résout, alimentant un certain nombre de paradoxes dont certains enseignements historiques n'ont pas été tirés : en Inde avec la *Commission Chopra* puis la *Commission Mudaliar*, les tentatives de fusion en une seule médecine se sont soldées par un échec, non pas seulement par corporatisme, mais à cause de *corpus* médicaux suffisamment denses pour mériter des enseignements séparés ; en Chine une hybridation complète entre médecine chinoise et occidentale a conduit à une perte de savoirs, et de surcroît ne fonctionne pas en termes de santé publique, tel le programme des « médecins aux pieds nus », abandonné depuis 1985.

Enrôlés dans le projet de la *Santé globale,* les promoteurs de la « médecine intégrative », en tant qu'addition de certaines thérapies complémentaires à la médecine académique, ne semblent pas avoir pris en compte d'éventuels comportements d'échappement (contre-conduite) des usagers, annulant en partie la sécurisation des pratiques. Ensuite, sous le syntagme de « médecine intégrative », ils propulsent une notion mal définie, instable, non conceptualisée : elle est si fragile que les pays germaniques pourraient avec aisance remplacer ce terme par leur générique « naturopathie » - ouvrant à de multiples interprétations, dérives sémantiques et protocolisations, qui menacent autant les préférences des patients que l'autonomie des médecins prescripteurs.

Notion instable, la « médecine intégrative » comporte une tache aveugle dans sa conception : c'est le *principe holiste,* commun tant aux médecines savantes depuis l'Antiquité qu'à la médecine générale (en tant que discipline distincte des autres spécialités), ainsi qu'aux orientations de la biologie systémique. S'affranchissant de ce fond holiste décliné en une pluralité de modèles de soin, la méthode d'intégration prolonge le paradigme habituel de standardisation statistico-épidémiologique, ce qui permet d'un côté de recoder le modèle biomédical sous une sémantique neuve (par exemple « interventions non médicamenteuses » pour signifier une tentative d'émancipation des entreprises pharmaceutiques) et d'un autre côté, sous le label « intégratif », d'opérer une réduction des « médecines traditionnelles », et néanmoins savantes, à de simples outils techniques : une méthode réductionniste qui lutte avec acharnement contre la « vieille lune » vitaliste. Il est alors plutôt baroque de rejeter certaines de nos thérapies autochtones en tant que *fakemedicines* tout en cherchant à s'approprier des "thérapies énergétiques" - un terme dénué de fondement épistémique si l'on prend la peine d'étudier les théories embarquées par les médecines savantes asiatiques. Ce mouvement de réduction à une unique « médecine intégrative » pourrait engendrer une perte irrémédiable des savoir-faire dans une grande partie du monde, où les médecines traditionnelles sont premières en termes de recours. En miroir, cette perte de savoir-faire pourrait concerner des décennies d'acculturation en Occident des *corpus* des médecines savantes issus d'autres aires géographiques, dont les motifs de recours - seconds majoritairement - avaient mis en lumière les limites de « notre médecine ». Partout dans le monde, c'est un risque pesant sur le pluralisme médical et les cultures qui les sous-tendent.

La fragilité conceptuelle du processus intégratif entraine finalement un glissement périlleux vers la notion de « santé intégrative », en phase avec le santéisme onusien et ses prescriptions normatives, qui contribuent à l'instrumentalisation de la médecine par la Gouvernance globale, mettant en péril son autonomie par un recodage technoscientifique et biopolitique de ses buts. C'est pourquoi la méthode d'intégration onusienne[3] nécessite une vigilance critique, car elle représente un risque d'emprise totalisante sur l'ensemble des déterminants de la santé avec l'appui des neurosciences et de l'économie comportementale, alliées à la dataïsation du champ sanitaire. Or, si la santé est une valeur « qui s'éprouve individuellement dans la conscience d'une capacité, que chacun peut acquérir, avoir ou perdre »[4] et si la maladie et la guérison sont « un évènement dans la relation entre le malade et le médecin »[5], que serait une médecine sans maladie et sans malade à secourir ? Cette *Santé globale,* que l'OMS décline en *One Health,* ne peut et ne doit pas s'entendre comme une médecine : les déterminants de la santé sont majoritairement socio-économiques et environnementaux. De sorte que les « besoins de soins de santé » devraient être traités dans les ministères du Travail, de l'Industrie, de l'Écologie, de l'Aménagement du territoire, de la Solidarité (pauvreté, exclusion), etc. : qu'il en soit ainsi ; de sorte que la médecine pourrait se recentrer sur sa mission plurimillénaire : le secours à la souffrance physique ou psychique - le soin.

Marqueur de la « crise épistémologique », cette impulsion intégrative invite à transformer « notre médecine » en méta-système holiste - une nouvelle

---

[3] WHO, *Integrated Care Models : an Overview.* Working document, october 2016

[4] Dominique Lecourt, *Georges Canguilhem*, déjà cité, p 44

[5] Georges Canguilhem, *Écrits sur la médecine*, déjà cité, p 70

médecine. La méthode existe, elle nécessite d'être approfondie, mais « implique des revirements douloureux et courageux » : c'est l'approche transdisciplinaire, qui n'est pas seulement l'association des sciences biomédicales et des sciences humaines et sociales, mais surtout une approche systémique, hiérarchisée selon les niveaux de réalité articulés par la logique du tiers inclus. Pour concrétiser cette méthode, il est nécessaire de prendre en compte quelques universaux anthropologiques. D'une part, considérer le vitalisme/holisme comme matrice épistémologique de la médecine depuis l'Antiquité, permettrait de lui redonner l'autonomie qu'elle est en train de perdre. La démarche historique, montrant les conditions d'émergence des thérapies complémentaires et leurs modalités de recours, a dévoilé la remarquable continuité du vitalisme dans le temps et dans l'espace des divers modèles médicaux ; pourquoi continuer, dans les disciplines médicales contemporaines, à le traiter avec condescendance ? Ce concept - quel que soit le nom qu'on lui donne - constitue pourtant une heuristique, une ouverture critique et une résistance à la « prolétarisation de la pensée »[6] médicale. Heuristique, le vitalisme se décline autant en normativités, en principe de régulation, qu'en complexité de l'organisme vivant ; il est ouverture critique à la diversité culturelle, laquelle s'inscrit dans la diversité des modes de vie selon les régions du monde - une autre façon d'exprimer la pensée d'Hippocrate dans *Air, Eaux, Lieux ;* il est enfin résistance démocratique à l'emprise de l'accélération technologique qui voudrait éliminer le *bruit* de la normativité des vivants par ses « automates computationnels interactifs »[7] et leur utilisation prévue (en cours) en médecine. D'autre part, il conviendrait de prendre en compte le besoin de se différencier des groupes humains (schismogenèse) afin de construire une architecture attribuant une place à chacun dans un commun d'éthique des soins. L'histoire des tentatives d'hybridation des médecines traditionnelles avec le modèle biomédical nous enseigne qu'il est impératif de préserver l'architectonique des soins primaires et ses divers métiers, ce qui signifie qu'il faut lutter contre l'indifférenciation entre « producteurs de soins ». C'est la première condition pour pouvoir éventuellement élargir l'organisation sanitaire aux praticiens non (encore) professionnels de santé. Non contents de s'engager sur un socle commun d'éthique des soins, ils auront aussi à démontrer leur plus-value dans le cadre souhaité des soins de santé primaires, car dans dix ans comme dans les années 1980, les médecins généralistes seront bien plus nombreux. Lorsque la santé numérique aura absorbé leur rôle de coordinateur et autre "tour de contrôle", quel sera leur devenir si ces derniers ne s'approprient pas toutes les dimensions du soin à la personne, y compris le pluralisme médical que représentent les thérapies complémentaires ? Face à la démultiplication des intervenants entre le patient et le soignant, entrainant perte d'argent (mais des gains d'emplois ?), perte de temps et perte d'efficacité perçue, la dimension

[6] Anne Alombert, Panser la bêtise artificielle, *Appareil*, 26 | 2023

[7] Anne Alombert et Giuseppe Longo, Il n'y a pas d'intelligence artificielle, parlons d'automates numériques pour rompre avec les idéologies publicitaires. *L'humanit*é, 11 juillet 2023

holiste de la médecine générale/globale - entendue comme méta-spécialité dans sa dimension de continuité du suivi - fera la démonstration qu'elle est la voie allant de soi, comme en Allemagne, pour redéployer les thérapies complémentaires dans les soins primaires. Encore faudrait-il que le statut de médecin de famille soit pérenne, et que le temps de la relation clinique soit valorisé en tant que soin *per se ;* encore faudrait-il que nous, médecins, défendions le vivant comme résistance par le *bruit* que sont la sensibilité, l'expérience vécue et l'interprétation du monde par des « humains trop humains », écartelés entre des besoins contradictoires : d'un côté en ayant inventé la liberté comme nécessité vitale, porteuse d'incertitude et de désordre, d'un autre côté en ayant inventé des organisations institutionnelles comblant leur besoin de stabilité et d'ordre. On ne peut comprendre ce "en même temps", ni même l'articuler, si on ne prend pas en compte les différents niveaux de réalité - de rationalité - qui animent le vivant humain.

Décembre 2024

Remerciements : Fabrice, Françoise, Laurence, Léopold, Nathalie, Prune, Thierry.

ÉPILOGUE

La recommandation hippocratique de « transporter la philosophie dans la médecine et la médecine dans la philosophie » est en parfaite résonance avec les grands textes canoniques de médecine chinoise, qui sont indissociables des divers courants philosophiques stabilisés à partir du Ve siècle av. J.-C., c'est-à-dire au même moment qu'en Grèce. Cette période majeure, que Karl Jaspers avait nommé « l'âge axial », et Anne Cheng « le saut culturel », a représenté un véritable tournant pour ces deux grandes civilisations, en un éveil progressif à leur monde, qui ne se révélait plus totalement dépendant des divinités ; elle reste une grande source d'inspiration.

Cet épilogue présente la synthèse d'une « recherche-action » sur les émotions, née de la confrontation entre questionnements dans la rencontre clinique avec les patients - qu'ils en soient remerciés ici -, pratique de l'acupuncture, philosophie chinoise et découverte des dynamiques non-linéaires, enthousiasmantes en termes de programme. La proposition ne se revendique pas comme scientifique, elle relève plutôt d'une « rêverie de promeneur solitaire », ou d'une heuristique éventuelle pour des chercheurs potentiels.

La question de l'évaluation de l'acupuncture est un sujet épineux, si je puis dire... Dans les années 1980, nos ainés en avaient diagnostiqué la difficulté, sous deux angles différents. Pour le Pr Bossy, CHU de Nîmes : « ce n'est qu'après la mise en évidence de résultats positifs que les mécanismes d'action et l'approche diagnostique devraient être étudiés » ; pour le Dr Guillaume, l'acupuncture propose un « modèle d'approche différente du malade, un autre regard du médecin sur l'homme, et l'acupuncture ne se limite pas aux aiguilles et aux points. Elle est un modèle physiologique de l'homme. Décrivant des structures, mouvements, fonctions, rapports et évolutions, elle ne peut se réduire à une stimulothérapie. »[1] Il a fallu attendre l'année 2014 pour que l'INSERM se penche sur le sujet, avec plus ou moins de bonheur, comme le présente le commentaire ci-après.

1) Efficacité de l'acupuncture : quand l'évaluation déstabilise les évaluateurs

Comment démontrer l'efficacité de l'acupuncture avec la méthode EBM, c'est-à-dire par des essais contrôlés randomisés ? Peut-on évaluer l'efficacité de l'acupuncture comme cela a été réalisé pour les psychothérapies[2], et si oui, rencontre-t-on les mêmes interrogations méthodologiques concernant la singularité ? Lorsqu'en 2014, l'INSERM a publié les résultats de son expertise

---

[1] Pr Cornillot, *Évaluer les "médecines différentes", Un défi ?* 1986, Annexes

[2] INSERM (dir.), *Psychothérapie : Trois approches évaluées*. Rapport. Paris, Les éditions Inserm, 2004 (Expertise collective). L'expertise avait soulevé le problème de « la réduction scientifique face à des êtres humains dans leur singularité subjective ».

collective, *Évaluation de l'efficacité et de la sécurité de l'acupuncture*[3], la réponse à cette interrogation fut des plus rafraichissantes. En 212 pages très bien documentées grâce au concours des sociétés savantes, l'expertise n'a pas échappé à la réduction méthodologique en s'appuyant sur les méta-analyses et synthèses de type Cochrane.[4] Pour autant, et c'est la qualité exceptionnelle de cette expertise, les auteurs n'ont pas reculé devant des questions de fond, estimant que ce rapport n'était qu'« un état des lieux transitoire. » Le texte révèle le doute qui a saisi le collectif :

« La méthodologie utilisée aujourd'hui pour évaluer les soins ne repose pas sur des études physiologiques, mais sur des études cliniques et statistiques (...) Mais dans quelle mesure doit-on appliquer sans aménagement ce modèle d'évaluation à des soins développés selon une approche totalement différente (comme c'est le cas de la médecine chinoise) et pour lesquels le modèle économique et conceptuel est radicalement différent de celui du monde industrialisé du médicament ? »[5]

Le collectif d'experts s'est trouvé confronté à un certain nombre de problèmes. Premièrement, le (les) mécanisme d'action physiologique est non élucidé, de sorte qu'il est bien difficile de comparer l'acupuncture à un placebo, et ainsi définir (donc trouver) son effet spécifique. Deuxièmement, l'hétérogénéité des études menées n'a permis aucune conclusion solide. Troisièmement, ces études ont montré de nombreux biais méthodologiques, et globalement un manque de qualité des niveaux de preuves (selon la méthode EBM). Déplorant l'absence de programme de recherche conceptuel et manifestement très préoccupé par l'écart énorme entre les revendications d'efficacité et les résultats de l'expertise, le collectif avait alors proposé de reformer rapidement un groupe de travail sur l'acupuncture[6] et concluait :

« L'acupuncture challenge la médecine scientifique occidentale. Elle la challenge par le caractère déstabilisant de la théorie qui la sous-tend. Elle la challenge également en l'invitant à remettre en question ses paradigmes. »[7]

---

[3] Rapport INSERM U669 : *Évaluation de l'efficacité et de la sécurité de l'acupuncture*, 2014, p 115. L'unité 669 (puis 1178) de l'INSERM, dirigée par le Professeur Bruno Falissard, a été chargée par les autorités de santé de l'évaluation de plusieurs thérapies complémentaires parmi lesquelles : mésothérapie en 2010, chiropraxie en 2011, ostéopathie en 2012, auriculothérapie en 2013, acupuncture en 2014, hypnose en 2015, kinésiologie en 2016

[4] https://france.cochrane.org

[5] *Évaluation de l'efficacité et de la sécurité de l'acupuncture,* p 3

[6] Ibid., p 134

[7] Ibid., p 3

Ces propos seraient plutôt excitants pour des chercheurs qui ont en tête les mots de Thomas Kuhn, ce philosophe qui popularisa la notion de paradigme[8] : « la découverte commence avec la conscience d'une anomalie c'est-à-dire l'impression que la nature, d'une manière ou d'une autre, contredit les résultats attendus dans le cadre du paradigme qui gouverne la science normale. »[9]

Est-ce que cette prise de conscience d'une « anomalie » par un institut public de recherche médicale a eu une influence sur le statut de l'acupuncture en France ? Non, les indications sont certes plus larges qu'en Allemagne, mais en traitement adjuvant et en deuxième intention : nausées et vomissements en alternative thérapeutique, antalgique en association à d'autres traitements, en cas de syndrome anxio-dépressif en association avec un programme de prise en charge globale, dans l'aide au sevrage alcoolique et tabagique.[10] En toute rigueur, ces indications ne sont pas fondées sur des preuves, mais sur des critères d'utilité : en 2013, l'Académie nationale de Médecine le martelait fermement[11], en ajoutant d'ailleurs que l'arrivée au sein de l'hôpital de ces pratiques complémentaires « présente un intérêt si elles sont comprises non pas comme une reconnaissance et une valorisation, mais comme un moyen de préciser leurs effets, de clarifier leurs indications et d'établir de bonnes règles pour leur utilisation. »[12] Ce critère d'utilité (à ne pas confondre avec le service médical rendu[13]) peut être dénoncé à tout moment par mesure d'économie, comme ce qu'il s'est passé pour l'homéopathie. C'est pourquoi il paraît illusoire à ce jour de se positionner dans le champ des sciences biomédicales en l'absence d'une approche conceptuelle de l'acupuncture : sa puissance ne se situe pas dans son efficacité (qui n'est qu'un résultat), mais dans les processus qu'elle mobilise, qui pourraient déborder le domaine de la biologie.

Les études de l'INSERM sur les thérapies complémentaires se sont poursuivies (à la demande de la Haute Autorité de santé) avant de s'interrompre pour des raisons budgétaires, et cette succession de rapports a fait émerger des problématiques superposables à celles rencontrées pour l'acupuncture : trop orientés vers la recherche d'une spécificité biologique, les essais contrôlés randomisés ne sont pas pertinents pour démontrer l'efficacité des thérapies

---

[8] La définition de ce terme varie suivant le contexte d'utilisation. Pour simplifier et revenir à la source étymologique, c'est un modèle (par exemple un mot servant à comparer avec d'autres groupes de mots)

[9] Kuhn T. (1962), *La structure des révolutions scientifiques*. Champs Sciences, 2008, p 83

[10] Code QZRB001 de la nomenclature CCAM

[11] Académie nationale de Médecine, *Thérapies Complémentaires : acupuncture, hypnose, ostéopathie, Tai Qi – leur place parmi les ressources de soin*, 2013, p 5 : « l'utilité de l'acupuncture peut être considérée dans les indications suivantes : lombalgie, cervicalgie, arthrose des membres inférieurs, épicondylite, fibromyalgie, céphalées, douleurs de la grossesse, dysménorrhée, nausées et vomissements au cours des chimiothérapies anticancéreuses. »

[12] Ibid.

[13] Le Service Médical Rendu (SMR) est une mesure de l'efficacité et de l'utilité des médicaments vendus en France. http://www.securite-sociale.fr/-A-quoi-correspond-le-Service-medical-rendu-SMR-des-medicaments-

complémentaires, telle que les praticiens la revendiquent dans la perspective en vie réelle. C'est probablement dans cette faille que se sont glissés les promoteurs de la méthode NPIs (interventions non médicamenteuses, chapitre VI.2) tout en s'éloignant, on l'a vu, du problème conceptuel que posent certaines pratiques, notamment l'acupuncture. C'est un contournement d'autant plus regrettable (en termes de financement de la recherche), que les évaluateurs de l'INSERM, soulignant les limites épistémologiques et méthodologiques de la procédure EBM appliquée à l'évaluation des thérapies complémentaires, invitaient à changer de modèle. Dans son travail de thèse en santé publique, Juliette Guéguen[14] avait proposé de s'appuyer sur le concept de rétablissement[15] : il faudrait monter des protocoles d'étude centrés sur le patient (et non plus uniquement sur la technique). Mais, soulignait-elle, cela nécessite deux étapes préalables indispensables : d'abord une étape de théorisation de l'intervention (induction), ensuite une phase de conceptualisation qui produirait la recherche de critères de pertinence pour établir le protocole d'étude qualitative. Ainsi, il ne s'agirait plus seulement de constater une relation cause-effet entre le geste et le résultat thérapeutique, mais d'englober l'ensemble contextuel qui permettrait à un patient d'affirmer « je me sens mieux ». Le concept de rétablissement est très fortement relié à celui d'*empowerment,* cette capacité d'action du patient sur son parcours dans la maladie, et en même temps sa capacité à intégrer la maladie dans sa vie, notamment au cours des maladies chroniques. Le rétablissement est issu d'une approche psychosociale en santé mentale, où certains troubles récurrents empêchent de parler de guérison (comme on guérirait d'une pneumonie) ; il s'est ensuite élargi à un certain nombre de pathologies chroniques, et justifie désormais le recours en santé publique à la notion d'épisodes de soins, qui conditionnent le financement des interventions médicales auprès des usagers de santé.

Il conviendrait donc de conceptualiser l'intervention thérapeutique avant d'évaluer sa pertinence. Si par exemple l'hypnose - dont il ne faut jamais oublier qu'elle repose sur la suggestion - s'appuie sur l'imagerie et les neurosciences pour objectiver la suggestion (ce qui là aussi en toute rigueur n'est pas une démonstration), les choses se compliquent sérieusement pour d'autres thérapies. En trente ans de pratique, j'ai vu se succéder toutes sortes d'hypothèses portant sur les mécanismes d'action de l'acupuncture, si bien que je n'y prête plus attention, et c'est aussi pourquoi je n'en propose pas une liste chronologique ;

---

[14] Juliette Gueguen, *Évaluation des médecines complémentaires : quels compléments aux essais contrôlés randomisés et aux méta-analyses ?* Santé publique et épidémiologie. Université Paris Saclay, 2017.

[15] Le concept de rétablissement se substitue de plus en plus à celui de guérison, notamment dans les maladies chroniques, voire la chronicisation d'un certain nombre de pathologies considérées comme aigues auparavant et dont les traitements ont permis un allongement de la durée de vie, pas toujours de bonne qualité. Exemple du cancer, où les médecines complémentaires rencontrent un public et des médecins intéressés par ce concept.

les Chinois abreuvent les revues d'études construites sur le modèle EBM tout en cherchant d'autres voies. Si au début des années 2000, certains de ces chercheurs ont voulu expurger la médecine classique (singulièrement ici l'acupuncture) de ses fondements théoriques antiques (yin-yang, qi et Cinq Phases), car ceux-ci n'étaient pas solubles dans la scientificité de la biomédecine[16], il semble que les autorités chinoises se soient ressaisies en finançant quelques programmes de recherche visant à théoriser en termes biocompatibles les modalités d'action de l'acupuncture, et le point d'entrée dans la biologie est très intéressant :

« La robustesse, c'est-à-dire la capacité des réseaux biologiques à maintenir leurs fonctionnalités face aux perturbations, est une caractéristique clé de tous les systèmes vivants. L'acupuncture est une procédure dans laquelle de fines aiguilles sont insérées dans un individu à des points discrets, puis manipulées, dans le but de prévenir et de guérir les maladies. L'acupuncture n'élimine pas directement les facteurs pathogènes ou les tissus pathologiques ; l'acupuncture améliore plutôt la capacité du corps humain à s'auto-médicamenter en activant des systèmes de régulation complexes et en maintenant l'homéostasie physiologique pour prévenir ou traiter les maladies. De ce point de vue, l'effet de l'acupuncture sur le corps humain est plus probablement une sorte de régulation pour favoriser la robustesse. C'est-à-dire que l'acupuncture a la capacité de favoriser la robustesse. » [17]

L'oscillation de la Chine entre dénigrement de sa médecine et tentatives de justification par la voie expérimentale, démontre non seulement le casse-tête très singulier de l'acupuncture, mais pourrait aussi s'inscrire dans le mouvement plus large de « crise de la réplicabilité »[18] telle que la définit Aurélien Allard, notamment dans la recherche biomédicale : « les problèmes de réplicabilité sont extrêmement prégnants dans les études portant sur la santé humaine (...) Ainsi, seulement 5% des médicaments testés sur l'homme finissent par prouver leur efficacité et être mis sur le marché. » Il semble bien que le modèle EBM soit lui-même entré en crise - en termes épistémologiques puisqu'il reste le seul modèle permettant d'obtenir le financement d'un service médical rendu -, et c'est le grand mérite des études menées par l'INSERM de pousser la réflexion pour faire évoluer le modèle de « la science normale ». Si l'évaluation des thérapies complémentaires a contribué à alimenter ce processus, alors nous

---

[16] Évelyne Micollier, « Un savoir thérapeutique hybride et mobile. Éclairage sur la recherche médicale en médecine chinoise en chine aujourd'hui », *Revue d'anthropologie des connaissances* 2011/1 (Vol. 5, n° 1), p. 50

[17] Xu, Yuan et al., "A New Theory for Acupuncture: Promoting Robust Regulation", *Journal of Acupuncture and Meridian Studies*, Volume 11, Issue 1, 39 – 43 ; projet financé par la National Natural Science Foundation of China (NSFC). Ma traduction.

[18] Aurélien Allard, « Non réplicable : la crise des méthodes dans les sciences expérimentales ». *La vie des Idées,* 2018. Répliquer consiste non pas seulement à reproduire une expérience, mais surtout à utiliser les mêmes méthodes que l'étude originale pour tester si ces méthodes sont généralisables au-delà de la situation expérimentale d'origine.

devons considérer qu'une alliance est possible entre les modèles de soins existants. La démarche engagée par les confrères qui cherchent à faire rentrer l'acupuncture dans le chas de la scientificité était respectable tant que les études de validité n'avaient pas montré leurs limites. Aujourd'hui, ce serait un renoncement tragique de persister dans cette voie, car elle permettrait une réduction de l'acupuncture à un outil thérapeutique comme un autre, tel que de nombreux médecins l'utilisent (en Allemagne notamment).

Mais si on prend un peu de hauteur historique et conceptuelle, il apparaît d'une part, qu'aucune médecine n'est pure de toute influence et d'autre part, que les médecines savantes, si l'on prend la peine d'en approfondir les concepts, représentent des pistes fécondes pour la recherche en médecine. À l'issue d'une longue fréquentation avec ces concepts - on se souvient de l'article de Ménuret sur les pouls chinois - la recherche française n'aurait-elle pas l'ambition de *challenger* la Chine ?

La méthode comparative, par un décentrement anthropologique, permet de révéler des points de contact épistémologiques qui peuvent se révéler féconds en termes heuristiques. Dans un premier geste, je propose d'aller aux origines de la pensée chinoise : elles se trouvent dans les catégories issues de l'établissement du calendrier pendant la Haute Antiquité. Comprendre comment s'est élaboré cet art classificatoire est le chemin qui devrait conduire à pénétrer ce style de pensée, selon lequel toute animation est polarisation spatio-temporelle des lois de la nature en une logique ternaire inclusive. Partant, il s'agira de s'approprier la « chrono-topologie » [19] de la chair corporelle, c'est-à-dire son organisation en relation avec le milieu ; ensuite, ce chemin amènera à saisir comment se produit l'articulation intime entre la chair animée et le corps-vécu, c'est-à-dire l'individuation d'un soi qui pense les affections de son corps. Nous cheminerons par étapes : du corps exprimé sur un mode ternaire dès les premières phases de son individuation, puis au corps affectif dans les mécanismes de la régulation physiologique (*ji*), jusqu'au corps relationnel affecté, nous pourrons poser les conditions de possibilité d'une comparaison avec les sciences contemporaines. Le deuxième geste consistera en une présentation très brève de la science des systèmes non-linéaires, afin de mettre en évidence un certain nombre de points de contact entre la science chinoise du changement et certains aspects des dynamiques non-linéaires. Je tenterai de montrer en quoi ce modèle est particulièrement fécond pour penser la puissance effectrice de l'acupuncture dans les troubles affectifs.

[19] Simondon G., *Individuation à la lumière des notions de forme et d'information.* Million, 2005, p 228 : « en plus d'une topologie du vivant, il faudrait définir une chronologie (…) les schèmes de chronologie et de topologie ne sont pas distincts (…) il faudrait un mot pour désigner la dimensionnalité du vivant. »

2) La petite aiguille de la vie

Les philosophies chinoises et la médecine qui s'y rattache nous offrent un style de pensée qui met l'accent non pas sur ce qui est fixe, palpable, matériel, mais sur ce qui ne se laisse pas saisir par la voie positive. Elle n'embrasse pas l'ensemble du réel, mais propose une « chrono-topologie » du vivant qui ouvre des perspectives complémentaires au modèle positif de la science occidentale.

L'acupuncture se distingue par sa singularité et le mystère qui entoure son efficacité : comment l'insertion de fines aiguilles dans certaines parties du corps pourrait-elle modifier le cours de la physiopathologie telle que nous la décrivons en termes cellulaires et moléculaires ? De nombreuses études ont tenté de répondre à cette question, sans jamais vraiment y parvenir. Qu'est-ce qui, dans le modèle de la médecine fondée sur les preuves, ne fonctionne pas pour étudier les effets de l'acupuncture ? Puisqu'aucune étude ne permet d'affirmer avec certitude que l'acupuncture est efficace dans tel ou tel trouble pathologique, en quoi l'acupuncture « challenge la médecine scientifique occidentale »[20] ? Qu'est-ce qui est insaisissable par notre culture médicale ? Est-ce que les principes qui guident la pratique acupuncturale devraient rester hermétiques à la science positive ? Comment saisir la voie négative que ces principes déploient, à savoir une méthode de soin qui n'intervient que sur la dynamique, laissant aux substances corporelles l'autonomie de se réorganiser lorsque c'est nécessaire ?

Du côté de l'usager, est-ce que le recours à l'acupuncture en prévention s'inscrit dans le concept d'*empowerment* ? Dans la maladie, est-ce le concept de rétablissement qui conduit un patient dans le cabinet d'un praticien ? À quel stade de sa pathologie surgit cette idée d'aller consulter un acupuncteur et qu'est-ce qui est convoqué à ce moment-là ? Une opinion déjà faite *a priori*, le bouche-à-oreille, les journaux, le site santé.gouv.fr, une culture familiale ou une représentation imaginaire de ce geste thérapeutique ? Car cette démarche ne va pas de soi : quand, pour certaines personnes l'acupuncture représente un geste invasif dans une enveloppe corporelle vécue comme protection ultime contre le monde extérieur, qu'est-ce qui pousse d'autres personnes à s'orienter vers cette méthode de soin ? Comment vivent-elles leur corps et quelles sont leurs attentes à l'égard du geste acupunctural ?

En tant que geste thérapeutique singulier - il ne s'agit pas d'injecter une substance dans la peau ou les veines - l'acupuncture interpelle en profondeur notre conception du corps. Quel est ce « corps » qui réagit à l'implantation des aiguilles fines au-delà de la sensation cutanée de « piqure » ? En français, il n'existe qu'un seul mot pour dire le corps - du grec *sôma* (*corpus* en latin) qui désigne autant le corps vivant que le cadavre. De fait, l'histoire de la médecine en Occident s'est construite sur une conception anatomo-physiologique pour

[20] Rapport Inserm U669, *Évaluation de l'efficacité et de la sécurité de l'acupuncture*, 2014, p 3

étudier l'organisation fonctionnelle du vivant et remédier à ses désordres pathologiques, et on a vu comment la pensée vitaliste, considérée à tort comme animiste, a été rejetée par les rationalistes, laissant en friche un programme de recherche pourtant porteur. En Allemagne, le modèle vitaliste de Blumenbach ouvrait de nouvelles perspectives. Et en allemand, il existe deux termes pour désigner le corps : *Körper* (le corps biologique) et *Leib* (le corps vécu ou corps propre, la chair animée). Avec Edmund Husserl (1859-1938) au début du XXe siècle en Allemagne et Maurice Merleau-Ponty (1908-1961) en France, naissait une philosophie du corps qui cherchait à traduire les différentes modalités de l'expérience corporelle et dépasser une asymétrie fondamentale : ai-je un corps ou bien suis-je un corps ? Le lecteur pourrait penser que je me perds… non pas ; j'ai posé exactement cette question à un patient, voici sa réponse spontanée :
- Si je souffre, j'ai un corps.
J'insiste :
- Pendant la séance d'acupuncture, avez-vous un corps ou bien êtes-vous un corps ?
Il me répond, les yeux dans le vague :
- Ce qui se produit est étrange, je ne peux pas le définir. Je peux seulement dire qu'après la séance je respire mieux, mon thorax s'est débloqué, je me sens mieux dans mon corps, et l'angoisse s'éloigne.

Comment comprendre les phénomènes qui suivent le travail à l'aiguille fine, chez ce grand sportif vivant son corps comme « une mécanique » (c'est assez paradoxal) qui amortit les évènements de vie et, de ce fait, nécessite de prêter attention à ses « réglages » ? Pourquoi a-t-il choisi l'acupuncture pour atteindre son but ? Qu'est-ce qui, dans sa chair sensible, agit sur son corps-propre, c'est-à-dire ce corps qu'il s'approprie par une action consciente ? Ensuite, que se passe-t-il pendant la durée d'implantation des aiguilles fines pour que ce corps-propre advienne à la conscience en un corps-vécu, c'est-à-dire une modalité qui se traduit par « je me sens mieux » ? Autrement dit, y a-t-il une continuité entre corps, corps-propre et corps-vécu, ou bien au contraire, doit-on envisager un saut qualitatif ?

Pour tenter de répondre à ces questions de philosophie pratique dans l'exercice de l'acupuncture, il est nécessaire de s'approprier les concepts qui fondent la philosophie chinoise : le lexique du corps y est cette fois ternaire, fait de rapports de souffles et de sang, ces rapports s'objectivant par leur condensation dans les organes corporels ; le corps est une forme mouvante dont l'organisation se fonde sur les catégories *yin-yang,* c'est-à-dire sur des opposés complémentaires mis en tension par un troisième terme, les souffles *qi*. Ce style de pensée dialectise forme et mouvement « à la racine » du vivant pour rendre compte des processus de transformation permanente de l'organisme en relation avec son milieu. Comment rendre intelligibles ces notions et les reformuler sans trahir la polysémie intrinsèque à ces concepts ? Autrement dit, comment leur donner une signification qui permette de sortir enfin des dilemmes paralysants, tant pour le chercheur que pour le praticien, aux fins de traduction de l'expérience des patients en un langage qui englobe les « bio-subjectivités »[21] ?

Quelques concepts : racines (Ben), branches (Biao), yin-yang, qi, wuxing

La médecine chinoise articule dans un même mouvement les lois naturelles (*fa*) et les mécanismes de régulation du vivant (*ji*). Les « racines et les branches » est une expression qui englobe métaphoriquement les différents aspects de la réalité : les racines représentent les lois de la nature qui organisent le changement sous différentes modalités, tandis que les branches "fractalisent"[22] les lois naturelles en mécanismes de régulation d'une forme corporelle organisée, pour conduire la vitalité jusqu'à son terme. L'expression « les racines et les branches » exprime aussi la méthode, c'est-à-dire le chemin qu'emprunte le raisonnement médical : il s'agit d'examiner comment se forme et s'informe la chair dès les premiers signes de son animation, puis dans le déploiement de la manifestation vitale ; cette méthode s'applique à la thérapeutique et fonde la hiérarchisation des interventions en médecine clinique, allant de l'acupuncture à la pharmacopée (au sens large) ou à d'autres pistes thérapeutiques.

L'aiguille d'acupuncture, si originale comme instrument, ne peut se concevoir sans la posture philosophique qui conduit le geste : une vision de l'homme dans son environnement, structuré par le ciel, la terre et les quatre orients, les saisons, la nuit et le jour, les vents et surtout les flux qui opèrent toutes les transformations nécessaires à l'ajustement du vivant entre deux points fixes, la naissance et la mort. La philosophie liée à la pratique de l'acupuncture est plus taoïste que confucianiste, c'est-à-dire qu'elle s'appuie plutôt sur une vision de l'homme en tant que phénomène naturel qui suit les lois (*fa*), là où le confucianiste considère l'homme comme devant ritualiser ses comportements en vue de se conformer au cours naturel des choses.

Le concept de *yin-yang* s'élabore très progressivement entre le VIIIe et le IIe siècle av. J.-C. ; il est absolument indissociable du concept de *qi*. *Yin-yang* s'entend comme « les deux principes ou aspects contrastés et opposés dont l'alternance et l'union dans la nature et dans chacun des êtres constituent la réalité comme le devenir de tout ce qui existe »[23] ; *qi* (les souffles) est un terme polysémique qui regroupe aussi bien la vapeur, l'air, l'haleine et le souffle, ce qui anime le corps humain, les fluides (en médecine), mais aussi les esprits vitaux.[24] À partir du Ve siècle, *yin-yang* est conceptuellement lié aux Cinq

---

[21] Andrieu B., *La chair du cerveau*. Sils Maria, 2003

[22] Les fractales ordonnent les structures du vivant : chacun peut se représenter un chou romanesco comme symbole d'une fractale. Les organes aussi sont des fractales : par exemple le poumon et ses multiples replis qui permettent d'augmenter la surface d'échanges alvéolaires.

[23] Institut Ricci (1976, Éd. 2005), *Dictionnaire Français de langue chinoise*, caractère 5789

[24] Ibid., caractère 485

Phases (cinq éléments dans les textes français anciens), ces *wuxing* qui comptent l'eau, le bois, le feu, la terre et le métal, non pas comme des éléments matériels, mais plutôt comme des puissances, des vertus morales et surtout des processus dynamiques ou des mouvements particularisés. Appliqué en médecine, ce concept des Cinq Phases structure l'ensemble des phénomènes selon des cycles (engendrement, répression, contre-courant) qui déroulent une physiologie et une nosologie calquées sur les rythmes des saisons, mais aussi sur le modèle du gouvernement impérial, où rien ne doit être laissé au hasard. Le corps s'entend donc comme une chrono-topologie simondonienne[25] de souffles et de sang condensés dans des organes pleins, les viscères creux laissant les échanges s'opérer librement. C'est une dialogique[26] qui se décline selon différentes catégories, de plus en plus raffinées au fil des compilations textuelles. Sans entrer dans les détails, il faut garder à l'esprit que les quatre orients et les Cinq Phases[27] apparient organes pleins et entrailles creuses, selon la logique *yin-yang* ou souffles-sang. Ce qu'on nomme en français méridien correspond à plusieurs sortes de canaux, des plus profonds aux plus superficiels. En surface, le corps est parcouru de 12 méridiens principaux (plus le vaisseau médian antérieur et le vaisseau médian postérieur) qui correspondent à six couples de fonctions organiques. Le long de ces lignes, on trouve des zones particulières, les points d'acupuncture : il en existe plusieurs catégories, dont le nom générique marque une fonction particulière au sein de l'ensemble que représente un méridien donné. La physiologie, exprimée par les mécanismes cycliques *(ji)* et par les zones de contacts, nommées par les points d'acupuncture, offre déjà une première approche d'une pensée qui prête une attention particulière au mouvement et à ses perturbations par rapport aux règles décrivant la régularité des phénomènes naturels.

Du changement

L'originalité de la pensée chinoise réside dans un paradoxe amusant : tout en repoussant toute idée de désordre, elle s'attache très précisément aux changements de régime à l'intérieur de la régularité idéalisée par les lois. Dès la Haute Antiquité, le changement est décrit en 64 images (hexagrammes[28]) suivies d'un commentaire très resserré : c'est le *Yi Jing*, littéralement traduit par *Livre des changements*, où le *yi*[29] représente la cohérence et l'ordre qui

---

[25] Simondon G., *Individuation à la lumière des notions de forme et d'information*. Éditions Million, 2005

[26] Au sens d'Edgar Morin

[27] Le terme Élément porte à confusion car il pourrait laisser penser qu'on parle des mêmes catégories que dans la médecine grecque ; il n'en est rien, c'est pourquoi ce qui a été régulièrement traduit par « élément » en médecine chinoise trouve une meilleure représentation des processus dynamiques par le terme de Phases.

[28] 64 arrangements de six traits continus (yang) et de traits discontinus (yin)

[29] L'idéogramme, qui figure un drapeau qui flotte au vent, comporte la notion d'aisance et de facilité

s'accomplissent spontanément entre le ciel et la terre. Mais *yi* ne peut seul exprimer la dialectique du changement : il faut deux autres termes (*bian/hua*) aussi indissociables que *yin-yang*, pour exprimer ce qui se meut entre ciel et terre, notamment le cours des astres et des saisons. La dialectique du changement se montre avant tout dans le processus saisonnier qui sera *hua* - disons évolution progressive - quand le solstice marquera un infléchissement brutal *bian* : pour donner une image, le solstice serait l'acrophase[30] de la saison et contiendrait le nadir de la saison suivante. *Bian* exprimerait un renversement du processus ; *hua*[31] serait ce qui se transforme par étapes, tels les processus d'assimilation au cours de la digestion par exemple (en chinois moderne, *hua* signifie la chimie). Autrement dit, *bian* serait un instant de désordre qui produirait un nouvel ordre *hua* ; inversement l'homme est transformé petit à petit (*hua*) par les enseignements qu'il reçoit (à l'école tout aussi bien qu'au cours de sa vie par ses expériences) jusqu'au point où se produit une métamorphose *bian* dans sa conception du monde et de lui-même. Le changement *bian* peut s'entendre comme un saut qualitatif : cela peut se traduire par une nouvelle orientation professionnelle, un déménagement, voire une conversion. C'est dans cet instant vide et chaotique, mais d'une intensité maximale que se forme un choix, que se prend une décision, qu'un *eurêka* surgit, dans un alignement sublime entre l'intelligence du cœur et la puissance vitale.

Yin-yang, ☯ cette image largement diffusée en Occident, dérive directement de la dialectique de changement *bian/hua* et s'y conforme selon quatre lois : leur origine est mutuelle, chacune naît par l'existence de l'autre ; elles se contrôlent mutuellement, chacune étant limitée par la présence de l'autre ; la croissance de l'une fait la décroissance de l'autre ; de sorte qu'elles se transforment l'une dans l'autre. Ces lois qui régissent l'opposition complémentaire[32] *du yin-yang* sont considérées comme étant à l'origine de la formation de l'espace et de la structuration du temps dans un rapport qualitatif et quantitatif. *Yin-yang* est alors ce qui définit haut/bas, interne/externe, droite/gauche, mouvement centripète et mouvement centrifuge. C'est pourquoi le ciel sera *yang* par rapport à la terre *yin ;* ou encore le jour sera *yang* par rapport à la nuit *yin*. Les quatre orients, associés aux saisons, sont l'expression des mouvements de transformation des souffles entre ciel et terre, où *yin-yang* exprime un <u>rapport</u> : l'eau est *yin* au nord par rapport au feu qui est *yang* au sud ; le bois est plus *yang* que *yin* à l'est par rapport au métal qui est plus *yin* que *yang* à l'ouest. La terre, qui participe à l'ensemble des dynamiques saisonnières, propulse l'ensemble dans une dynamique qui sera systématisée en Cinq Phases, à partir desquelles seront observés des cycles de changement qui peuvent recouvrir

---

[30] Acrophase et nadir sont des termes employés en chronobiologie pour dire le pic et le creux d'une production d'hormone, par exemple au cours du cycle nycthéméral (jour/nuit)

[31] *hua* est associé à l'éducation et à la civilisation ; *bian* est un idéogramme complexe de fil de soie et de clochettes agitées par la main humain

[32] Illustrant d'une autre façon la dialogique morinienne.

plusieurs années ou décennies, cycles que l'on retrouve dans nombre de traités médicaux (mais pas tous). Dans l'homme, chaque mouvement saisonnier est traduit par un rapport sang-souffles au sein des organes et des entrailles, rapport qui signe autant la fonction physiologique qu'émotionnelle au sein de l'organisme ainsi structuré.

Du vide comme principe organisateur

Ce qui est particulièrement difficile à saisir dans ce tissage qui connecte quantité, qualité et leur transformation l'une dans l'autre, c'est la prédominance du vide comme principe organisateur et comme condition de possibilité de ces échanges de flux. Ici « l'archéologie des savoirs » dans une approche comparative permet de saisir les enjeux.[33]

En remontant à la source antique de la médecine occidentale, on retrouve ces controverses au sein même du *Corpus hippocratique* : s'insurgeant contre le philosophe Empédocle, selon lequel il fallait connaître le monde pour connaître l'homme, l'auteur d*'Ancienne Médecine* considérait au contraire qu'un médecin doit se contenter de rechercher comment se nourrit l'homme pour le connaître ; en contradiction avec d'autres textes du *Corpus* (*Air, Eaux, Lieux* par exemple) l'alimentation était pour cet auteur le moyen dominant pour assurer la crase, c'est-à-dire le mélange du chaud et du froid qui opère l'équilibre des humeurs. Dès lors, « l'équilibre (*isonomia*) des quatre qualités élémentaires composant le corps »[34] définissait la santé. Toutefois, les humeurs n'étaient pas en quantité fixe : « subir la coction, se transformer, devenir ténu ou plus épais pour aboutir à une forme d'humeur en passant par de nombreuses formes variées. » (Ancienne Médecine, 19) Ce processus variable quantitativement (sous l'influence des saveurs et du chaud/froid) définissait précisément la différence entre la maladie - qui passe par des phases de modifications de la crase, lesquelles se montrent par les crises et les périodes de la maladie - et la santé : « l'homme se trouve dans la condition la plus excellente de toutes quand les substances sont en état de coction et de calme, sans manifester aucun pouvoir particulier ». Si le *Corpus hippocratique* ne proposait pas de théorie unifiée sur les causes des maladies, tous les auteurs s'accordent sur le fait que la maladie se dévoile par un déséquilibre quantitatif des flux (*rheuma*) humoraux : ici, le phlegme en excès bloque le *pneuma* du cerveau, là l'excès de telle humeur va descendre et se fixer à un organe. La mission du médecin était alors de purger l'excès de l'humeur pour rétablir la bonne crase. Ainsi, depuis la médecine hippocratique, c'est le rapport quantitatif des substances corporelles qui définit santé ou maladie dans la pensée occidentale.

---

[33] Le lecteur souhaitant approfondir cette approche comparative pourra se reporter à Mas S. : *Statut des émotions dans l'Antiquité grecque et chinoise. (À paraître)*

[34] Définition selon Alcméon de Crotone au VIème siècle avant JC. Les quatre qualités étant globalement les humeurs bile, phlegme, sang, eau

La proposition est totalement renversée dans la pensée médicale chinoise : « les humeurs » sont entendues comme le rapport dynamique des souffles et du sang. Or, c'est à partir du vide que s'opère la dynamique. Pour s'approcher de cette notion, il est plus sage de suivre les recommandations d'Empédocle, et chercher à comprendre comment s'est fait le monde : si l'univers émerge de l'indifférencié primordial par une béance (superposable au Chaos décrit par Hésiode) c'est du vide que se structure l'espace, le temps, les souffles. Ces souffles se polarisent ensuite en *yin-yang* et Ciel-Terre ; enfin le mouvement se stabilise en cycles saisonniers et catégories froid/chaud et sec/humide qui permettent l'émergence des êtres vivants. Loin de l'équilibre géométrique des puissances qui domine la pensée médicale grecque, c'est la précarité de l'équilibre dynamique des souffles, du sang ou encore des essences (*jing*) - dialectisés dans une physiologie de transformation - qui définit la santé. Du simple souffle (respiratoire) à la condensation en organes pleins et viscères creux, la chair est animée de mouvements internes qui s'accordent avec le milieu ambiant ; poreuse, la chair est pur mouvement d'ouverture au monde dans son renouvellement constant. La pensée médicale chinoise porte ainsi une attention spécifique à la libre circulation des flux et aux transformations incessantes (*bian/hua*). Lorsque l'Empereur Jaune, questionnant le médecin Qibo pour savoir si les mouvements complexes des souffles *qi* ont une fin, le médecin répond :

> « Le terme est l'absence d'évolution vitale (...) Sans échange, il n'y a plus de naissance, croissance, maturité et vieillesse. Il n'est pas de vie sans échanges ni mouvements, qu'ils soient importants ou non, immédiats ou différés. Les échanges (entrées/sorties) et les mouvements (montée/descente) sont l'objet de soins constants des gens intelligents ».[35]

Non content d'exprimer le devenir de l'homme en marquant les saisons de la vie tout en soulignant sa précarité, relevons que ce texte offre une définition de la vie, assez proche de ce que, plus tard au XXe siècle, on définira comme un système complexe ouvert.[36]

Concept de santé

Puisque le mouvement vital nécessite des « soins constants », cela signifie qu'il est fragile pour se maintenir dans la danse des transformations et des flux. Aussi la santé ne va pas de soi : l'impermanence se traduit dans le vivant par l'équilibre dynamique des souffles. En médecine comme dans la philosophie

---

[35] Su wen, 68 ; le chapitre se clôt sur une sentence implacable : personne ne peut se soustraire à l'évolution vitale, sauf peut-être les « Immortels qui sont assimilés au Dao », autant dire un mythe.
[36] Selon L. von Bertalanffy, un système est un ensemble d'éléments liés par un ensemble de relations. Un système est ouvert lorsqu'il se maintient tout en changeant en fonction des modifications de son environnement.

taoïste, c'est la dialogique entre souffles corrects et souffles viciés qui va définir santé et maladie. Dans l'idéal (immortalité) qu'ont cherché à atteindre les ermites taoïstes - et que moque abondamment le philosophe Tchouang Tseu, puisqu'illusoire - il faudrait pouvoir être vide de tout défaut/vice des souffles pour être plein de souffles sains/corrects.

La santé n'est pas un bien donné à l'homme, mais dépend de la libre circulation des souffles corrects (*zheng*). Par sa verticalité, l'homme est particulièrement poreux aux influences de son environnement : cela lui confère une très grande responsabilité vis-à-vis de lui-même, car il doit apprendre à connaître ses faiblesses et ses forces ; il est aussi hautement responsable de ses actes à l'égard de la nature, puisqu'il est capable de modifier le cours spontané des choses (et il ne s'en est pas privé). La philosophie médicale chinoise nous offre une vue particulièrement acérée de la grande vulnérabilité de l'homme, qu'un environnement aux changements climatiques brutaux, met en péril. Mais pas seulement : la santé dépend aussi du comportement alimentaire, de l'activité physique et sexuelle, de la régulation des états émotionnels. Comme chez les médecins hippocratiques, on s'interroge sur ce qui rend l'homme malade. L'Empereur Jaune demande au médecin Qibo si la faiblesse des gens à partir de 50 ans provient d'un changement d'époque ou provient de la faute des hommes : le médecin répond que la santé c'est savoir éviter l'épuisement (physique) qui favorise l'entrée des souffles viciés, c'est « bien contenir l'esprit à l'intérieur de telle sorte que les maladies sont sans prise. Grâce à la restriction des appétits et à la contention des velléités, le cœur demeure paisible et sans émoi, le corps travaille sans s'épuiser » (Su wen, 1). C'est pourquoi la santé est un savoir-faire qui dialectise la précarité du vivant en devenir avec la robustesse que devrait lui conférer une sorte de « maintenance » :

> « Le savoir-faire c'est l'entretien de la vie (*yang sheng*). Ne pas manquer d'observer les quatre saisons et de s'adapter au froid et au chaud, d'harmoniser allégresse et colère et d'être tranquille au repos comme dans les actions, de régler le yin et le yang et d'équilibrer le dur et le mou. De cette façon, ayant écarté la venue des souffles viciés, ce sera longue vie et durable vision. » (Ling Shu, 8)

Il en découle que la santé est un processus actif d'entretien d'un « principe vital » : s'ajuster aux saisons et ses variations climatiques bien sûr, mais aussi ajuster ses sentiments et moduler tout excès, par exemple dans l'allégresse ou la colère. La maladie est causée par des souffles viciés (*xie*) ; or « les souffles viciés affluent là où il y a vide des souffles corrects » (Su wen, 33). Qu'est-ce à dire ? Quand le médecin hippocratique aurait cherché à purger l'excès d'humeur viciée, dans un renversement théorique, le médecin chinois vise à rétablir le vide comme condition de possibilité de la libre circulation des souffles corrects. Prenons une maladie d'origine externe (par exemple un rhume) : même s'il est avéré qu'il est dû à un virus, le médecin chinois considèrera qu'il provient d'une insuffisance (des mécanismes de défense), quand le médecin hippocratique ne verra que l'excès de phlegme. Prenons maintenant une maladie d'origine interne : un excès de colère est d'abord une insuffisance de contenance pour le médecin chinois, alors que le médecin hippocratique y verra un excès de bile à purger. Ainsi, ce sont les substances qui suivent les souffles, lesquels sont corrects si le vide leur permet de circuler librement. Enfin, la santé est aussi le reflet de la constitution physique initiale (le mandat du Ciel) qui, plus encore que *yin-yang,* montre un certain rapport de puissance (quantitatif et qualitatif) entre le sang et les souffles, rapport auquel on ne peut rien ajouter ou retrancher. L'entretien de la vie consistera alors à ajuster son comportement propre (alimentation, sommeil, excès/insuffisance d'activité sexuelle ou physique, excès de souci/tristesse/colère et insuffisance de joie) à sa constitution : longiligne, j'ai une surface corporelle supérieure à celle d'une personne plus ramassée, mon centre de gravité est plus haut. Ainsi, mon rapport interne aux contraintes physiques du monde varie selon ma morphologie, et l'entretien de la santé sera relatif à ma façon d'ajuster mon activité à ma constitution, à ma vitalité propre - ma normativité au sens canguilhémien.

Au fond, pour la médecine chinoise, la santé est toujours inachevée, et c'est par l'entrainement qu'on acquiert un savoir-faire dans l'entretien de la vitalité : au premier abord, cela paraît assez exigeant, mais la notion de constitution module cette radicalité si l'on accepte que l'entretien de la santé soit un apprentissage de soi-même. « Observer les quatre saisons », c'est ce que fait aussi l'acupuncteur : aider à la descente des souffles à l'automne ou au contraire à leur mise en mouvement vers l'activité au printemps, c'est proposer à cette personne (*shen*) d'apprendre à connaître, puis à re-connaître les mouvements vitaux en elle, de telle sorte qu'au fil du temps elle s'approprie les variations subtiles de son corps, elle devient son corps-propre, étape indispensable pour accéder à la conscience du corps-vécu. Cette approche « préventive » des dysfonctionnements est opposée à la prévention en santé publique : dans un cas, nous observons un devenir dans l'individuation ; dans l'autre nous appliquons des prescriptions comportementales normatives visant à se conformer aux « rites sociétaux », pour le dire en termes confucéens. On retrouve cette influence dans le premier livre du *Canon de l'Empereur Jaune,* et cette détermination à contrôler le moindre désordre :

> « Attendre que le mal soit déclaré pour y remédier, que le désordre soit installé pour s'en occuper, c'est attendre d'avoir soif pour creuser un puits, attendre le combat pour forger ses armes. N'est-ce pas bien tard ? » (Su wen, 2)

Le pouvoir politique en Chine, très centralisé, a toujours eu cette soif de contrôler l'imprévisible et d'anticiper le moindre désordre ; c'était parfaitement illusoire, et cette assertion de l'Empereur dans un texte médical trouve une certaine résonance en ce XXIe siècle de politiques de santé publique, qui n'ont rien moins comme projet que d'éradiquer la maladie avant même qu'elle ne survienne. On retrouve la dimension politique de contrôle des territoires et des corps dans la complexité du modèle médical chinois, caractérisé par une systématisation minutieuse en catégories qui doivent pouvoir rendre compte de l'ensemble des manifestations. Cette complexité est alors rendue accessible à l'intervention grâce aux niveaux d'organisation de ces catégories.

En médecine, les phénomènes physiologiques ou pathologiques sont classés selon les aspects *yin-yang* ou sang/souffles, avers/revers (*biao li*), froid/chaud et vide/plein : ce sont les huit principes diagnostiques fondamentaux, qui permettent de nombreuses combinaisons des items entre eux, faisant jouer les quatre lois articulant les modalités *yin-yang*. Aussi, puisque *yin-yang,* ou chaud-froid, peuvent se transformer l'un en l'autre, et qu'une plénitude de souffles viciés d'origine externe peut progresser de la surface vers la profondeur, la thérapeutique sera aussi « chrono-topologique » : surface/profondeur, haut/bas, racine ou branches sont les critères qui donnent la dimension topologique d'une symptomatologie, quand l'évolution temporelle en donnera la cohérence nécessaire à l'établissement du diagnostic. Cette démarche a progressivement été appliquée à l'utilisation de la pharmacopée, dans une systématisation de plus en plus serrée qui reflète le style de pensée chinois.

Le lecteur aura relevé que les textes classiques sont des dialogues entre un Empereur et son médecin : de fait, l'acupuncture était réservée aux élites dans l'Antiquité et on peut douter de l'intention de l'Empereur lorsqu'il déclare : « Je compatis avec le peuple, à ses disettes et à ses nombreuses maladies. Je désire ne plus employer de médicaments ni de poinçons de pierre, mais utiliser de petites aiguilles. » (Ling shu, 1) L'acupuncture n'est pas toute la médecine chinoise[37], en revanche on peut avancer que c'est l'élaboration des règles d'utilisation de l'acupuncture qui ont conduit à la systématisation en Cinq Phases et huit règles diagnostiques[38], qui a ensuite structuré les traités de pharmacopée. Cette systématisation a nourri tant la pensée politique que la philosophie. Il y aurait beaucoup à dire sur les différents courants philosophiques qui imprègnent la médecine chinoise (comme en Grèce antique à la même période historique) ; pour mon propos, je souhaite seulement souligner la capacité à hiérarchiser la complexité des phénomènes et la difficulté que représente cet exercice en acupuncture, puisqu'un traité entier, le Nan Jing (*Traité des Difficultés*), y fut consacré au IIe siècle de notre ère. Les théories et la pratique de l'acupuncture répondent à des critères d'intervention qui mettent en échec toute tentative de les subsumer à nos nosographies occidentales ; c'est une problématique

[37] Le terme chinois que nous traduisons par acupuncture est *zhen jiu,* il associe l'utilisation des aiguilles à la moxibustion, qui consistait à brûler de petites boulettes d'armoise sur les aiguilles implantées. Par ailleurs, la pharmacopée chinoise tient une place prépondérante, de même que la diététique (s'appuyant sur les saveurs et la nature froide, chaude ou tiède des aliments), les massages, une forme d'ostéopathie, la chirurgie, ou encore des techniques préventives telles le tai qi chuan et le qi gong.

[38] Unschuld PU, *Medicine in China. A history of Ideas*. University of California Press, 2012

persistante pour les chercheurs et les praticiens qui souhaitent la reconnaissance de sa validité en médecine humaine.

Au-delà de la médecine d'organe, à l'écoute de la pulsation du corps-propre

S'il est difficile d'évaluer l'efficacité de l'acupuncture, c'est aussi parce que d'autres facteurs encore entrent en ligne dans l'évaluation diagnostique. En effet, le travail de l'aiguille est intimement associé à l'écoute pulsatile du corps-propre : prendre les pouls (aux poignets, aux pieds et sur les vaisseaux du cou si besoin) nécessite un entrainement de plusieurs dizaines d'années pour arriver à distinguer les 28 sortes de pouls, qui manifestent les différences subtiles entre des pouls sains (qui seraient conformes à la saison) et des pouls pathologiques traduisant un déséquilibre du sang et des souffles suivant les huit principes diagnostiques classiques.[39]

C'est pourquoi la pratique de l'acupuncture demande un affinement dans la connaissance des processus les plus ténus de ce qui fait une vie et son altération éventuelle. Le deuxième livre du *Canon de l'Empereur Jaune*, dit *Pivot Merveilleux* (Ling Shu), est entièrement consacré au travail de l'aiguille : le livre décline en neuf parties comment le médecin acupuncteur devrait se positionner en fonction de son évaluation et des possibilités évolutives du corps-propre du patient affecté. Le traité s'ouvre sur une déclaration de l'Empereur : « Afin de transmettre cette thérapeutique aux futures générations, il faut en formuler clairement les lois fondamentales afin qu'elles existent pour toujours ». Le médecin Qibo, chargé d'élaborer ce traité, répond :

> « Les principes essentiels (...) sont faciles à exposer, mais difficiles à pénétrer. Le médecin médiocre s'occupe de la forme corporelle, le médecin supérieur s'occupe de l'esprit (...) Le médecin médiocre se limite aux articulations, le médecin émérite considère les mécanismes. Les mécanismes *(ji)* dans les cavités sont très calmes et à peine perceptibles, il faut les observer subtilement. (...) Celui qui connaît les mécanismes ne peut commettre la moindre erreur ; celui qui ne connaît pas les mécanismes, est comme quelqu'un qui a sa flèche accrochée à la corde, mais ne sait pas l'envoyer » (Ling shu, 1)

On peut certes se dire que Qibo cherche à disqualifier ses confrères ; il est plus judicieux de tenir compte de l'avertissement, car le travail de l'aiguille n'est pas une médecine douce, au sens où elle ne déclencherait pas des réponses vigoureuses. De plus, lorsque Qibo évoque la forme corporelle ou les articulations, il nous indique le chemin pour hiérarchiser le niveau de l'intervention, du plus superficiel au plus profond : il s'agit d'apprendre à déceler où se trouve la

[39] Au-delà de ce que les médecins hippocratiques avaient relevé (régularité, intermittence du pouls notamment dans les fièvres), les règles diagnostiques par les pouls chinois suivent l'organisation par paires opposées/complémentaires : lent/rapide, glissant/rugueux, plein/fin ; serré/relâché, etc.

racine (*ben*) des troubles et ne pas se contenter de traiter les branches (*biao*); il s'agit ensuite de suivre, grâce aux huit règles diagnostiques, la chrono-topologie modélisée par le style de pensée chinois qui traduit les mécanismes vitaux ainsi que leurs perturbations.

Traiter une tendinite modérée avec des aiguilles est un acte simple, qui demande peu de connaissances du modèle médical originel : c'est une action quasi-mécanique (effet *trigger*) qui fonctionne très souvent, surtout si elle est agrémentée de quelques points à distance bien choisis ; dans un autre ordre d'idée, la neuromodulation des nerfs sacrés (en cas de troubles de la vessie) était un acte d'acupuncture très facile avant que la technique chirurgicale n'en prenne le relai par implantation permanente d'électrodes. Ces exemples sont de l'aiguillothérapie. En revanche, traiter une hernie discale par acupuncture demande un peu plus d'entrainement : il faut comprendre comment et où s'est produit le blocage, ensuite savoir comment et où agir par l'aiguille, enfin rechercher et traiter la peur éventuelle de l'aggravation qui maintiendrait la position antalgique ; ici, il existe plusieurs niveaux d'intervention, qui se travaillent par couches successives. Traiter une lombalgie chronique peut se résumer à un travail sur les intestins, dont on sait aujourd'hui combien ils peuvent être le lieu de manifestations de plusieurs problématiques intriquées (dysbiose, spasmes et autres tensions internes reliées aux conditions d'existence). D'autres motifs de consultation peuvent conduire à une abstention dans le travail de l'aiguille : soit le corps est particulièrement épuisé (vidé au sens propre) par une maladie évoluée, soit la mobilisation des souffles par l'aiguille peut nécessiter d'autres interventions préalables : la pharmacopée au sens large (phytothérapie ou traitement de médecine conventionnelle), l'ostéopathie si elle est indiquée, etc. De nombreuses situations nécessitent de compléter l'acupuncture avec des prescriptions ciblées qui visent une synergie avec l'action des aiguilles : par exemple dans les troubles de la ménopause, dans de nombreuses situations de stress et d'anxiété, voire dans les états dépressifs modérés.

Quel que soit le champ d'application, l'acupuncture envisage le corps selon les quatre lois qui règlent le couple *yin-yang*, elles-mêmes fondées sur les modalités de changement *bian/hua*. Le vide en tant que principe organisateur est ce qui permet la polarisation dynamique du *yin-yang* dans le corps de l'homme, car le vide dialectise cette dynamique en un troisième terme, les souffles *qi* : *qi* signe la logique ternaire inclusive de la pensée médicale chinoise. C'est pourquoi on trouve une traduction de *yin-yang* dans le rapport sang/souffles qui articule dynamiquement la quantité et la qualité, la substance et son animation. Cette animation a été systématisée selon les *wuxing* (mouvements ou phases) : l'eau, le bois, le feu, la terre et le métal ne sont pas les éléments tels que conçus par la pensée médicale hippocratique, mais au contraire des puissances dynamiques, dont les cycles s'arrangent à partir du vide, de sorte que la santé sera une plénitude de souffles corrects alors que la maladie sera envisagée comme envahissement du vide par des souffles incorrects.

Le point d'acupuncture est un point d'accès depuis la surface corporelle à un réseau interne, complexe, de voies de communication qui relient entre eux organes et entrailles, haut/bas, surface/profondeur, dedans/dehors, etc. De sorte que l'acupuncture ne saurait se pratiquer avec une seule aiguille : le travail consiste toujours à mettre en relation des réseaux internes du corps-propre avec son milieu de vie. Insérer une aiguille fine dans un point dédié de la surface corporelle est une action dont découle une inter-action produisant une réorganisation des réseaux de relation interne, un changement de régime du corps-propre. Le choix et le nombre d'aiguilles nécessaires s'appuient sur une méthode diagnostique rigoureuse qui prend non seulement en compte le moment évolutif qu'expriment les symptômes du corps-propre, mais aussi la souffrance du corps-vécu. Produire un changement de régime du corps-propre devrait produire un changement du corps-vécu, tel que le patient dit « je me sens mieux ». Si tel est le cas, alors cela signifie, modestement, que la souffrance vécue et l'atteinte corporelle étaient encore accessibles à l'aiguille fine. En effet, malgré les paroles de l'Empereur en ouverture du traité *Pivot Merveilleux* (Ling Shu), l'acupuncture n'a jamais eu vocation à supplanter les autres spécialités, notamment la chirurgie et la pharmacopée.

En revanche, ce traité qui lui est spécialement consacré développe largement des concepts de psychopathologie qui associent tempérament, complexion et affects. La psychopathologie chinoise antique est charnelle, puisqu'elle se montre par le rapport sang/souffles. Ce qui amène à s'interroger sur la manière dont le style de pensée chinois a empoigné ce qui reste notre principal poison : le problème corps-esprit. Comment, dans la pensée chinoise est envisagée la formation du corps, et comment s'incarne le corps-propre en une conscience, puis une conscience de soi ? En somme, comment est envisagé le processus d'individuation ?

Individuation et corps ternaire

Le corps de l'homme, fragile, car vertical, mais robuste, car capable de transformer son environnement, serait-il un simple organisme vivant, c'est-à-dire - pour reprendre les termes du vitaliste Blumenbach au XIXe siècle - un tout organisé par un principe vital d'auto-construction organique ? Comment envisager toutes les dimensions de l'homme sans se perdre dans des considérations spiritualistes ou bien dans des théories spéculant sur l'esprit comme propriété émergente de la matière organisée ?

En médecine encore plus que dans d'autres disciplines, le corps de l'homme est pluriel et exprime son mal-être par différents chemins qui se rejoignent dans l'unité présumée du sujet : « Le corps… Cette collectivité inouïe d'êtres vivants »[40] s'exclamait Nietzsche, pour qui le corps devait être le point

[40] Friedrich Nietzsche, *Fragments Posthumes XI*, 37 (4) automne 1884-automne 1885. Gallimard (Edition Colli & Montinari)

d'ancrage de toute recherche, s'interrogeant sur le « besoin des entrailles » et sur « l'estomac des affects » pour finalement asséner : « Derrière tes pensées et tes sentiments, mon frère, se tient un maître impérieux, un sage inconnu – il s'appelle soi. Il habite ton corps, il est ton corps. Il y a plus de raison dans ton corps que ta meilleure sagesse. »[41] Des entrailles, des affects, une collectivité d'êtres vivants : Nietzsche pose le problème de l'individuation en posant un soi à partir de la multitude.

Pour comprendre comment la pensée chinoise envisage le corps, il faut renverser la proposition occidentale et s'approprier l'énoncé de Lao Tseu : « le *tao* donne naissance à l'un, l'un au deux, le deux au trois ; du trois sont issus les dix mille êtres. »[42] Laissons de côté le terme *tao*, en posant qu'il symbolise ce qu'on ne peut connaître. Dix mille symbolisant la multitude, le deux représente le *yin-yang* qui produit les souffles (le trois), ou encore l'interne/externe dont émerge une interface. Le corps est l'interface, c'est-à-dire une mise en forme résultant de la rencontre entre des contraintes physiques (atmosphère, pesanteur, jours, saisons, années) et une organisation biologique dont l'historicité signe ce tissage permanent entre une extériorité physique et une intériorité biologique.[43] La dialogique physique/biologique et dedans/dehors de la pensée médico-philosophique chinoise est en relation avec les processus de transformations (*bian/hua*), la dynamique étant symbolisée par les souffles *qi*.

Vertical, le corps humain est la forme qui déploie le mieux les modalités de la rencontre entre les forces telluriques et les forces cosmiques ; poreux aux influences du milieu, le corps n'est pas seulement chair organisée, il devient chair rythmique, c'est-à-dire une forme changeante, fluide, plastique : la chair garde la forme, tout en produisant sa propre forme tout au long du déroulement du processus vital, dont le pouvoir organisateur provient du vide nécessaire à la circulation des souffles, du sang, des essences. Comment comprendre avec notre culture occidentale une chair fluide et plastique ? Pour nous aider à nous représenter le corps dans la pensée chinoise, l'historien des sciences Shigehisha Kuriyama[44] a mis en perspective deux images pour illustrer les styles de pensée occidentaux et asiatiques : face à une planche anatomique de Vésale (1514-1564) montrant un corps mort sculpté par sa musculature, il propose une planche illustrant les méridiens d'acupuncture (datée du XIVe siècle) montrant un corps flou dans ses contours, ventru, mais œil ouvert et cheveux coiffés. Autrement exprimé par le sinologue Romain Graziani :

---

[41] Friedrich Nietzsche, *Ainsi parlait Zarathoustra.* Des contempteurs du corps, p 48-49. Le livre de Poche (traduction Georges-Arthur Goldschmitt, 1972)

[42] Jean Levi, *Dao De Jing.* Lao Zi. Albin Michel, 2009, p 68

[43] Simondon G., *L'individuation psychique et collective.* Aubier, 1989, p 151

[44] Shigehisa Kuriyama, *The expressiveness of the body and the divergence of Greek and Chinese Medicine.* Zone Books, 2011

« Alors que nous imaginons le corps comme une réalité matérielle, pesante et inerte, la langue chinoise parle de forme *xing* et d'énergie *qi* pour désigner ce complexe visible et vivant de forces, facultés, réactions, capable notamment de réflexivité et de concentration grâce à l'organe central du cœur. »[45]

Pour exprimer les différentes modalités du corps, le chinois ancien emploie plusieurs expressions : *xing rou* est la corpulence (la forme de la chair) lorsqu'on regarde le corps sous l'angle des échanges et des mouvements ; le corps est *wu ti* lorsqu'on l'envisage dans sa structure et l'organisation fonctionnelle des souffles *qi ;* le corps enfin est *shen* si on désigne une personne relationnelle. Le corps est certes une anatomie fonctionnelle animée par des rythmes biologiques ; mais il est surtout une conscience qui advient avec la vie mise en forme : c'est *shen* (Su wen, 25 : « obtenir shen c'est accéder à la vie »), traduit selon les sinologues en « âme » ou « esprit » : « le *shen* ne peut être décrit qu'en inversant les propriétés du sensible : ce qui n'a pas de forme, pas de contact avec les sens, échappe à toute perception directe. » [46] En effet, la forme de vie, ouverte sur le monde par les sens, conditionne l'individuation, le soi ; or la chair est sensible c'est pourquoi « seul ce qui n'a pas de forme ignore la souffrance », nous dit le médecin Qibo (Su wen, 68).

Xing, ti, shen : trois termes expriment différentes modalités d'un corps individué, c'est-à-dire qui garderait une certaine stabilité au cœur des variations du processus vital. Qu'est-ce qui se maintient dans un corps, dont les contours mêmes expriment la porosité de la limite entre intérieur et extérieur ? Quelle est cette chair (*rou*) dont l'idéogramme chinois exprime les espaces libres permettant la mobilité des tendons et des aponévroses ? Et qu'est-ce qui fait de cette chair un corps-propre « qui n'est pas matière, n'est pas esprit, n'est pas substance »[47]? Comment se maintient l'individuation initiale du sujet dans l'animation changeante de sa chair sensible ? Voici comment le philosophe Tchouang Tseu l'exprimait : « C'est le moi (*shen*) qui est précieux : il ne disparaît pas avec les transformations qui affectent les formes extérieures ».[48] Mon corps se transforme, il devient vieux, ou amputé par un accident, mais ce que je suis reste caché (précieux) au plus profond de la formation de mon être, depuis la conception le *je* se compose avec mon milieu au sens large. Car le soi (je) se tapit dans l'entrelacement d'un environnement avec un corps multi-échelles : une chair sensible et mouvante (*xing rou)* s'ajuste à une organisation interne (*wu ti*), en fonction de l'individuation (*shen*) du corps-propre qui est informé par des changements dans le temps et l'espace, et qui en retour

[45] Graziani R., *Les corps dans le taoïsme ancien.* Les Belles Lettres, 2011, p 25

[46] Graziani R., « Quand l'esprit demeure tout seul ». *Revue Extrême-Orient, Extrême-Occident,* N° 29, 2007, p 11

[47] Merleau-Ponty M., *Le visible et l'invisible*. Gallimard/Tel, 1988, p 184

[48] Levi J., *Les Œuvres de Maître Tchouang.* Éditions de l'encyclopédie des Nuisances, 2006, Chapitre 21, p 173

s'individualise (se singularise) en réarrangeant ces changements et transformations en un corps-vécu.

Reformulé en termes occidentaux, nous avons à penser un corps ternaire : un corps physique rythmé par les jours et les saisons ; un corps biologique activant les cycles de changements et transformations (*metabolè*) ; enfin un corps sensible, affecté dans ses relations à soi, aux autres, au monde. Quelle est donc cette chair dont l'expression vitale dépasse les lois de l'organisation physico-biologique ? Qu'est-ce qui, dans l'organisation du corps-propre en chair sensible en fait un corps-vécu, un « soi-corps » conscient de ses sensations et de ses perceptions ? Comment s'opère l'engagement sensible dans les relations entre le « soi-corps », les autres et le monde ?

La mise en musique du corps individué

> DE LA PETITE AIGUILLE DE LA VIE. - La vie se compose de rares moments isolés d'une extrême importance et d'intervalles en nombre infini, dans lesquels c'est tout au plus si les ombres de ces moments planent autour de nous. L'amour, le printemps, toute belle mélodie, la montagne, la lune, la mer - tout ne parle qu'une fois entièrement au cœur : si même il arrive qu'ils prennent la parole tout à fait. Car beaucoup de gens n'ont pas même ces moments et sont eux-mêmes des intervalles et des pauses dans la symphonie de la vie réelle. F. Nietzsche.[49]

De l'interaction entre le Ciel et la Terre émergent les quatre orients, les saisons, les jours et les heures qui rythment la nature. Comme dans la Grèce antique, des catégories ont été créées afin de pouvoir ordonner la connaissance du monde : eau, bois, feu, métal sont les quatre catégories qui sont coordonnées par la terre au centre, dont le mouvement dépend du ciel. L'incarnation est une métamorphose qui résulte de la rencontre entre deux essences (les gamètes) qui produisent les souffles. On peut métaphoriquement traduire *jing* (les essences) en « principe vital », c'est-à-dire l'expression la plus subtile de la dynamique du vivant. Les souffles et *shen* se meuvent ensemble, dès les premiers battements du vivant : c'est pourquoi le cœur est le centre de l'homme. Pour le dire autrement, *shen* est ce par quoi se produit un régime d'individuation qui génère une individualité singulière, laquelle manifeste un agencement particulier, complexe et durable, dans son rapport au milieu.[50]

Ce qui distingue la formation du vivant de la formation d'une dune ou d'un cristal, c'est son caractère pulsatile : la chair bat au rythme du cœur, mais aussi au rythme des heures (infradien), des jours et des nuits (circadien) et des saisons.

---

[49] Friedrich Nietzsche, *Humain, trop humain.* Chapitre IX : l'homme avec lui-même. Traduction par Alexandre-Marie Desrousseaux, Société du Mercure de France, 1906 (Œuvres complètes de Frédéric Nietzsche, vol. 5, p. 417-476).

[50] Simondon G., *L'individuation à la lumière des notions de forme et d'information.* Million, 2005, p 27

La pulsation commence dans l'embryon dès les premières heures de la fécondation qui d'un amas informe de cellules (*morula*) s'organise peu à peu en une structure spatialisée comportant des cellules en périphérie, un amas cellulaire à l'intérieur libérant une cavité (blastocèle) : on retrouve le vide comme principe organisateur dans le temps et dans l'espace. Avec la nidation vers le 7e jour, les cellules périphériques s'accrochent à la muqueuse utérine tandis qu'au bord du blastocèle les cellules se structurent en un disque qui se différencie en trois feuillets. Ce disque commence à montrer une orientation cranio-caudale - une force plastique dirait Nietzsche[51] - puis une invagination (nœud de Hensen) qui lance l'organisation de l'embryon, permettant notamment l'enroulement du tube neural, l'ébauche des tubes cardiaques puis l'organogénèse entre la quatrième et la dixième semaine.

Traduite selon la pensée médicale chinoise, la formation de l'embryon est polarisée dans le temps et dans l'espace par des méridiens primordiaux (*Qi Jing Ba Mo,* les Merveilleux Vaisseaux), sortes de lignes vectorielles qui persistent tout au long de la vie, ayant une fonction de régulation entre le sang et les souffles distribués dans les méridiens principaux parcourant l'ensemble de la surface corporelle. *Qi Jing Ba Mo,* ces méridiens très profonds, premiers, correspondraient à la mémoire (phylogénique) de l'évolution vitale, de la naissance à la mort. Les modifications du rapport sang/souffles marqueront les grandes étapes de la vie, notamment génitale : de la naissance où les rythmes veille/sommeil se structurent petit à petit jusqu'au troisième mois, à la puberté, la maturité et la vieillesse (ménopause), les rythmes internes de l'évolution vitale seront entrainés par la régularité des rythmes du jour et des saisons, ponctuée par des périodes de dérégulation dans le rapport de puissance entre les souffles et le sang. Pour le dire en termes de biologie, les hormones sont sécrétées de façon pulsatile, et par effet de seuil, la puberté se déclenche (ou encore la ménopause à la fin de la maturité sexuelle) : il est assez difficile de pronostiquer le moment où vont se manifester les premiers signes d'une puberté, même si quelques indicateurs nous informent qu'il se passe quelque chose.[52]

Cette embryogenèse - dont on peut supposer la portée métaphorique déjà dans l'Antiquité - déploie le devenir de l'homme dans l'espace en lui donnant son axe vertical, qui sera le pivot de son unité supposée et à partir duquel se structurent haut/bas[53], devant/derrière et droite/gauche ; chacun des vaisseaux primordiaux qui organisent la vie embryonnaire porte aussi en lui une polarité de la vie qui va se déployer de la naissance à la mort. De sorte que, par le jeu de

---

[51] Friedrich Nietzsche, *Seconde Considération Inactuelle,* cité par Catherine Malabou, « Plasticité ». *Vocabulaire Européen des Philosophies.* Seuil/Le Robert. 2014

[52] Si la puberté est précoce (autour de 8 ans), comme cela arrive de plus en plus souvent, les endocrinologues peuvent être amenés à bloquer le processus pour permettre à l'enfant d'acquérir une taille adulte

[53] Parmi les 8 merveilleux vaisseaux, un seul est horizontal ce qui ordonne la verticalité de tous les autres méridiens

cycles de transformation, ce sont les saisons de la vie qui seraient déjà inscrites dans le devenir de l'homme. Toutefois, dès la naissance, le corps s'ouvre vers son milieu : non seulement dès le premier inspir, mais aussi par les organes des sens et les pores de la peau. Les vaisseaux profonds se sont "fractalisés" au moment de l'organogénèse, émettant leurs ramifications jusqu'à la surface cutanée. Dès lors, la forme corporelle devient une chair sensible totalement poreuse aux échanges par son organisation chrono-topologique, symbolisée par les points d'acupuncture. Les « méridiens » sont à considérer métaphoriquement comme les haubans qui assurent la cohérence de l'architecture corporelle. Néanmoins, les méridiens sont des haubans creux comme les tubes d'un orgue, ponctués ici et là d'ouvertures[54]: les souffles, qui circulent selon un arrangement particulier, tissent la mélodie d'une vie singulière, à nulle autre pareille, et pourtant réglée en fonction des rythmes de la nature qui font le commun des vivants ; c'est la petite voix de chaque être individuel qui joue sa partition au sein de la philharmonie de la vie sur terre.

Mais si un vent mauvais, réputé porter les souffles viciés (les « miasmes ») s'insinue ici ou là, il menace l'équilibre dynamique de l'architecture corporelle, car il dérègle les souffles internes : l'usage de l'aiguille consiste alors à rétablir la libre circulation des souffles perturbés ou bloqués par ce vent mauvais. La tête et le cou chez l'homme sont particulièrement vulnérables à ces vents mauvais, celles et ceux qui souffrent de sinusite le savent : une sinusite infectieuse brutale avec fièvre nécessitera la prise d'antibiotiques ; en revanche, dans certains cas plus légers, le travail de l'aiguille peut éviter ce traitement en débloquant les mucosités accumulées, et ce sont les défenses propres du corps qui finiront le travail de rétablissement des flux physiologiques en transformant (*hua*) des mucosités épaisses en mucosités fluides. De tels épisodes répétés chez une même personne, interpellent le médecin, non pas seulement sur la fragilité de ses défenses locales, mais aussi sur d'autres facteurs internes qui entretiendraient sa vulnérabilité aux vents externes.

Le corps rythmique, pulsé par l'alternance jour/nuit ou saisonnier, adapte le temps de sommeil aux périodes concernées : pour s'ajuster aux saisons, il faudrait dormir plus longtemps l'hiver que l'été, en conséquence, se reposer l'été et s'activer l'hiver serait considéré comme un comportement non conforme, et un excès de fatigue peut causer des maladies internes. Le corps biologique, entrainé par le corps rythmique, ajuste son alimentation et ses activités selon les besoins : les troubles alimentaires ou les excès sexuels sont encore des causes de maladie interne.

Si la médecine chinoise se distingue par sa science « chronobiologique », les textes antiques de médecine chinoise - et très singulièrement le *Pivot Merveilleux* entièrement dédié à l'acupuncture - proposent aussi une véritable modélisation des affects, qui offre à la pensée contemporaine un chemin (parmi d'autres) pour

---

[54]Pour l'orgue on parle de bouche ou d'anche

envisager le problème corps-esprit selon une perspective inclusive. Quel horizon se dessine en empruntant ce chemin ? Posons que, dès l'Antiquité, le corps chinois fut considéré comme un « système ouvert », c'est-à-dire un corps relationnel dont l'intériorité serait déclinée en un soi multi-échelle, dont le chef d'orchestre dirigerait la symphonie corporelle à partir de sa présence-absence dans le vide du cœur.

Le corps affectif

La chair plastique est tension (*tónos)* entre forces opposées et complémentaires qui mettent en musique la tonalité (*tónos*) particulière d'un corps organisé « en une structure sociale composée de nombreuses âmes ».[55] Gilbert Simondon a reformulé cette proposition nietzschéenne, considérant que « chaque schème psychique correspond à une spécialisation somatique », de sorte que « chaque individuation retentit dans le vivant en le dédoublant partiellement, de manière à produire un couple formé d'un schème psychique et d'une spécialisation somatique. »[56]

Comment dialoguent ces petites âmes corporelles, quelles sont leurs relations, selon quelles modalités et selon quels rapports avec les instincts (ou besoins) du corps biologique ou encore avec les pulsions du corps rythmique ? Quel serait le chef d'orchestre de cette symphonie corporelle des souffles, c'est-à-dire ce qui donne une cohérence interne à la résonance entre souffles et sang ? La philosophie chinoise a choisi le cœur *(xin*) du fait de ses cavités vides (*xin* est le seul caractère désignant un organe du corps qui ne comporte pas le radical de la chair), ce qui permet une mise en phase et une harmonisation[57] des structures internes du corps avec le monde. Le cœur est le chef suprême (*dazhu*) des organes pleins et des entrailles creuses : indissociable des souffles *qi* et du soi *shen*, le cœur situé au centre de la poitrine de l'homme est aussi au carrefour des souffles du ciel et de la terre, de sorte que, grâce au vide de ses cavités, la vibration[58] des souffles circulants *qi* permet une solution de continuité macro-microcosmique par résonance (*ganying*, stimuler et répondre à la stimulation). Si le *shen* du cœur traduit ce qui fait une personne singulière, il orchestre l'ensemble des organes : « cette société de petites âmes » décline le soi en différentes échelles et en autant d'aspects dynamiques du soi individuel.

---

[55] Friedrich Nietzsche, *Par-delà bien et mal*, 19. Si le philosophe emploie le terme d'âme, c'est qu'il a son idée de ce que les sciences ont cherché à évacuer avec cette sémantique : « le nouveau psychologue, en mettant un terme à la superstition qui a jusqu'à présent proliféré autour de l'idée d'âme avec une luxuriance quasi tropicale, s'est certes comme engagé lui-même dans un nouveau désert et une nouvelle méfiance – il est bien possible que les anciens psychologues aient connu une situation plus commode et plus amusante - : mais il sait en fin de compte que, ce faisant, il se condamne à inventer – et qui sait ? peut-être à découvrir -»

[56] Simondon G., *Individuation à la lumière des notions de forme et d'information.* Éditions Million, 2005, p 134

[57] Les harmonies (du grec *armozo*, ajustement) sont des rapports de fréquences sonores

[58] Anne Cheng, *Histoire de la pensée chinoise*, déjà cité, p 299

La physiologie chinoise décline cinq aspects de *shen*[59] : pour rester dans la métaphore musicale qui sied bien à cette partie de la médecine chinoise, chaque aspect de la personne *shen* résonne selon certaines tonalités, c'est-à-dire dans un certain rapport sang/souffles dans les organes, chaque tonalité s'harmonisant pour produire la consonance qui sera la « signature » singulière d'une personne. Ces organes (cœur, foie, rein, rate, poumon) sont considérés comme recélant chacun un « trésor » puisqu'ils abritent ces petites âmes, ces aspects particuliers du soi. Voici comment l'exprime un texte médical, certains termes étant impossibles à traduire :

> « Le foie thésaurise le sang et le sang abrite le *hun*, le poumon thésaurise le souffle et le souffle abrite le *po*, la rate thésaurise les souffles nourriciers et les souffles nourriciers abritent le *yi*, le cœur thésaurise les vaisseaux et les vaisseaux abritent le *shen*, le rein thésaurise les essences (*jing*) et les essences abritent le *zhi*. » (Ling shu, 8)

Qu'est-ce à dire ? Chacun des cinq organes cités a la charge d'une certaine déclinaison du principe vital, une variation du soi : dans le foie se tapit une petite âme (*hun*) qui exprime un rapport où le sang est plus puissant que les souffles, quand la petite âme dans le poumon (*po*) exprime un rapport où les souffles sont plus puissants que le sang. Du rapport sang/souffle au rapport Ciel/Terre, les petites âmes du foie et du poumon ajustent les échanges subtils entre l'homme et le macrocosme. Par exemple, si dans l'homme le sang fait défaut (dans ses rapports aux souffles), le *hun* du foie s'agite et l'imagination déborde d'idées de plus en plus éloignées du réel ; mais si dans l'homme les souffles s'affaissent, le *po* du poumon n'est plus capable de retenir la vie, qui s'échappe en sueurs profuses. Dans la physiologie chinoise, la rate[60] au centre de l'homme métabolise l'énergie issue des aliments en souffles et sang, ce qui permet au corps de perpétuer sa forme en se transformant. La forme ici s'entend aussi bien comme corpulence *xing* que comme forme de pensée : c'est pourquoi au centre se trouve une petite âme *yi,* qui traduit nos états d'âme (*yi qi*), soit une tonalité particulière du soi, plus tenace qu'une émotion, mais pouvant varier avec les pensées. Le rein constitue pour la physiologie chinoise la racine de l'homme, puisqu'il est le lieu de recel du principe vital, nommé essences (*jing*) : ici se trouve la mémoire de la lignée parentale, ainsi que le « mandat de vie », c'est-à-dire la longévité qui caractérise chaque corps-propre. Le *zhi* des reins est ce qui permet de tenir fermement l'orientation d'un projet vital en écartant les désirs et passions excessives qui égarent en chemin. Le *zhi* des reins est la racine à partir de laquelle va se déployer la vie relationnelle : c'est une mise en tension des souffles (*zhi qi*) avec un vouloir-vivre lié à la disposition intérieure *(zhi yi*) qui canalise les pensées et les émotions afin de garder son axe et sa cohérence

---

[59] Ben shen : hun (foie), po (poumon), yi (rate), zhi (rein) et bien sûr shen (cœur)

[60] Cette dénomination est une commodité de langage pour rendre accessible à tous ce qu'un idéogramme exprime sous de multiples facettes.

interne : la cohérence interne reflète enfin la relation intime entre le vouloir-vivre des reins et la connaissance du cœur (*shen zhi*).

Autrement dit : le soi est diffracté en cinq modalités ou pulsions vitales qui expriment les variations du rapport sang/souffle, soit métaphoriquement un rapport de fréquences (comme dans les harmonies musicales) et ceci dès l'embryogenèse. Après la naissance, ce corps devient chair sensible lorsqu'il entre en relation avec son milieu ; dès lors, le soi diffracté reflète sa relation au monde par l'expression des émotions fondamentales, *qing* : « l'homme a cinq organes et, par transformation (*hua*), cinq souffles qui produisent joie, colère, tristesse, souci et peur. » (Su wen, 5) Ces émotions « organiques » sont consonantes lorsqu'elles expriment la résonance interne des différents aspects du soi en relation avec le monde vécu. Ce spectre émotionnel spontané ajuste la pulsion vitale en fonction du milieu. La cohérence interne de « cette collectivité de petites âmes » est une mise en tension entre le « mandat de vie » déposé initialement dans les reins et le cœur, chef d'orchestre qui possède la clarté de l'intelligence. La mise en tension entre rein et cœur ajuste pulsions et besoins selon le régime de vie interne, c'est-à-dire selon l'arrangement singulier du soi multi-échelle qui fluctue avec les variations du milieu. Cette tension entre la capacité de continence de *zhi* (rein) et la clarté du cœur (*xin*) ne peut s'accomplir que grâce au vide, qui reste le principe organisateur premier, par lequel le tempo saisonnier se combine à la petite musique qui définit chaque personne (*shen*).

Étant entendu que, dans la pensée médicale chinoise, la santé n'est pas acquise, mais un souverain bien à atteindre, cette description idéalisée est une tentative de modélisation de ce qu'on ne peut saisir par la raison, une volonté impérieuse de mettre de l'ordre dans le chaos des passions. Au fond, si l'on s'arrêtait à ce stade, ce modèle des pulsions et des émotions pourrait s'appliquer aussi bien à tous mammifères. Mais l'homme possède une réflexivité qui le porte à penser ses propres états affectifs[61] : « la colère (et tous les affects) est d'abord un état du corps qui est interprété »,[62] écrivait le psychologue Nietzsche. Il avait distingué ce qui ressort des pulsions ou instincts, de ce qui ressort des affects. D'une part, « le mot "instinct" est une facilité (ignorance) qu'on se donne, que l'on emploie partout où les effets régulièrement observés sur les organismes n'ont pas encore été ramenés à leurs lois physiques et mécaniques »[63] ; d'autre part : « les affects sont une construction de l'intelligence, l'invention de causes qui n'existent pas. Tous les sentiments généraux du corps que nous ne comprenons pas sont interprétés par l'intelligence. »[64] En effet, ce que nous nommons instincts ou pulsions reflète sans doute notre ignorance du fonctionnement du corps, et la pensée chinoise s'est accommodée de cette ignorance en proposant un modèle multi-échelle du soi, tel que pulsions

[61] Friedrich Nietzsche, *Fragments Posthumes*, IX, 24 (20)
[62] Friedrich Nietzsche, *Fragments Posthumes*, IX, 9 (44)
[63] Friedrich Nietzsche, *Ecce Homo* 1,23
[64]Friedrich Nietzsche, *Fragments Posthumes*, IX, 24 (20)

et émotions fondamentales (affects) ne seraient que le reflet d'un ordonnancement répondant à la nécessité impériale d'une rassurante régularité. C'est pourquoi, selon le médecin/philosophe de la Chine impériale, il était entendu que la conscience (*shenming*) devait servir la connaissance de soi, afin que les émotions restent ajustées au moment et ne débordent pas en passions (*pathè*), car ces dernières sont source de maladies organiques : « la colère violente blesse le *yin*, la joie trop vive blesse le *yang* » (Su wen, 5). Les passions altèrent le corps qui habituellement produit les émotions et affects réguliers (*zheng*), ce qui l'expose à l'envahissement par les souffles viciés (*xie*). Le vide du cœur est ce qui devrait garantir la perception subtile d'une situation et déployer l'intelligence afin d'ajuster les affects au contexte.

Si le cœur est le centre et le sommet du soi, que fait le cerveau ? Contrairement à notre culture médicale occidentale, il n'est pas l'organe qui commanderait le reste de l'organisme.[65] Une fois encore, la proposition occidentale est renversée : le cerveau (*nao*) est considéré comme un lieu de stockage d'une substance précieuse et fluide, qui représente la quintessence des souffles et des liquides (*jing ye*) métabolisés par l'ensemble de l'organisme ; le cerveau situé au plus près du ciel, récapitule toutes les fonctions corporelles qui permettent à l'homme de se mouvoir entre ciel et terre. Certes, grâce aux ouvertures dans la tête, les organes sensoriels alimentent l'intelligence ; mais le cœur est celui qui fait la synthèse des perceptions sensorielles en les articulant avec les perceptions internes : pulsions, émotions et sensations. De sorte qu'on retrouve, sous un certain aspect métaphorique, ce que nous disent les neurosciences aujourd'hui : du ventre en passant par le cœur remontent vers le cerveau 80 % des informations véhiculées par le système nerveux autonome (non conscient) pour seulement 20 % d'informations descendantes. Ces 20% assurent la mise en rythme de la vie par l'alternance jour/nuit[66], et sont parfois suffisants pour que les cognitions (biais, obsessions, angoisses) puissent modifier le cours spontané de la vie des organes. Dans la physiologie chinoise, si le cerveau n'est rattaché à aucune fonction neurologique[67], il présente une continuité avec les moelles (épinière et osseuse), le rein, les surrénales et les gonades[68], ce qui, en termes de biologie contemporaine, se définit par ce que l'on nomme l'axe hypothalamo-hypophysaire gonadique et surrénalien. Cet axe est majeur pour les communications rythmiques et pulsatiles entre le cerveau et les glandes endocrines qui produisent les hormones. Ces productions

---

[65] L'hégémonique selon Alcméon de Crotone : l'Hégémon correspond à l'Empereur dans l'antiquité chinoise. Il est assimilé au cerveau en Grèce, au cœur en Chine.

[66] Je simplifie, la chronobiologie actuelle trouve des petites horloges dans tous les systèmes cellulaires.

[67] Obringer F., « L'affaire du cerveau. Quelques remarques sur le rôle de l'encéphale dans la médecine chinoise ». *Études Chinoises,* vol XXV, 2006

[68] C'est amusant de relever qu'Alcméon de Crotone considérait lui aussi que « la semence est une partie du cerveau ». Aetius, *Opinions*, V

rythmiques informent en retour l'hypophyse qui ajuste ses pulsations aux besoins organiques : c'est le principe des circuits de rétroaction qu'on a appelé homéostasie.

Comment la médecine chinoise envisage-t-elle l'homéostasie émotionnelle ? En fait, la physiologie émotionnelle est identique à la physiologie organique : deux lois régulent les cinq paires d'organes, lois d'engendrement et de contrôle, qui sont simultanées. Lorsque tout coule sans entrave, la colère (bois) dynamise jusqu'à produire la joie (feu), laquelle permet d'agir en vue de surmonter les soucis (terre) ; d'ailleurs la joie naturelle (feu) favorise la réflexion (terre) et atténue la tristesse (métal) ; *a contrario,* la réflexion peut engendrer de la tristesse (métal), mais, ce faisant, elle atténue la peur (eau) ; la peur (eau) éteint la joie (feu) et se transforme en colère (bois). Cette homéostasie est toute théorique, puisqu'elle signifierait que la personne est non seulement en phase avec elle-même (les phases somatopsychiques sont équilibrées en fonction de l'alimentation et de l'activité par les régulations organiques), en phase avec le monde (variations saisonnières), mais aussi avec les autres dans les relations interpersonnelles.

L'intérêt de ces textes - à l'instar de ceux de Nietzsche - se situe dans le fait qu'ils insistent sur ce qui ressort du naturel spontané dans les affects ; de même, on y trouve une approche de la dimension somatique des passions. Elles obstruent (au sens propre) la vision du monde et des autres, se coagulent à l'interne en souffles viciés qui obscurcissent la clarté de l'intelligence (*shenming*). Les passions humaines sont largement étudiées dans les textes médicaux chinois : comment sont-elles comprises ?

Le corps relationnel affecté

« Appréhension et anxiété, soucis et préoccupations portent atteinte à l'esprit. Lorsque l'esprit est atteint, sous l'effet de la peur et de la crainte, cela coule et déborde sans s'arrêter. D'oppression et de peine, les souffles se ferment et se bloquent ; de colère qui enfle, on se trouble et on s'égare, partant plus rien n'est contrôlé ; de trop d'allégresse, l'esprit s'effarouche et se disperse, partant, on ne garde rien » (Ling shu, 8)

Ceci n'est pas un traité de psychologie, mais un texte médical qui lie ensemble les passions et leurs effets somatiques. Les désirs et les soucis sont souvent évoqués comme causes de maladie : « L'essence et les esprits n'avancent plus, les sentiments et intentions ne sont plus en ordre, la maladie est incurable : c'est parce que les désirs sont insatiables et des soucis incessants gaspillent l'essence, alors il s'ensuit la déroute des esprits. » (Su wen,14) Ce serait simple si l'on devait s'en tenir à cette orientation ; il n'en est rien, puisqu'en miroir le dérèglement d'un organe peut produire des états passionnels : « Dépassement du bois : diarrhées, inappétence, pesanteur du corps. Au pire : obnubilation, colère, vertiges » (Su wen, 69)

Il faudrait être un ermite retiré du monde dans les « montagnes célestes » pour ne pas souffrir de troubles émotionnels : la vie quotidienne est ponctuée d'évènements plus ou moins lourds, plus ou moins bien reçus à l'interne selon l'humeur du moment ; embouteillages automobiles, retards délétères pour une activité, intempéries pour les agriculteurs, conflits relationnels dans le cadre professionnel, soucis avec les enfants, maladie d'un proche, deuils et séparations, sont autant de motifs de dérégulation interne. Dans un monde saturé d'informations, attentats, guerres, migrations, pauvreté ou encore dérèglements climatiques, préoccupent et viennent percuter les valeurs personnelles.

L'intensité et la durée des évènements rencontrent l'intensité et la durée d'un épisode émotionnel, de sorte qu'on pourra relever deux niveaux de dérégulation. Au stade physiopathologique, qu'on appelle en médecine chinoise le cycle de renforcement, la colère entraine la divagation de l'esprit, l'exaltation extrême peut provoquer des troubles du contact avec la réalité, l'excès de souci masque le chagrin, l'excès de chagrin efface la peur (celle qui permet la survie), l'excès de peur bloque toute colère légitime. Au stade tout à fait pathologique, qu'on appelle le cycle inversé, les soucis répriment la colère, la colère masque le chagrin, la peur altère le raisonnement.

Selon un tel mode descriptif, les choses ont l'air particulièrement compliquées, et c'est l'art de l'acupuncteur que de savoir trouver comment les affects s'entremêlent et provoquent des symptômes somatiques (et vice-versa), c'est-à-dire qu'il s'agit de chercher à déceler dans quel cycle pathologique se situe le trouble. La méthode consiste à s'appuyer sur les lois et mécanismes qui guident le diagnostic, tel que décrit précédemment. Mais cette fois, il faudra y ajouter la narration du patient et la comparer aux pulsations internes de son corps-propre. En effet, l'acupuncteur se doit d'interroger son patient et ne pas se contenter de prendre les pouls :

> « Dans toute consultation, il faut s'enquérir de l'alimentation et de la résidence. Les bonheurs qui s'achèvent en misère affectent les essences et les souffles. Quand ceux-ci sont anéantis, la forme corporelle est ruinée » (Su wen, 77)

Pour un praticien entrainé néanmoins, les pouls révèlent souvent ce que les mots ne peuvent exprimer. L'écoute des pouls dévoile les dissonances émotionnelles plus chroniques et profondes. Les passions sont la maladie (*pathè*) des émotions fondamentales lorsque, ne trouvant pas un chemin d'expression, elles se coagulent : orgueil (étouffement de la peur), frustration (étouffement de la colère), résignation (étouffement du souci). Les sentiments complexes peuvent aussi refléter l'évolution d'une personne selon son histoire et son terrain : honte, ennui, rancune, sentiment de trahison ou d'abandon signent ce qui s'est noué avec le temps dans les mémoires corporelles, y compris traumatiques. Tenant compte aussi bien de la narration de vie que des évènements de santé, l'acupuncteur doit faire émerger un chemin pour remobiliser ce qui s'est immobilisé depuis des années : ici précisément se situe la puissance effectrice de l'acupuncture. La conduite du traitement demande de la délicatesse, car il faut hiérarchiser les étapes : cela peut nécessiter dans un premier temps de remettre de l'ordre dans l'alimentation en fonction des signes et symptômes et des besoins que la complexion d'une personne laisse deviner, puis dans un deuxième temps effectuer le travail de l'aiguille en s'appuyant sur la régulation métabolique afin de relancer une dynamique émotionnelle en panne. D'autres fois, il faudra aller à la racine de ce qui étouffe en soi : le travail de l'aiguille peut être d'un grand secours dans les suites d'un choc émotionnel, une frustration durable, un chagrin que dissimule une grande nervosité, car le travail corporel redonne du mouvement aux émotions fondamentales, lesquelles éclairent la pensée en redonnant toute sa place à l'expression verbale des affects dans le contexte des évènements déclencheurs. Si une psychothérapie est engagée, elle s'en trouvera facilitée.

La pensée médicale chinoise offre des chemins intéressants pour approcher la complexité du vivant, en postulant que celle-ci se situerait à l'interface entre la physique et la biologie. La médecine chinoise propose deux façons d'envisager cette interface. L'avers/revers (*biao li*) exprimerait métaphoriquement un vêtement et sa doublure : l'avers (*biao*) serait alors ce qui est observable chez l'homme, son expression faciale et les sentiments qu'elle montre, son apparence corporelle, son comportement ; le revers (*li*) serait le for intérieur, totalement caché au regard, mais dont l'organisation intime se reflète à l'avers. *Nei/wai* exprime plus particulièrement le rapport interne/externe en pathologie : il s'agit de distinguer les maladies d'origine externe (froid, vent, chaleur, humidité, blessures, épidémies) dans leur rapport à l'état interne (défenses notamment) qui peut être altéré par la fatigue (ou l'épuisement) et les troubles affectifs durables. Ces deux façons d'exprimer l'interface physico-biologique sont à mettre en perspective avec les expressions qui notifient les processus de changement (*bian hua*) pour tenter une approche de la dynamique du vivant dans ses aspects complexes, mêlant la biologie, la physique et la psychologie ; autrement dit, une chair organisée pour surmonter les variations survenant entre l'interne et l'externe, entre soi et le monde. Le corps est ainsi envisagé comme un tissage de relations selon différentes modalités qui permettraient sa robustesse, non pas figée de la naissance à la mort, mais plastique et fluide dans l'espace et dans le temps : la dialogique du vivant se situe précisément dans le devenir de ce couple robustesse/précarité, mais comment formaliser cette dynamique étrange ?

4) Une modélisation comme proposition heuristique

« Ô malheur ! Il vient le temps où l'homme ne projette plus la flèche de son désir par-dessus l'homme et où la corde de son arc a désappris à vibrer. Je vous le dis : il faut encore porter du chaos en soi pour pouvoir donner naissance à une étoile dansante. »[69]

Chaos est une faille, la béance primordiale dans la mythologie grecque aussi bien que chinoise durant la Haute Antiquité. Le chaos est associé au désordre, et ces civilisations ont eu pour projet (sous des modalités différentes) de ne pas laisser le désordre s'installer entre les hommes. Pourtant, ce désordre, en tant que béance, semble nécessaire - voire indispensable si l'on prend connaissance de certains résultats en biologie - pour que des changements dans le processus vital se produisent en vue d'ajuster son régime aux conditions internes et externes et se poursuivent alors selon de nouvelles normes. Autrement dit, selon les termes d'Ilya Prigogine :

« Les chemins de la nature ne peuvent être prévus avec certitude, la part d'accident est irréductible : la nature bifurquante est celle où de petites différences, des fluctuations insignifiantes, peuvent, si elles se produisent dans des circonstances opportunes, envahir tout le système, engendrer un régime de fonctionnement nouveau. »[70]

Bifurcation, petites différences, fluctuations, moment opportun, nouveau régime de vie en incertitude : en une phrase, le prix Nobel de chimie ayant conceptualisé les structures dissipatives nous donne la direction vers laquelle porter la problématisation. Plus tard, lors d'une conférence en 1982, il affirmait :

« La science chinoise, avec sa vision complexe de l'harmonie spontanée des différentes composantes du monde, pourra mieux que nous peut-être commenter les phénomènes d'autostructuration qu'il devient possible de décrire. »[71]

C'est précisément le paradoxe entre l'aspiration totalisante à une pure régularité, et l'analyse fine des processus de changement dans la philosophie médicale chinoise, qui ont éveillé mon intérêt pour les sciences des systèmes non-linéaires[72]. Ce paradoxe porte en lui un potentiel pour la recherche contemporaine sur les effets de l'acupuncture. Afin d'approcher cette piste, je

---

[69] Friedrich Nietzsche, *Ainsi Parlait Zarathoustra*. Le Livre de Poche. Prologue 5, p 26

[70] Ilya Prigogine, *From Being to Becoming: Time and Complexity in the Physical Sciences*. San Francisco, W. H. Freeman & Co, 1980

[71] Ilya Prigogine, « La lecture du complexe », *Le Genre humain* 1983/1 (N° 7-8), p. 221-233.

[72] Angelier E., *Les sciences de la complexité et le vivant*. Lavoisier, 2008
- Goldbeter A., *La vie oscillatoire, au cœur des rythmes du vivant*. Odile Jacob, 2010
- Atlan H., *Le vivant post-génomique ou qu'est-ce que l'auto-organisation ?* Odile Jacob, 2011
- Glade N, Stéphanou A., *Le vivant critique et chaotique*. Éditions Matériologiques, 2015

présente ci-après de façon très succincte les concepts que les sciences des systèmes non-linéaires nous offrent en biologie.

Le chaos nous parle d'un désordre qui s'accroche aux aléas des rythmes du vivant dans son milieu. La chair est plastique : elle fait mourir certaines parties[73] pour que le processus vital puisse se déployer grâce au renouvellement cellulaire, lequel varie dans sa périodicité selon les tissus. À ces périodicités différentes s'en ajoutent d'autres, que ce soit au niveau cellulaire, glandulaire ou organismique, de sorte qu'on peut parler de polyrythmie du vivant où seule l'organisation est pérenne. Ce qu'a formalisé Ilya Prigogine sous le terme de structure dissipative se traduit dans le vivant par des états à la fois stationnaires et instables (loin de l'équilibre thermodynamique), c'est-à-dire des phénomènes qui dépendent du flux d'énergie provenant de l'environnement et qui introduisent des comportements oscillants dans l'organisation biologique : les structures dissipatives sont des comportements d'auto-organisation dans le temps lorsque l'organisme dissipe l'énergie qu'il reçoit de son environnement. Ces comportements ne sont pas linéaires, c'est-à-dire qu'il existe des phénomènes d'amplification au cours des interactions biochimiques, de sorte que le résultat de ces interactions s'écarte de la simple proportionnalité : les boucles enzymatiques présentent des oscillations qui peuvent conduire à un changement d'état de la réaction enzymatique, provoquant une réorganisation de l'ensemble d'un sous-système, et entrainer d'autres sous-systèmes biochimiques. Pour prendre un autre exemple que chacun peut comprendre, l'ADN n'est plus considéré comme une structure fixée sur plusieurs générations, il représente un répertoire de possibilités ou de contraintes qui peuvent être modulées selon les données environnementales : c'est ce que l'on nomme l'épigenèse.[74]

Les rythmes biologiques tels que chacun les ressent (jour/nuit, saisons de la vie) sont précisément des structures dissipatives qui obéissent aux lois des dynamiques non-linéaires : ce sont des oscillateurs qui interagissent les uns avec les autres, au sein de boucles biologiques dont la robustesse tient à leur redondance. L'homéostasie telle qu'on l'entend, s'appuie sur une multitude de sous-systèmes biologiques qui assurent une stabilité relative à l'ensemble du système. Les rythmes biologiques introduisent la dynamique entre stabilité nécessaire et variabilité en fonction de l'environnement, et permettent à l'organisme de se coordonner à son milieu : frissonner quand on a froid, transpirer quand on a chaud sont des régulations physiologiques nécessaires ; de même concernant la faim ou la soif. Il n'y a pas de régularité métronomique dans ces fonctions, néanmoins pour la faim on retrouve quelques points de

[73] C'est l'apoptose, ou mort cellulaire programmée, un phénomène dynamique ajusté à la prolifération cellulaire. L'apoptose joue un rôle majeur dans la morphogénèse de l'embryon.

[74] Ce sont des informations supplémentaires qui reflètent un changement dans l'activité des gènes sans que la séquence ADN soit modifiée, mais qui est transmise lors des divisions cellulaires. L'épigénèse serait réversible.

repère superposables aux rythmes veille/sommeil. Avec le vieillissement, la dynamique stabilité/variété devient plus précaire[75], on note que certaines boucles enzymatiques perdent leur régulation par rétroaction, au profit de phénomènes d'amplification qui marquent le découplage progressif de certaines fonctions biologiques. Il existe d'autres situations non liées au vieillissement qui peuvent déclencher une fluctuation amplificatrice telle, qu'elle ne peut pas être intégrée par le système régulateur : alors ce dernier présente une dimension critique, c'est-à-dire qu'il ne peut pas amortir les oscillations (ne peut pas moduler l'amplitude des oscillations). La dimension critique du vivant se caractérise par un point de bifurcation, c'est-à-dire une discontinuité qui conduit à un changement d'état. Par exemple, nos défenses immunitaires sont organisées pour que la tolérance se déroule sur un mode continu : la rupture de tolérance, qui peut notamment conduire à une maladie auto-immune, se produit lorsqu'un évènement soudain et intense intervient sur une lignée lymphocytaire présentant un « trou » dans sa régulation, une zone d'incertitude qui oblige le système à bifurquer.[76] Ce point de bifurcation modifie par amplification la régulation de l'auto-immunité normale jusqu'à un stade où la maladie se manifeste : cette dynamique est non-linéaire , au sens où les effets sont non proportionnels aux conditions initiales dont ils dépendent fortement, mais qui sont imprédictibles dans leur évolution temporelle. S'agissant d'une maladie auto-immune, il est impossible de prédire quand et avec quelle intensité pourront se manifester les poussées inflammatoires.

Ce type de dynamique est dite chaotique à la suite d'une bifurcation qui conduit à un changement d'état ou de régime, ou bien encore une nouvelle norme interne, qui ici est clairement pathologique. En revanche, on trouve dans l'organisme des dynamiques chaotiques physiologiques, c'est-à-dire qu'elles offrent une plus grande souplesse face aux variations de l'environnement : par exemple le rythme cardiaque présente des moments non-linéaires, de même que les ondes cérébrales.

Que la bifurcation amène à un nouveau régime - pathologique ou physiologique - on retrouve les deux types de changement tels que décrits dans la pensée chinoise : *bian* serait alors le point de bifurcation qui transforme l'allure du système biologique ; puis des variations lentes, pas à pas (changement *hua*) amènent progressivement le système près d'un point critique, lequel se manifeste par une nouvelle bifurcation, etc. Au fond, *bian/hua* pourrait-il être une autre façon de formuler les effets de seuil et de gradient, et si oui, comment cela pourrait être pertinent en médecine ? Les propositions de la pensée médicale chinoise peuvent-elles nous aider à nous approprier - au-delà des données minutieuses produites par la biologie moléculaire - une biologie qui

[75] Les oscillations sont de moins en moins prononcées et présentent de plus en plus de régularité
[76] C'est la théorie de la discontinuité antigénique défendue par Thomas Pradeu, *Les limites du soi. Immunologie et identité biologique*. Presses de l'Université de Montréal. Vrin, 2017

intègre les théories physiques et propulse le « vivant discret et continu »[77] en un « vivant critique et chaotique »[78] ? Comment intégrer ces régimes métastables (où la métastabilité représenterait l'interface entre ordre et désordre) et ces brisures de continuité dans la pensée médicale, si ce n'est par une approche analogique et nécessairement métaphorique ?

J'ai insisté sur le fait que toute la philosophie chinoise a fait du vide le principe organisateur. Se pourrait-il que le concept de vide dans la pensée chinoise exprime la discontinuité chaotique, quand le plein exprimerait la continuité linéaire ? Nous avons vu que le vide anime le plein, le vide est la condition de possibilité de la mise en forme d'un corps vivant, pulsatile et sensible à son milieu. Le *Yi Jing*, texte fondateur du style de pensée chinois, présente la variation des choses par l'arrangement de traits continus (plein/*yin*) et de traits discontinus (vide/*yang*). Certes, comparaison n'est pas raison : Leibniz[79] aurait eu l'idée du système arithmétique binaire en consultant les traits des hexagrammes du Yi Jing, ouvrant la voie au codage 1-0. Or, le zéro ne fit son apparition que tardivement dans la numération chinoise, étant initialement représenté par un vide entre deux chiffres, puis progressivement par un petit cercle vide. En revanche, dans les algorithmes, le zéro a autant de valeur que le un, de sorte qu'il n'y a aucun « trou » dans le codage des bits, y compris pour les entiers négatifs. Les algorithmes qui envahissent nos vies pourraient obstruer le vide nécessaire à l'espace de nos changements, bifurcations et imperfections adaptatives. Car le vivant oscille rythmiquement dans sa chair sensible, et ces oscillations orientent le corps-propre dans son « monde vécu », lui-même évoluant au gré du corps-vécu, y compris dans ses interactions avec les objets techniques. Que se passe-t-il lorsque la vie est canalisée sur un mode algorithmique continu[80] ? Si la vie se fige en métastabilité oscillante, c'est-à-dire en une répétition du même sous l'effet d'une contrainte forte, viendra un instant où elle cherchera une issue vers le chaos porteur de nouveaux possibles ; de la catastrophe (au sens de René Thom, une autre façon d'expliquer la bifurcation) inéluctable à plus ou moins long terme émergeront deux chemins possibles, mais imprédictibles : la “folie” ou « une étoile dansante » - disons un nouveau régime de vie.

---

[77] Glade N, Stéphanou A., *Le vivant discret et continu. Modes de représentations en biologie théorique*. Éditions Matériologiques, 2013

[78] Glade N, Stéphanou A., *Le vivant critique et chaotique*. Éditions Matériologiques, 2015

[79] Échanges épistolaires avec le père jésuite Bouvet entre 1697 et 1703. Publication en 1716 de son *Discours sur la théologie naturelle des Chinois »*. Robinet Isabelle. « G. W. Leibniz. Discours sur la théologie naturelle des Chinois, plus quelques écrits sur la question religieuse de la Chine. Présentés, traduits et annotés par C. Frémont ». *Revue de l'histoire des religions*, tome 209, n°2, 1992. pp. 192-194.

[80] Considérons métaphoriquement que ces objets techniques sont des attracteurs (ensemble limite) non chaotiques, c'est-à-dire non sensible aux conditions initiales ; *a contrario* le vivant est organisé par de multiples attracteurs étranges sensibles aux conditions initiales qui définissent la trajectoire des changements ultérieurs.

En somme, deux articulations - stabilité/variété et continu/discontinu - s'ordonnent autour de changements de trajectoire, sans que l'on puisse prédire son orientation, et ce, bien que l'ensemble soit déterminé par les conditions initiales. Le vivant est donc critique, au sens où il est capable de rencontrer de nombreux problèmes nouveaux, sans pour autant pouvoir les résoudre tous, d'où sa précarité contenue dans sa robustesse. C'est ce qui différencie l'usure d'un organisme vivant de l'usure d'une machine. Le vivant est dialogique : à ce stade, on peut indifféremment utiliser les figures du *yin-yang* ou le couple continu/discontinu, l'essentiel étant de s'entendre sur la signification qu'on donne à ces termes pour explorer leur fécondité en médecine humaine, l'humain étant spécialement un monde de significations sensibles, car émotives. La science des systèmes non-linéaires nous ouvre un chemin pour mieux comprendre l'asymétrie fondamentale du vivant : une structure organique "fractalisée", soumise à « une tension des équilibres au sein d'asymétries fonctionnelles »[81] comme condition de possibilité de la vie. Dans ce cadre de pensée, les émotions ne doivent plus être seulement envisagées selon un mode darwinien d'utilité à la survie, mais elles constituent la dynamique d'un corps-propre dans son monde vécu : « un régime de résonance interne »[82] que Simondon définit comme « un double procès d'amplification et de condensation ». En termes chinois, la résonance *ganying* est le procès des souffles et du sang, dont la proportion dans chaque niveau d'organisation corporelle exprime une certaine dynamique émotionnelle. La résonance assurerait une continuité entre le milieu et l'organisme, de sorte que l'équilibre mouvant permettrait la cohérence pulsionnelle biologique et psychologique. En termes simondonniens, l'équilibre mouvant s'appelle métastabilité : les émotions joueraient un rôle de structuration topologique (les petites âmes) quand les affects donneraient une signification aux émotions dans les relations interpersonnelles.

Ainsi, si l'on accepte le postulat selon lequel le vivant (spécifiquement humain) est le jeu d'asymétries fonctionnelles dont les tensions sont le produit de ses relations avec son milieu vécu, les émotions fondamentales joueraient leur partition de mise en résonance et de synchronisation entre le corps-propre et le corps-vécu. La modélisation des émotions selon la médecine chinoise donne-t-elle une ouverture sur ces brisures de continuité que sont les passions ? Si oui, qu'est-ce qui dans le travail des aiguilles permettrait de remédier aux dissonances vécues comme des souffrances ?

---

[81] Simondon G., *Individuation à la lumière des notions de forme et d'information.* Édition Million, 2005

[82] Ibid., p 32

5) Le temps clinique

Le vivant est fragile et robuste : robuste lorsqu'il est capable de se réparer (cicatrisation par exemple) ou de s'auto-guérir par des techniques diverses qui ne sont pas spécifiques à l'humain (automédication animale) ; fragile par sa porosité aux flux externes, l'humain est un tissage de relations qui mêlent le langage verbal, le langage corporel, l'échange d'affects et de raison (*logos*). Ce tissage relationnel exprime particulièrement sa fragilité quand l'altération vient bloquer la circulation de ces différents flux, quelle qu'en soit l'origine : poreux et construit sur des flux de relations, l'individu souffrant n'a alors pas d'autre solution que d'en appeler à un autre pour lui apporter le soin nécessaire. Dès l'Antiquité, l'exercice médical s'est distancié de celui du guérisseur par une asymétrie fondamentale entre celui qui souffre et celui qui soigne : le médecin, ayant appris à articuler une connaissance de la nature (*phusis)* avec une philosophie pratique et éthique qui dicte sa conduite, est mandaté par les groupes sociaux pour rétablir le flux vital dans le respect de la personne souffrante. Pour remédier à la souffrance, le médecin antique n'avait rien d'autre que l'éveil de ses sens, pour activer les connaissances déjà stockées dans sa mémoire, afin de les comparer à la situation présente et appliquer une thérapeutique qui, si elle était valide, confirmait les hypothèses posées.[83] Le *Corpus hippocratique* invitait le médecin à porter son attention à « la clarté ou la raucité de la voix, la rapidité ou la lenteur de la respiration, l'odeur, la couleur, la ténuité ou l'épaisseur de tous les flux qui ont l'habitude de sortir par les voies où l'issue leur est offerte » (*Art*, 12). L'attention était soutenue par un comportement adéquat :

« En entrant, rappelez-vous la manière de s'asseoir, la réserve, l'habillement, la gravité, la brièveté du langage, le sang-froid qui ne se trouble pas, la diligence près du malade, le soin, la réponse aux objections, la possession de soi-même dans les perturbations qui surviennent, la sévérité à réprimer ce qui trouble, la bonne volonté pour ce qui est à faire » (De la Bienséance, 12)

On trouve des propositions équivalentes dans le corpus médical classique de la Chine antique. Dans le *Classique de l'Empereur Jaune*, l'attention se focalise non seulement sur l'inspection, la palpation et la mobilisation des sens, mais aussi sur le contexte de la maladie :

« Dans toute consultation il faut s'enquérir de l'alimentation et de la résidence. Les bonheurs et les malheurs soudains, les bonheurs qui s'achèvent en misère affectent les essences et les souffles. Quand ceux–ci sont anéantis la forme corporelle est ruinée. » (Su wen, 77)

---

[83] C'est la méthode de l'inférence analogique. Victor Brochard (1887), « La méthode expérimentale chez les anciens. » *Revue philosophique de la France et de l'Étranger.*

Ici et là dans les textes de médecine chinoise, on trouve une mise en perspective entre le médecin particulièrement bien entrainé à déceler les signes les plus ténus, face au médecin malhabile, qui n'a pas appris à écouter, ne sait pas accorder son entendement aux manifestations et se précipite dans un acte inopportun : « Le praticien grossier pique précipitamment le *yin-yang* et peut seulement dire le jour de la mort » (Su wen, 77). C'est pourquoi le médecin est invité à faire silence dans son cœur et calmer ses émotions face au patient :

> « La grande règle en médecine est d'appliquer son intelligence à tout ce qui fait une différence avec le fonctionnement normal. Il faut expurger son esprit, pour mieux observer. » (Su wen, 80)

Pour l'acupuncteur, la position intérieure à atteindre est la suivante : « Pour toute piqure, la méthode est avant tout de ne pas manquer l'enracinement aux esprits » (Ling shu, 8). Il convient de bien comprendre l'enjeu de cette clarté de l'esprit au-delà de l'éthique : l'engagement dans l'acte médical articule ensemble le raisonnement, la décision et l'action dans la présence à l'instant, pour saisir le moment opportun : « La vie est courte, l'art est long, l'occasion (*kairos*) furtive, l'expérience trompeuse, le jugement difficile » (Aphorisme, 1). Cet aphorisme bien connu, attribué à Hippocrate, résume la philosophie pratique qui sous-tend tout acte médical : « Faites de fréquentes visites, examinez soigneusement, remédiant à ce qui trompe dans les changements ; vous saisirez avec plus de facilité, et en même temps vous serez plus à portée. » (De la Bienséance, 15)

L'art médical se déploie si la faculté de saisir le moment opportun est à disposition dans l'instant de la consultation. Dans *Ancienne Médecine*, le médecin hippocratique compare le mauvais médecin au mauvais pilote de navire, métaphore que reprend Platon pour disserter sur l'art de gouverner. C'est aussi à Hippocrate qu'Aristote[84] emprunte ce concept de *kairos* : l'art du moment opportun découle de l'observation minutieuse des différentes phases évolutives des malades, les médecins ayant porté toute leur attention sur les moments critiques (*krisis*), c'est-à-dire les points de flexion vers l'amélioration, l'aggravation ou la transformation de la maladie. On trouve cette préoccupation à l'identique dans les textes de médecine chinoise, notamment ceux portant sur l'art de l'aiguille, où choisir le moment (*de shi*)[85] consiste à régler l'action selon les variations des souffles internes en fonction de ses variations externes (climat,

---

84 Aristote, *Éthique à Nicomaque I* : « Ce qui concerne les actions et ce qui les favorise n'a rien de fixe, non plus que ce qui concerne la santé. Il faut que dans tous les cas les agents observent les circonstances (*kairos*) comme c'est le cas pour la médecine et la navigation. »

85 Gernet J., *Sur la notion de changement. Intelligence de la Chine, le social et le mental.* Gallimard, 1994. Il propose plutôt un rapprochement entre la notion de kairos – qu'il définit comme le flair, la sagacité, la feinte, l'attention vigilante – avec la notion *zhi* (savoir, intelligence) « qui implique la notion de stratagème, c'est-à-dire la capacité d'appréhension d'un temps et d'un espace qui sont ceux du monde sensible », p 326.

saison, moment de la journée, etc. Su wen, 26). Les changements macro-microcosmiques mobilisent toute l'attention du médecin, sa concentration et sa capacité à juger du moment opportun pour l'intervention la plus efficace, de même que l'art du tir à l'arc (Su wen, 25) mobilise une grande acuité et un grand relâchement intérieur, dénué de préoccupations ou d'affects, laissant le champ libre à l'action juste - ajustée aux circonstances.

L'engagement doit être total, « il faut d'abord régler son esprit » pour que tout s'écoule spontanément : les outils, les apprentissages, l'observation, l'attention et le raisonnement ne font qu'un dans une médiation corporelle animée par un flux qui dépasse la conscience.[86] Le *Corpus hippocratique* ne dit pas autre chose quant au calme de l'esprit nécessaire à l'acte : « On fera toute chose avec calme, avec adresse, cachant au malade, pendant qu'on agit, la plupart des choses » (De la Bienséance, 13), mais aussi quant à l'engagement corporel (Ancienne médecine, 9) comme seule boussole puisqu'il n'y avait « pas de mesure – pas plus du reste qu'un nombre ni un poids – à quoi l'on puisse se référer pour connaître ce qui est exact, si ce n'est la sensation du corps. »[87] C'est précisément la raison pour laquelle la médecine antique contenait la philosophie de son temps en l'alimentant par ses observations, telle cette assertion dans le *Corpus hippocratique* qui boucle cette méditation : « Aussi faut-il transporter la philosophie dans la médecine, et la médecine dans la philosophie. Il n'y a guère de différence entre la philosophie et la médecine. » (De la bienséance, 5)

---

86 Ceci est particulièrement bien développé chez Tchouang-Tseu qui disserte ici et là sur les deux régimes d'activité de l'homme : « Celui qui saisit en quoi consiste véritablement l'action humaine nourrit ce que sa conscience saisit au moyen de ce qu'elle ne saisit pas ». Chapitre VI, traduction Billeter JF, *Leçons sur Tchouang-Tseu*, Allia, 2004, p 58

87 Jouanna J, *Hippocrate*, op cit : « *aisthesis tou somatos* ». Jacques Jouanna signale en note les questionnements sur le fait que les sensations seraient celle du médecin ou du malade ; pour sa part il penche pour la deuxième hypothèse.

RÉFÉRENCES BIBLIOGRAPHIQUES

OUVRAGES

Alombert A. : *Schizophrénie numérique*. Allia, 2023.

Amable B. : *Le néolibéralisme*. PUF, Que sais-je ? 2023

Andrès G., Misky L. : *Ling Shu*. Édition La Tisserande, 2010

Andrieu B. : *La chair du cerveau*. Sils Maria, 2003

Angelier E. : *Les sciences de la complexité et le vivant*. Lavoisier, 2008

Aray, B. : *Otto Neurath et le Cercle de Vienne de gauche*. Éditions de La Sorbonne, 2022

Aristote (dir Pierre Pellegrin,) : *Œuvres complètes*, Flammarion, 2014

Atlan, H. & Bousquet, C. : *Le vitalisme n'est pas mort*. Questions de vie. Le Seuil, 2016

Atlan H. : *Le vivant post-génomique ou qu'est-ce que l'auto-organisation ?* Odile Jacob, 2011

Aubenas F. : *Le quai de Ouistreham*, Paris, Éditions de L'Olivier, 2010

Aubray B. : *L'entreprise de soi*. Flammarion, 2000

Bachelard G. : *La philosophie du non*. Gallimard, 1940

Bateson G. (1936) : *Naven: A Survey of the Problems Suggested by a Composite Picture of the Culture of a New Guinea Tribe Drawn from Three Points of View*. Cambridge; Cambridge University Press; Second Edition, with a Revised Epilogue, 1958, Stanford: Stanford University Press

Bateson G. (1977) : *Vers une écologie de l'esprit*. Seuil, 1986

Beigbeder Y. : *L'Organisation mondiale de la santé*. Graduate Institute Publications, 1995

Benoist J. : *Soigner au pluriel*. Kartala,1996

Billeter J.F. : *Leçons sur Tchouang-tseu*, Allia, 2004

Bivins R. : Alternative *Medicine? A History*. Oxford University Press, 2007

Bertalanffy, L. von (1949) : *Les problèmes de la vie : essai sur la pensée biologique moderne*. Éd. Gallimard, Coll. Aux frontières de la science, 1961.

Boulakia T., Mariot N. : *L'attestation. Une expérience d'obéissance de masse, printemps 2020*. Anamosa, 2023

Bottéro J. : *Mésopotamie, L'écriture, la raison et les dieux*, Paris, Gallimard, coll. « Folio Histoire », 1997 (1re éd. 1987), p. 191-223.

Bourdelais P. : *Les hygiénistes : enjeux, modèles et pratiques*. Éditions Belin, 2001

Bourgueil, Yann ; Ramond-Roquin, Aline ; Schweyer, François-Xavier. *Les soins primaires en question(s)* Hygée Éditions/ Presses de l'EHESP, 2021

Bourdillon F. (Ed), Brücker G., Tabuteau D. : *Traité de santé publique*. Cachan, Lavoisier, 2016

Broad C.D. : *The Mind and its Place in Nature*. Londres, Kegan Paul, Trench, Trübner & Co, 1925

Brunschwig J., Lloyd G., Pellegrin P. : *Le Savoir Grec*. Flammarion, 2011

Canguilhem G. : *Le normal et le pathologique*. Quadrige/Presses Universitaires de France, 1999

Canguilhem G. : *Écrits sur la Médecine*. Seuil, 2002

Canguilhem G. (1947) : *Aspects du Vitalisme. La connaissance de la vie.* Vrin, 2009
Canguilhem G. (1977) : *Idéologie et rationalité*, Vrin 2009
Canguilhem G. : *Études d'histoire et de philosophie des sciences.* Vrin 2002
Canguilhem G. : *Écrits d'histoire des sciences et d'épistémologie.* Œuvres complètes, Tome III, Vrin, 2019
Canguilhem G. : *Résistance, philosophie biologique et histoire des sciences 1940-1965.* Œuvres complètes, Tome IV, Vrin, 2015
Canguilhem G. : *Histoire des sciences, épistémologie, commémorations 1966-1995.* Œuvres complètes, Tome V, Vrin, 2018
Cannon W.B. : *La sagesse du Corps,* Éditions Matériologiques, 2024
Canto-Sperber M. et coll : *Philosophie grecque.* PUF, 1998
Celestin-Lhopiteau I. : *Changer par la thérapie : du chamane au psychothérapeute, des médecines traditionnelles aux neurosciences.* Dunod, 2011
Carton P. : *L'apprentissage de la santé.* Maloine, 1933
Cassin B. et coll. *: Vocabulaire Européen des Philosophies. Le dictionnaire des intraduisibles.* Seuil/Le Robert, 2014
Cassin B. : *Quand dire c'est vraiment faire.* Fayard, 2018
Centre international d'études pour la rénovation du libéralisme (Paris) : *Le colloque Lippmann*, Paris, Librairie de Médicis, 1939
Cherlonneix L. : *Nouvelles représentations de la vie en biologie et philosophie du vivant. La sculpture du vivant à l'épreuve de l'interdisciplinarité.* De Boeck, 2013
Choné, Hajek, Hamman (dir.) : *Guide des Humanités environnementales.* Villeneuve d'Ascq, Presses universitaires du Septentrion, coll. « Environnement et société », 2016
Chabrol Fanny, Gaudillière Jean-Paul : *Introduction à la santé globale.* La Découverte, 2023
Chapoutot J : *Histoire de l'Allema*gne. PUF Que sais-je ? 2014
Cheng A. (dir) : *La pensée en Chine aujourd'hui.* Folio essais, 2007
Cluet M. : *La fascination de l'Inde en Allemagne 1815-1933.* Presses Universitaires de Rennes, 2004
Coutellec L., Jolivet A., Sebastian J. Moser et Paul-Loup Weil-Dubuc (dir.) : *Le futur de la santé. Pour une éthique de l'anticipation.* Éditions de la Maison des sciences de l'homme, 2019
Crignon C., Lefebvre D. (dir) : *Médecins et philosophes. Une histoire.* Paris : CNRS, 2019
Crozier M., Friedberg E. : *L'acteur et le système, les contraintes de l'action collective.* Seuil, 1977
Crozier M. : *Le phénomène bureaucratique*, Paris. Le Seuil, 1964
Dachez R. : *Histoire de la médecine, de l'Antiquité à nos jours.* Texto, 2012
Daled Pierre-Frédéric, Girel Mathias et Queyroux Nathalie (dir.) : *Georges Canguilhem, 80 ans après Le Normal et le Pathologique,* Rue d'Ulm, Collection les rencontres de Normale sup', 2024
Da Silva N. : *La bataille de la sécu. Une histoire du système de santé.* La Fabrique Éditions, 2022
Da Silva E., (dir.) : *Michel Foucault et la médecine*, Kimé, 2001
Deleuze G. (1968) : *Différence et répétition.* Épiméthée, PUF, 2011
Deleuze G. : *Pourparlers 1972-1990.* Minuit, 1990

Deleuze G : *Nietzsche et la philosophie*, PUF, 1973
Delpla I. : *Quine, Davidson. Le principe de charité.* Presses Universitaires de France, 2001
Dewey J. : *Nature humaine et conduite. Introduction à la psychologie sociale.* NRF/Éditions Gallimard, 2023
Dardot P., Laval Ch. : *La nouvelle raison du monde*, La Découverte/Poche, 2010
Damasio A. : *La Vallée du silicium. Le problème à quatre corps.* Albertine/Seuil, 2024
Euros Cos Humanisme & Santé : *Santé, bien être : place des médecines complémentaires.* Les rencontres santé-société Georges Canguilhem, Éditions de Santé, 2015
Fagot-Largeault, A. & Guillin, V. : Introduction. *L'émergence de la médecine scientifique.* Paris : Éditions Matériologiques, 2012
Farquhar J. : *Knowing Practice: The Clinical Encounter of Chinese Medicine.* Taylor & Francis, 1994
Fleck L. (1935) : *Genèse et développement d'un fait scientifique.* Les Belles Lettres, 2005
Faure O. : *Et Samuel Hahnemann inventa l'homéopathie : La longue histoire d'une médecine alternative.* Paris, Éditions Aubier, 2015
Foucault M. : *Dits Écrits*, Tome III. Gallimard, 1994
Foucault M. : *Sécurité, Territoire, Population* ; Leçon du 1er mars 1978. Hautes Études EHESS Gallimard, Seuil, 2004
Gale NK, McHale JV: *Routledge Handbook of Complementary and Alternative Medicine: Perspectives from social science and law.* Routledge, 2015
Garden Maurice : *Médecine « savante » et médecine « naturelle » en Allemagne (fin XIXe - début XXe siècle) : Un essai de compréhension d'un conflit par la lecture de la presse corporative et de la littérature de vulgarisation. Un historien dans la ville.* Paris : Éditions de la Maison des sciences de l'homme, 2008
Gayon J., de Ricqulès A (dir.) : *Les fonctions, des organismes aux artefacts*, PUF, 2010
Gernet J. : *Intelligence de la Chine, le social et le mental.* Gallimard, 1994
Gervais Y (coord.) : *Histoire de la médecine générale de 1945 à nos jours. Mutations d'une profession, naissance d'une discipline.* Les belles Lettres, 2022
Gilbert, C. Henry, E. : *Comment se construisent les problèmes de santé publique.* La Découverte, 2009
Girel M. : *Science et territoires de l'ignorance*, Paris, Quae, Coll. Sciences en questions, 2017
Glade N., Stéphanou A. : *le vivant critique et chaotique.* Éditions Matériologiques, 2015
Glade N., Stéphanou A. : *Le vivant discret et continu. Modes de représentations en biologie théorique.* Éditions Matériologiques, 2013
Graz J.C. : *La Gouvernance de la Mondialisation.* La Découverte, 2010
Glose, A. : *De la médecine de la maladie à la médecine de la santé*, Da Silva, E., (dir.), *Michel Foucault et la médecine*, Kimé, 2001
Green M: *Montain of Truth. The Counterculture Begins: Ascona 1900-1920*, Univ. Press of New England, 1986
Goldbeter A. : *La vie oscillatoire, au cœur des rythmes du vivant.* Odile Jacob, 2010
Gori R., Del Volgo M.J. : *La santé totalitaire. Essai sur la médicalisation de l'existence.* Champs essais, 2009
Graeber D., Wengrow D. : *Au commencement était... une nouvelle histoire de l'humanité.* Les Liens qui libèrent, 2021

Graziani R. : *Les corps dans le taoïsme ancien.* Les Belles Lettres, 2011
Grmeck M.D. : *La première révolution biologique. Réflexions sur la physiologie et la médecine du XVIIe siècle.* Payot, 1990
Grmek M.D. (dir) *Histoire de la pensée médicale en Occident.* Seuil, Tomes 1 et 2, 1995
Hayek F. : *Individualism and Economic Order.* University Chicago Press, 1948
Hibou B. : *La bureaucratisation néolibérale.* La Découverte, 2013
Hoisey D. et Hoisey M.J. : *Histoire de la médecine chinoise.* Payot, 1988
Huang Jianping: *Methodology of Traditionnal Chinese Medicine.* New World Press (Beijing), 1995
Huard P., Bossy J., Mazars G. : *Les médecines de l'Asie.* Seuil, 1978
Husson A. (1973) : *Huang Di Nei Jing Su Wen.* Association Scientifique des Médecins Acupuncteurs de France. D'après l'édition de Shanghai, 1955
Illich I. : *Nemesis médicale. L'expropriation de la santé.* Seuil, 1975
Jaspers K. : *Origine et sens de l'histoire.* Plon, 1954
Jouanna J. : Hippocrate, Paris, Librairie Arthème Fayard, 1992
Jouanna J., Magdeleine C. : *Hippocrate. L'art de la Médecine.* GF Flammarion, 1999
Juven P.A. : *Une santé qui compte ? Les coûts et les tarifs controversés de l'hôpital public.* PUF, 2016
Jütte R. : *Geschichte des Alternative medicine.* Beck, Berlin, 1996
Kleinman A. : *Patients and healers in the context of culture.* Berkeley: University of California Press; 1980.
Kliger B., Lee R.: *Integrative Medicine, Principles for Pratice.* Mac Graw Hill Companies, 2004
Kuhn T. (1962) : *La structure des révolutions scientifiques.* Champs Sciences, 2008
Lagache D. : *La psychanalyse.* PUF, Que sais-je ? 1955
Latour B. : *Nous n'avons jamais été modernes. Essai d'anthropologie symétrique.* La Découverte, 1991
Laugier S. (Dir.), W.V.O Quine, *Du point de vue logique : neuf essais logico-philosophiques,* Vrin, 2003
Le Blanc G. : *La vie humaine. Anthropologie et biologie chez Georges Canguilhem,* PUF, 2002
Lebrun J.P. : *la perversion ordinaire.* Denoël, 2007
Lecourt D. : *Georges Canguilhem.* Que sais-je ? PUF, 2008
Lecourt. D. (dir.) : *Dictionnaire de la pensée médicale,* PUF, coll. Quadrige, 2004
Lecourt D. (dir.) : *Dictionnaire d'histoire et philosophie des sciences.* PUF, 2006
Lefève C. (dir) : *Autour de Canguilhem. Vie, médecine et soin.* PUF, 2024
Leslie C.(dir.) : *Asian Medical Systems: A comparative Study,* Motilal Banarsidass Publishers, Delhi, 1 public. 1976, 1998
Levi J. : *Les Œuvres de Maître Tchouang.* Éditions de l'Encyclopédie des Nuisances, 2006
Lippmann W. (1938, 2001) : *La cité libre.* Les Belles lettres, Paris
Littré E. (1839) : *Œuvres complètes d'Hippocrate.* Librairie de l'Académie Royale de Médecine (remacle.org)
Lloyd G., Sivin N.: *The Way and The Word.* Yale University Press, 2002
Lombard J., Vandewalle B. : *Philosophie et soin, les concepts fondamentaux pour interroger sa pratique.* Seli Arslan, Itinéraires philosophiques à l'hôpital, 2009

Lupasco S. (1951) : *Le Principe d'antagonisme et la logique de l'énergie. Prolégomènes à une science de la contradiction*, 1re éd. Paris, Hermann & Cie (Actualités scientifiques et industrielles,*1133*), 2e éd. Monaco, Le Rocher (L'Esprit et la matière), 1987
Marks J., Ames R. : *Emotions in Asian Thought. A Dialogue in Comparative Philosophy*. State University of New York Press, 1995
Matyjasik, N., & Guenoun, M. (éds.). : *En finir avec le New Public Management*. Institut de la gestion publique et du développement économique. 2019
Mazzolini R.. : *les Lumières de la raison*. In Grmeck MD : *Histoire de la pensée médicale en occident*. Seuil, t2, 2014
Mhalla A. : *Technopolitique. Comment la technologie fait de nous des soldats*. Seuil, 2024
Merleau-Ponty M. : *Le visible et l'invisible*. Gallimard/Tel, 1988
Merleau-Ponty M. (1956, édition révisée JF Balaudé) : *Les philosophes de l'Antiquité au XXe siècle*. La Pochothèque. Le Livre de Poche, 2006
Meyer M. : *Le philosophe et les passions*. PUF, 2007
Minski C., Andrès G. : *Ling Shu, Pivot Merveilleux*. Édition de la Tisserande, 2009
Montévil M.: *Conceptual and theoretical specifications for accuracy in medicine*. Volume on Personalized medicine (tbd) Chiara Beneduce and Marta Bertoloso Ed. Springer, 2020
Morelle A. ; Tabuteau D. : *La santé publique* PUF, Que sais-je ? 2015
Morin E. : *La méthode, tome 3 : la connaissance de la connaissance*. Édition du Seuil, 1986
Morin E., Bibard L. : *Complexité et organisations, faire face aux défis de demain*. Eyrolles/ESSEC business school, 2018
Morin E. : *La méthode de la méthode, le manuscrit perdu*. Actes Sud, 2024
Nathan T., Stengers I. : *Médecins et Sorciers*. Les Empêcheurs de Penser en Rond, 1995
Nastari-Micheli E. : *Recherche sur les origines et la formation de la médecine traditionnelle chinoise*. Springer, 2012
Needham J. : *La science chinoise et l'occident*. Éditions du Seuil, 1973
Nietzsche F. : *Par-delà bien et mal*. Traduction Patrick Wotling, Garnier Flammarion 2022
Nietzsche F. : *Ainsi parlait Zarathoustra*. Le livre de Poche (traduction Georges-Arthur Goldschmitt, 1972)
Nietzsche F. : *Humain, trop humain*. Traduction par Alexandre-Marie Desrousseaux. Société du Mercure de France, 1906 (Œuvres complètes de Frédéric Nietzsche, vol. 5, p. 417-476).
Nguyen Johan : *La réception de l'acupuncture en France. Une biographie de Georges Soulié de Morant (1978-1955)*, L'Harmattan, 2012
Nouailles, Bertrand (dir.) : *Les vitalismes, histoire d'une équivoque*. Hermann, 2024
Nouvel P. (dir) : *Repenser le vitalisme. Histoire et philosophie du vitalisme* PUF. Science, Histoire & Société, 2011
Odier L. : *Honoraires médicaux et autres textes éthiques*. Classiques Garnier, 2011
Pierron J.P., B. Bogaert B. : *De l'IA à l'intelligence clinique. Ce que le numérique fait au soin*. Le Bord de l'eau, 2024
Popper K. : *Les deux problèmes fondamentaux de la théorie de la connaissance*. Hermann, 1999

Porcher F. : *La question-Nietzsche. Les normes au carrefour du vital et du social.* Vrin, 2023
Pordié L., Simon E. : *Les nouveaux guérisseurs*. Édition EHESS, 2013
Pesqueux Y. : *New Public Management (NPM) et Nouvelle Gestion publique (NGP).* HAL, 2024
Pradeu T. : *Les limites du soi. Immunologie et identité biologique.* Presses de l'Université de Montréal. Vrin, 2017
Prigogine I. : *From Being to Becoming: Time and Complexity in the Physical Sciences.* San Francisco, W. H. Freeman & Co., 1980
Renaut O. : *Platon, la méditation des émotions*. Librairie J. Vrin, 2014
Revault d'Allonnes M. : *La Faiblesse du vrai. Ce que fait la post-vérité à notre monde commun ?* Seuil, 2018
Rosanvallon P. : *La contre-démocratie, la politique à l'âge de la défiance.* Point Essais, 2006
Rossinot H. : *Ma famille, mon job et moi – les clés pratiques d'un médecin à ceux qui aident un proche.* Robert Laffont, 2023
Sébastia, B. : Chapitre 1. *Pluralisme thérapeutique des troubles psychiques et mentaux en Inde. Les rondes de saint Antoine.* Institut Français de Pondichéry, Aux lieux d'être, 2007
Simondon G. : *Individuation à la lumière des notions de forme et d'information.* Million, 2005
Simondon G. : *L'individuation psychique et collective.* Aubier, 1989
Sismondo S. : *Le management fantôme de la médecine : Les mains invisibles de Big Pharma.* ENS Éditions, 2023
Schatz J., Rochat de la Vallée L., Larre C. : *Aperçu de médecine chinoise traditionne*lle. Maisonneuve, 1979
Shapiro AK., Shapiro E.: *The Powerful Placebo: From ancient Priest to Modern Physician.* The John Hopkins University Press, 2000
Shigehisa Kuriyama: *The expressiveness of the body and the divergence of Greek and Chinese Medicine.* Zone Books, 2011
Schlick, M. : *Questions d'éthique.* Presses Universitaires de France, coll. « Philosophie morale », 2000.
Smuts J. : *Holism and Evolution.* London : Macmillan & Co Ldt, 1926
Spinoza B. (traduction Charles Appuhn) : *Éthique.* Flammarion, 2008
Supiot A. : *la gouvernance par les nombres*. Cours au Collège de France (2012-2014). Arthème Fayard/Institut d'Études avancées de Nantes, 2015
Unschuld P.U. : *Huang Di Nei Jing Su Wen – Nature, Knowledge, Imagery in Ancient Chinese Medical Text. Berkeley.* University of California Press, 2003
Unschuld P.U.*: Nan-Ching, The Classic of Difficulties, with commentaries by Chinese and Japanese from the third through the twentieth century.* University of California Press, 1986
Unchuld P.U. & Tessenow H. : *Huang Di Nei Jing Su Wen. An Annotated Translation of Huang Di's Inner Classic - Basic Questions.* Vol 1 : chapters 1 through 52. Vol 2 : chapters 53 through 71, and 74 through 81. University of California Press, 2011
Unschuld P.U.: *Medicine in China. A history of Ideas.* University of California Press, 2012

Varela F., Thompson E., Rosch E. : *L'inscription corporelle de l'esprit : sciences cognitives et expérience humaine.* Seuil, 1999

Vernant J.P., Vidal-Naquet P. : *La Grèce Ancienne. Du mythe à la raison.* Points essais, 2011

Vernant J.P. (1962) : *Les origines de la pensée grecque.* PUF Quadrige, 2013

Vitrac B. : *Médecine et philosophie au temps d'Hippocrate.* PUV, 1989

Waddington C. : *La tradition hippocratique et le renouveau actuel du vitalisme.* Montsouris, Paris, 1934

Weber J.C. : *La consultation.* PUF, 2017

Weick K.: *Sensemaking in Organizations.* Sage Publications, California, 1995

Weisz G.: *Hippocrates, Holism and Humanism in Interwar France. Reinventing Hippocrates*, D Cantor (dir). Routlege, 2016

Wolfe Charles T. (eds), *Vitalism and the Scientific Image in Post-Enlightenment Life Science*, 1800-2010, Springer, New York, 2013.

Wolfe C.T. : *La philosophie de la biologie avant la biologie. Une histoire du vitalisme.* Classique Garnier, 2019

Wolton D. : *L'Autre Mondialisation*, Paris, Flammarion, 2003

Wunenburger J.J. : *Imaginaires et rationalité des médecines alternatives.* Les Belles Lettres, 2008

Zimmerman F. : *Généalogie des médecines douces.* PUF, 1995

TRAVAUX CITÉS

Ajoulat I., *Empowerment des patients atteints de maladie chronique.* Thèse de Doctorat en Santé publique. Université de Louvain, 2007

Al Dahdah M., Duclos V., « Santé numérique ». *Anthropologie & Santé*, 28 | 2024

Alami, Hassane et al., « La réorientation des services de santé et la promotion de la santé : une lecture de la situation », *Santé publique*, vol. 29, no. 2, 2017, pp. 179-184.

Allard A., « Non réplicable : la crise des méthodes dans les sciences expérimentales ». *La vie des Idées*, 2018

Alombert A., « Panser la bêtise artificielle », *Appareil* [En ligne], 26 | 2023

Alombert A., et Longo G., « Il n'y a pas d'intelligence artificielle, parlons d'automates numériques pour rompre avec les idéologies publicitaires ». *L'humanité*, 11 juillet 2023

Arborio, AM, Lechien MH, « La bonne volonté sanitaire des classes populaires. Les ménages employés et ouvriers stables face aux médecins et aux normes de santé, » *Sociologie*, vol. 10, no. 1, 2019, pp. 91-110.

Baertschi B., « le soin au service de l'autonomie ». *Philosophie du soin : santé, autonomie, devoirs.* Vrin, 2019

Baertschi B., « Droit de ne pas savoir ou devoir de savoir ? », *Med Sci, 2015,* 31(5) 561-565

Bagot Jean-Lionel, Theunissen Ingrid, Mouysset Jean-Loup, Wagner Jean-Philippe, Magné Nicolas, Toledano Alain, « La santé intégrative : définition et exemples de mises en œuvre en oncologie en France ». *La revue d'homéopathie*, Volume 7251, Issue 4, 12/2021, pages 215-221

Bateson G., "Culture Contact and Schismogenesis". *Man, 35*, 1935, 178–183.

Bauhofer, Ulrich., « L'ayurvéda - une médecine douce pour une époque bruyante », *Allemagne d'aujourd'hui*, vol. 229, no. 3, 2019, pp. 146-152.

Benamouzig Daniel, Bourgeuil Yann, « La financiarisation dans le secteur de la sante : tendances, enjeux et perspectives. » Chaire Santé Science PO, juillet 2023

Benis A, Tamburis O, Chronaki C, Moen A., "One Digital Health: A Unified Framework for Future Health" Ecosystems. *J Med Internet Res* 2021;23(2):e22189

Benoist J., « Réflexions sur le pluralisme médical : tâtonnements, alternatives ou complémentarités ? » *Psychosomatische und Psychosoziale medizin.* Vol. 1-2, no 26, 1997, pp 10–14.

Berna, Fabrice, Julien Nizard, Laurence Verneuil, et François Paille., « La réduction des risques et des dommages appliqués aux pratiques de soins non conventionnelles : analyse des usages à risques et questionnaire d'évaluation des risques ». *La Presse Médicale Formation* 5, n° 1 (1 février 2024) : 10-20.

Berna F., Paille F., Boussageon R., Nizard J., Verneuil L., « Médecine conventionnelle et pratiques de soins non conventionnelles », Volume, Issue, /2024Pages, ISSN 0246-1072, http://dx.doi.org/10.1016/S0246-1072(24)49264-X

Bernard, J., « Ayahuasca : l'importance du cadre et de l'intention lors de prise de psychédéliques. » *Psychotropes*, 22, 2016, 81-100.

Birn, AE., Nervi, L., "What matters in health (care) universes: delusions, dilutions, and ways towards universal health justice." *Global Health* 15(Suppl 1), 0 (2019).

Blanco-Cazeaux, I., « Les déterminants du renoncement aux soins pour raisons financières en France : une revue systématique. » *Journal de gestion et d'économie de la santé*, 2, 2023, 132-153.

Bonnemain Bruno, « Médecines alternatives : XIXe et XXe siècles, deux siècles de relations souvent controversées avec la pharmacie et le médicament. » *Revue d'histoire de la pharmacie*, 93e année, n°348, 2005. pp. 505-524

Bourdillon, F., Mosnier, A. & Godard, J., « Des missions de santé publique pour les médecins généralistes. » *Santé publique*, 20, 2008, 489-500.

Boudon-Millot Véronique, « Aux marges de la médecine rationnelle : médecins et charlatans à Rome au temps de Galien (IIe s. de notre ère). » *Revue des Études Grecques*, tome 116, Janvier-juin 2003. pp. 109-131.

Bouchayer, F., « Médecines différentes, parcours de généralistes », *Prospective et Santé,* n°34, 1985

Bouchayer, F., « Les usagers de médecine alternative : itinéraires thérapeutiques, culturels, existentiels », *Revue française des Affaires Sociales,* n° hors-série, mai 1986

Boutry, B., « OMNES : la naturopathie, 3e médecine traditionnelle au monde et profession à part entière. » *Hegel*, 4, 2015, 335-337.

Brenner A., « Quelle épistémologie historique ? Kuhn, Feyerabend, Hacking et l'école bachelardienne. *Revue de métaphysique et de morale.* » N°49, 2006, p 113-125

Brunn M., « Diviser et récompenser ? La régulation des médecins de ville *via* les instruments d'action publique en France et en Allemagne. » *Revue française des Affaires sociales*, 2020, 215-236.

Bureau-Point E, Hermann-Mesfen J., « Les patients contemporains face à la démocratie sanitaire », *Anthropologie & Santé*, 8 | 2014
Byron John, "A Brief History of Evidence Based Policy." *ANNALS, AAPSS, 678, July 2018*
Candelise L., « Construction, acculturation et diffusion de l'"acupuncture traditionaliste française" au XXe siècle », *Documents pour l'histoire des techniques*, 16 | 2008, 76-88.
Candélise L., *La médecine chinoise dans la pratique médicale en France et en Italie, de 1930 à nos jours.* Thèse de Doctorat en Histoire et civilisations. EHESS, 2008
Canguilhem G., « Mort de l'homme ou épuisement du cogito ? » *Critique,* 1967, 242 : pp 599-618
Case Chantal, Baubeau Dominique, « Peut-on quantifier les besoins de santé. » *DRESS, Solidarité et santé N°1*, 2004
Chapoix Gaelle et Defrenne France, « La couverture sanitaire universelle. » *Santé conjuguée,* n° 76, septembre 2016
Clément-Perrin S., « Soigner par algorithmes, entre santé et discipline », *Éthique & Santé,* vol.20, n°3, 2023, p 180-187
Cluet Marc, « La *Lebensreform* ou la dynamique sociale de l'impuissance politique » », *Revue de l'IFHA*, 3 | 2011, 69-74.
Conan E., « Valse-hésitation pour l'officialisation », *Revue Autrement,* n° 85, décembre 1986
Cornillot P., « Une coupure épistémologique ? » *Revue Autrement* n°85, décembre 1986
Cornillot, P., « Problématisation de la santé. » *Revue française de psychosomatique*, 2009/2 n° 36, pp. 101-114.
Crismer A., Belche J.L, Van der Vennet J.L., « Les soins de santé primaires, plus que des soins de première ligne », *Santé publique*, 2016/3 (Vol. 28), p. 375-379.
Crowley J., « Usages de la gouvernance et de la gouvernementalité. » *Critique internationale*, 2003, 52-61.
Cohen Patrick et Rossi Ilario, « Le pluralisme thérapeutique en mouvement. » *Anthropologie&Santé 2 : 2011*
Da Silva N, Gadreau M., « La médecine libérale en France : une régulation située entre contingence et déterminisme. » *Revue de la régulation* n° 17, septembre 2015
Da Silva, N., « L'industrialisation de la médecine libérale : une approche par l'Économie des conventions. » *Management & Avenir Santé*, 3, 2018, 13 30.
Da Silva, N., « Quantifier la qualité des soins. Une critique de la rationalisation de la médecine libérale française. » *Revue française de Socio-Économie*, 2020, 261-280.
De Blécourt W. and Osborne C., "Situating « Alternative Medicine » in Modern Period." *Medical History,* 1999, 43: 283-285
Deblock C., Gayon V., « À propos du livre de Vincent Gayon : Épistémocratie. Enquête sur le gouvernement international du capitalisme. Raison d'Agir, 2022. » *Revue interventions économiques* 69, 2023
Dejouhanet Lucie, « L'Ayurveda », *EchoGéo*, 10 | 2009
Desprès C., « Significations du renoncement aux soins : une analyse anthropologique. *Sciences sociales et santé*, 31, 2013, 71-96.
Evidence-Based Medicine Working Group. Evidence-based medicine. A new approach to teaching the practice of medicine. *JAMA. 1992* Nov 4;268(17):2420-5.

Esch T., Brinkhaus B. ,“Neue Definitionen der Integrativen Medizin: Alter Wein in neuen Schläuchen ?” *Complement Med Res.* 2020;27(2):67-69.

Fassin, Didier, “That Obscure Object of Global Health”. *Medical Anthropology at the Intersections: Histories, Activisms, and Futures*, edited by Marcia C. Inhorn and Emily A. Wentzell, New York, USA: Duke University Press, 2012, pp. 95-115

Fassin Didier, *Les mondes de la santé publique, excursions anthropologiques.* Cours au collège de France, leçon du 12 mai 2021

Fassin D., *Les frontières épistémiques qui ébranlent les certitudes de la médecine*, Cours au Collège de France, 12 mai 2021

Fassin D., *Santé publique.* Cours au Collège de France 2019-2020

Faure Olivier, « Les premiers disciples français d’Hahnemann dans les années 1830 entre le scientifique et le religieux », *Chrétiens et sociétés*, 19 | 2012, 87-116.

Faure Olivier, « La médecine gratuite au XIXe siècle : de la charité à l'assistance. » *Histoire, économie et société*, 1984, 3e année, n°4. *Santé, médecine et politiques de santé.*

Faure Olivier, Guillemain Hervé, « Pour une autre histoire des pratiques médicales alternatives ». *Histoire, médecine, santé, 14, hiver 2018, p 9-28*

Fischer & al., “A Research Roadmap for Complementary and Alternative Medicine-What We Need to Know by 2020”. *Forsch Komplementmed, 2014, 21(e1-e16)*

Frank Robert and Stollberg Gunnar, “Medical acupuncture in Germany: patterns of consumerism among physicians and patients”. *Sociology of Health & Illness Vol. 26 No. 3 2004*

Fraisse-D'Olimpio Stéphanie, *Les fondements de la théorie du capital humain,* ENS Lyon, 2009

Gay B., Gilberg S., Druais P., Certain M., Frappé P., « Développer les soins de santé primaires, un enjeu stratégique. » *Exercer* #161 - Mars 2020

Gateau, V., El Haïk-Wagner, N., Brugeron, P. & Weil-Dubuc, P., « Introduction ». *Revue française d'éthique appliquée*, 14, 2023, 25-33.

Gueguen J. : *Évaluation des médecines complémentaires : quels compléments aux essais contrôlés randomisés et aux méta-analyses ?* Thèse de Santé publique, Université Paris-Saclay, 2017

Guillaud A. : *Décrire et expliquer le recours aux thérapeutes alternatifs en France.* Médecine humaine et pathologie. Université Grenoble Alpes, Thèse de santé publique, 2020.

Giroux E., « note de fin. Dossier philosophie de la médecine ». *Phares*, vol XVI, Hiver 2016

Graziani R., « Quand l’esprit demeure tout seul ». *Revue Extrême-Orient, Extrême-Occident*, N° 29, 2007

Grisoni A., « De la naturopathie rurale à la santé naturelle : distanciation et assimilation autour de la notion d’espace ». *Nouvelles perspectives en sciences sociales*, *8*(1), 2012, 237–259.

Guillermain Hervé, « Cette médecine qu’on dit « parallèle ». À propos de : Olivier Faure, *Et Samuel Hahnemann inventa l’homéopathie. La longue histoire d’une médecine alternative*, Aubier. » La vie des Idées, 2015

Guilloux Ronald, « Évolution de la « Tradition » dans la réception de l’acupuncture chinoise en France (1860-1980) ». *Revue d’anthropologie des connaissances* 2011/1 (vol 5), p 13-40

Hassenteufel, P., Naiditch, M. & Schweyer, F., « Les réformes de l'organisation des soins primaires : perspectives multi-situées. Avant-propos ». *Revue française des affaires sociales*, 2020, 11-31.

Handford C., Hennen B., « Le radical Courtois. Dix réflexions sur Ian Mc Whinney, le généralisme et la médecine familiale contemporaine ». *Canadian Family Physician*, vol 60, 2014, p 33-36

Herbreteau Jean-Baptiste, Tavernier Elsa, Tauveron Valérie, Maruani Annabel, « Pratiques alternatives et complémentaires en médecine générale. » *La Revue du Praticien Médecine Générale* 37(1075);133-7

Ho CW-L, "Operationalizing "One Health" as "One Digital Health" Through a Global Framework That Emphasizes Fair and Equitable Sharing of Benefits from the Use of Artificial Intelligence and Related Digital Technologies." *Front. Public Health* 10:768977, 2022.

Hong S.H., Wu F., & al., "Current status of standardization of acupuncture and moxibustion in China", *QJM: An International Journal of Medicine*, Volume 107, Issue 3, March 2014, Pages 173–178

Homberg A., Scheffer C., Brinkhaus B., Fröhlich U., Huber R., Joos S., Klose P., Kramer K., Ortiz M., Rostock M., Valentini J., Stock-Schröer B., "Naturopathy, complementary and integrative medicine in medical education - position paper by the GMA Committee Integrative Medicine and Perspective Pluralism". *GMS J Med Educ.* 2022 Apr 14;39(2)

Hours Bernard, « La santé publique entre soins de santé primaires et management ». *Cah. Sci. Hum. 28 (1) 1992 : 123-140*

Hoyez Anne-Cécile et Schmitz Olivier, « Les voies indiennes de l'homéopathie », *Transcontinentales* 5 | 2007

Hoyez, Anne-Cécile, « « L'ayurveda, c'est pour les Français ». Interroger recours aux soins, systèmes de santé et expérience migratoire », *Revue européenne des migrations internationales*, vol. 28, no. 2, 2012, pp. 149-170.

Hoyez, Anne-Cécile, « Trajectoires de santé et trajectoires migratoires chez les migrants sud-asiatiques en France. La santé à l'épreuve de la précarité et du sentiment d'isolement », *Migrations Société*, vol. 161, no. 5, 2015, pp. 157-172.

Jeamet A., « Déposséder les soignants pour "reconstruire" l'hôpital public ? Une analyse d'économie politique », *Économie et institutions* [En ligne], 30-31 | 2022

Jablonski Lucas, *Intégrer : avec quelle intention ?* Actes du Congrès Faformec 2021

Johnson SB et al., "Complementary Medicine; Refusal of Conventional Cancer Therapy, and Survival Among Patients with Curable Cancers". *JAMA Oncol*, 2018

Jongen PJ., "Information and Communication Technology Medicine: Integrative Specialty for the Future of Medicine". *Interact J Med Res*. 2023 Jul 13;12: e42831. doi: 10.2196/42831.

Jossin A., Lucet A., « Réforme de soi et transformation du monde. Quelles résonnances entre la Lebensreform et l'altermondialisation ». *Recherches Germaniques, presses Universitaires de Strasbourg,* 2016

Kalinowski Marc, « Fonctionnalité calendaire dans les cosmogonies dans la Chine ancienne ». *Études Chinoises*, vol XXIII, 1996

Karsenty S., « Les paradoxes d'une quête légitime », *Revue Autrement,* n° 85, décembre 1986

Kessler C., Wischnewsky, M. Michalsen A., Eisenmann C., and Melzer J., "Ayurveda: Between Religion, Spirituality, and Medicine". *Evidence-Based Complementary and Alternative Medicine, Volume 2013*

Klein, A., « La santé comme norme de soin ». *Philosophia Scientiæ*, 12-2, 2008

Klein, A., « Contribution à l'histoire du "patient" contemporain », *Histoire, médecine et santé*, 1 | 2012, 115-128.

Kohn, Sonja, « Le métier de Heilpraktiker et le second marché de la médecine allemande », *Allemagne d'aujourd'hui*, vol. 229, no. 3, 2019, pp. 91-104.

« La santé intégrative : une approche globale pour faire de la France une nation innovante en santé à l'horizon 2030. Création du Think & Do Tank « L'Alliance pour une santé intégrative », *Hegel*, vol. 2, no. 2, 2022, p. 160-161.

Lafontaine Céline, « Mon corps, mon capital. La bioéconomie et les nouvelles frontières du corps humain ». *Etica & Politica / Ethics & Politics*, XXI, 2019, 2, pp. 77-88

Le Capitaine J., « L'inclusion n'est pas un plus d'intégration : l'exemple des jeunes sourds ». *Empan,* n° 89 (1), 2013, 125-131.

Leicher, Claude, « Le médecin libéral en 2010 », *Les Tribunes de la santé*, vol. 28, no. 3, 2010, p. 55-63.

Longo Giuseppe, « Complexité, science et démocratie. Entretien avec Giuseppe Longo par Paolo Bartolini ». MEGAchip, *Democrazia nella comunicazione,* le 10-5-16, et dans ROARS, Return on Academic Research, in italiano, 11-9-16.

Lu Di, "Homoeopathy flourishes in the far East: A forgotten history of homeopathy in late nineteenth-century China". *Notes Rec.*, 2019, 73329–351

Luhman N., « La confiance : un mécanisme de réduction de la complexité sociale ». *Economica/Études Sociologiques* XII, 2006

Mabillard et Caron, « Plus de transparence, plus de confiance ? Regard critique sur un principe clé de bonne gouvernance et ses attentes ». *Canadian Public Administration*, vol. 65, 2022

Maier, C., Aiken L., Busse R., "Nurses in advanced roles in primary care : Policy levers for implementation", *Documents de travail de l'OCDE sur la santé*, n° 98, Éditions OCDE, Paris, 2017

Magnant P., Chaboche, FX., « Usagers : notre corps est à nous », *Revue Autrement,* n° 85, décembre 1986

Magni-Berton Raùl, « Holisme durkheimien et holisme bourdieusien. Étude sur la polysémie d'un mot ». *L'Année sociologique* 2008/2 (Vol. 58), p. 299-318

Mas S., « Les soins de santé primaires : enjeu paradoxal pour la fonction traitante des médecins généralistes ». *Revue Exercer*, #207, novembre 2024

Mas S., *Soins de santé primaire et missions de santé publique en situation sanitaire exceptionnelle. Quand le Covid-19 révèle un impensé.* Mastère Prévention et Gestion Territoriale des Risques, Institut national du service public, 2022

Mas S., *Statut des émotions dans l'Antiquité grecque et chinoise : médecine, culture de soi, art de gouverner.* Master Histoire et Philosophie des Sciences, ENS Ulm/Université Paris VII Diderot, 2015

Margot E., *Interculturalité en médecine générale : Quand les différences culturelles s'immiscent Dans la relation de soins.* Mémoire DIU Santé, société, migration, 2021

Marsaudon A. (Irdes), Dourgnon P. (Irdes), Rochaix L. (Paris 1, Hospinnomics - APHP et PSE) et Galizzi M.M. (LSE), « Changer les comportements de santé : les perspectives de l'économie comportementale ». *Questions d'économie de la santé n° 287 - Mars 2024*

Matuchansky Claude, « Intelligence clinique et intelligence artificielle. Une question de nuance ». *Médecine/sciences* 2019 ; 35 : 797-803

Mendes de Barros I., « l'interculturalité à l'heure de l'hybridation communicationnelle ». *Hermès 56*, 2010

Micollier Evelyne, « Un savoir thérapeutique hybride et mobile. Éclairage sur la recherche en médecine chinoise en chine aujourd'hui ». *Revue d'anthropologie des connaissances 2011/1 (vol.5, n°1)*, p 47-70

Micollier Evelyne, « Le *qigong* chinois : enjeux économiques et transnationalisation des réseaux, pratiques et croyances », dans L. Bazin, A. Benveniste, V.A. Hernandez et M. Sélim (coord.) « Globalisation, Tome II : Consommations du religieux », *Journal des Anthropologues* n°98-99,2004, pp.107-146.

Mol, AM., « client ou patients ? », *Philosophie du soin*, Vrin, 2019, p 207-219

Monnais L., « Médecines alternatives, du continent nord-américain à l'Asie orientale : entre exclusion réitérée et pluralisme incorporé. » *Médecine/sciences, 2017 ; 33 : 183*-7

Morange Michel, « Un retour du vitalisme ? » *Histoire de la recherche contemporaine*, Tome II - N°2 | 2013, 150-155.

Mougeot Frédéric, Robelet Magali, Rambaud Claude *et al.*, « L'émergence du patient-acteur dans la sécurité des soins en France : une revue narrative de la littérature entre sciences sociales et santé publique », *Santé publique*, 2018/1 (Vol. 30), p. 73-81.

Moulin Anne Marie, *La « vérité » en médecine selon son histoire*. Prix Charles et Monique Morazé, FMSH 2016

Moyal, A., « Rationalisation des pratiques professionnelles en maisons de santé pluriprofessionnelles : Le paradoxe d'un exercice libéral sous contraintes ». *Revue française de science politique*, 69, 2019, 821-843.

Musso, S., « À propos des façonnements sociaux du renoncement aux soins : Commentaire ». *Sciences sociales et santé*, 31, 2013, 97-102.

Muyard J.P., « Fonder une structure d'évaluation. Autres médecines, autres mœurs, l'explosion des techniques de santé ». *Revue Autrement,* n°85, décembre 1986

Nicolescu, B., « De l'interdisciplinarité à la transdisciplinarité : fondation méthodologique du dialogue entre les sciences humaines et les sciences exactes ». *Nouvelles perspectives en sciences sociales*, 7(1), 2011, 89–103

Ninot, G., Agier, S., Bacon, S., Berr, C., Boulze, I., Bourrel, G. & Trouillet, R., « La Plateforme CEPS : une structure universitaire de réflexion sur l'évaluation des interventions non médicamenteuses (INM) ». *Hegel*, 1, 2017, 53-56.

Obringer F., « L'affaire du cerveau. Quelques remarques sur le rôle de l'encéphale dans la médecine chinoise ». *Études Chinoises*, vol XXV, 2006

Orobon F., « Promotion de la santé et empowerment : quelques ambiguïtés ». *Carnetdesanté.fr,* 2013

Palmer D.A., *La « fièvre du Qi Gong » : guérison, religion et politique en Chine contemporaine*. École Pratique des Hautes Études, 2002

Parent Fanny, « Seuls les médecins se piquent d'acupuncture ? » *Terrains&Travaux* 2014/2 (N° 25), p 21-38

Parent, Fanny, « Le lent processus d'intégration de la médecine chinoise en France. Les apports d'une sociologie des groupes professionnels aux policy transfer studies », *Gouvernement et action publique,* vol. 8, no. 3, 2019, pp. 59-82.

Parent Fanny, *Gouverner le bien-être : travail des normes et mobilisations autour des pratiques professionnelles de la médecine chinoise en France. Thèse de sciences politiques.* Université Toulouse 1, 2017

Parizeau M.H., « La santé numérique et ses enjeux éthiques : du paternalisme aux normes sociales de santé », *Éthique publique* [En ligne], vol. 25, n° 1 | 2023

Petitjean, F., Guyon, A., Belhomme, C., Célestin-Lhopiteau, I., Cournarie, F., Ninot, G & Mondain, V., « Médecine et Santé Intégratives : arguments physiopathologiques, contexte et perspectives sociales, sociétales et environnementales ». *Hegel*, 2, 2023, 101-105.

Pitseys John, « le concept de gouvernance ». *Revue Interdisciplinaire d'études juridiques*, 2010, p 207-228.

Pinet Patrice, « L'homéopathie ou le mythe de l'expérience pure ». In : *Revue d'histoire de la pharmacie*, 86e année, n°317, 1998. p. 67-80.

Poulain Édouard, « Le capital humain, d'une conception substantielle à un modèle représentationnel ». *Revue économique*, volume 52, n°1, 2001. pp. 91-116.

Poreau Brice, « Intelligence artificielle et médecine : l'apport de la philosophie et de l'éthique de la technique de Gilbert Simondon », *Médecine et Philosophie* (N° 4), 2, 2020, pp.48-51.

Prigogine Ilya, « La lecture du complexe », *Le Genre humain,* 1983/1 (N° 7-8), p. 221-233.

Rabier Christelle, « Une révolution médicale ? Dynamiques des professions de santé entre révolution et empire », *Annales historiques de la Révolution française* [En ligne], 359 | janvier-mars 2010

Ray M., Bourgueil Y, Sicotte C., « Les maisons de santé pluri-professionnelles : un modèle organisationnel au carrefour de multiples logiques. » *Revue française des affaires sociales*, 2020, 57-77.

Renaudie, O., « Collectivités territoriales et compétences en santé publique : sortir de l'ambiguïté ? » *Revue française d'administration publique*, 176, 2020, 901-912.

Rey R. : *Naissance et développement du vitalisme en France de la deuxième moitié du dix-huitième siècle à la fin du Premier Empire*. Thèse de Doctorat de Philosophie. Paris 1987

Robinet Isabelle, « G. W. Leibniz. Discours sur la théologie naturelle des Chinois, plus quelques écrits sur la question religieuse de la Chine ». *Revue de l'histoire des religions,* tome 209, n°2, 1992, p 192-194

Rose, N., "The Value of Life: Somatic Ethics & the Spirit of Biocapital". *Daedalus*, *137*(1), 2008,36–48.

Rossi, Ilario, « Pluralisme thérapeutique et société », *Cancer(s) et psy(s)*, vol. 2, no. 1, 2016, pp. 52-62.

Rouvroy, A. & Berns, T., « Gouvernementalité algorithmique et perspectives d'émancipation : Le disparate comme condition d'individuation par la relation ? » *Réseaux*, 177, 2013, 163-196.

Russell Bertrand, « La théorie des types logiques ». *Revue de Métaphysique et de Morale* T. 18, No. 3 (Mai 1910), p. 263-301

Sadin Éric, « Le stade prescriptif de la vérité : Hippocrate mis sous le joug du privé », *Médecine et Philosophie* (N° 4), 2, 2020, pp.41-44

Sébastia Brigitte, « Le passage des frontières de médecines pas très douces : prévenir l'innocuité ou préserver l'authenticité ? Le problème des formulations iatro-chimiques dans la médication siddha », *Revue d'anthropologie des connaissances* 2011/1 (Vol. 5, n° 1), p. 71-98.

Simon H.A., "A Behavioral Model of Rational Choice". *The Quarterly Journal of Economics* Vol. 69, No. 1 (Feb. 1955), pp. 99-118 (20 pages) - Oxford University Press

Starfield B., Horder J., "Interpersonal continuity: old and new perspectives". *Br J Gen Pract.* 2007 Jul;57(540):527-9

Sullivan M.D., "Placebo controls and epistemic controls in orthodox medicine". *J Med Philos.* 1993 ; 213-31

Tabuteau, D., « Du plan Seguin à la loi HPST : les évolutions de la politique de santé ». *Les Tribunes de la santé,* HS1, 2010, 37-51.

Tardan-Masquelier, Y., « La réinvention du yoga par l'Occident ». *Études*, 396, 2002, 39-50.

Taubman Laura, *Le patient éclairé.* Film produit par cancéropole Paca/EHESS, 2017

Terada M., « La sphygmologie chinoise et la mise au point d'une nouvelle conception vitaliste de l'économie animale par des vitalistes montpelliérains ». *Archives Internationales d'Histoire des Sciences, vol 56/2006*, p 154

Unschuld, Paul Ulrich, « La médecine traditionnelle chinoise en Allemagne », *Allemagne d'aujourd'hui*, vol. 229, no. 3, 2019, pp. 125-134.

Valat B., « Résistance et sécurité Sociale (1941-1944) ». *Revue historique* n°592, 1994, pp 315-316

Valentini, J., Klocke, C., Güthlin, C. et al., "Integration of complementary and integrative medicine competencies in general practice postgraduate education – development of a novel competency catalogue in Germany". *BMC Complement Med Ther* 21, 250 (2021).

Véran, O., « Des bacs à sable aux déserts médicaux : construction sociale d'un problème public ». *Les Tribunes de la santé*, 39, 2013, 77-85.

Vezinat N., « La promotion conjointe des maisons de santé pluriprofessionnelles : une « communauté d'intérêt » entre association professionnelle et autorités sanitaires. » *Revue française des Affaires sociales*,79-10, 2020.

Weber, J., « La médicalisation de l'existence : Quelques remarques sur ses racines anciennes. *Le Sociographe*, 72, 2020, 23-35.

Weber, J., « La clinique comme laboratoire : quelle épistémologie pour la médecine ? » *Rue Descartes*, 100, 2021, 8-22.

Wolfe Charles T., « Organisation ou organisme ? L'individuation organique selon le vitalisme montpelliérain ». *Dix-Huitième Siècle, Éd. La Découverte, 41, 2009, pp.99-119.*

Xu, Yuan et al., "A New Theory for Acupuncture : Promoting Robust Regulation". *Journal of Acupuncture and Meridian Studies, Volume 11, Issue 1, 39 – 43*

Zhang D, Unschuld PU, "China's barefoot doctor: past, present, and future", *Lancet* 2008 Nov 29;372(9653):1865-1867

Zysk Kenneth G., "Classical Ayurveda and its Modern Practice: Study and Fielwork of Ayurveda in India and America", in A. Samela, (dir.), Ayurveda at the crossroads of Care and Cure. *Proceedings of the Indo-European Seminar on Ayurveda held ar Arrábida, Portugal, in November 2001*, CHAM, Pune, Lisboa, 2002, p. 218- 228

Zegarra-Parodi Rafael, Jerry Draper-Rodi, Jason Haxton, Francesco Cerritelli, "The Native American heritage of the body-mind-spirit paradigm in osteopathic principles and practices". *International Journal of Osteopathic Medicine* 33–34 (2019) 31–37

Zammarchi Prune, *La guerre civile mondiale*. MA Contemporean European Philosophy 2017/2018. Kingston University, London

RAPPORTS

Académie nationale de Médecine : *Thérapies complémentaires – acupuncture, hypnose, ostéopathie, Tai Qi – leur place parmi les ressources de soin,* mars 2013

Agence des Médecines Complémentaires adaptées :

- A-MCA, 2022 : rapport d'expert qualité/sécurité des pratiques
- A-MCA, 2023 : rapport annuel. Les pratiques complémentaires en France. Constats, attentes et perspectives

Assemblée nationale : *Colloque sur les maladies chroniques*, 2024

Assurance maladie : *Améliorer la qualité du système de santé et maîtriser les dépenses : Propositions de l'Assurance Maladie pour 2025*. JUILLET 2024. Rapport au ministère chargé de la Sécurité sociale et au Parlement sur l'évolution des charges et des produits de l'Assurance Maladie au titre de 2025

Assistance Publique-Hôpitaux de Paris (APHP) : *Médecines Complémentaires à l'Assistance publique, Hôpitaux de Paris*- Rapport, mai 2012

Banque mondiale:

- World Bank Group: *Parcourir notre histoire.*
- *Millenium Development Goals*
- *World Development Report*. Oxford University
- *Development in Practice: Governance*. Report 13134.
- *Global Governance Commission*, 1992
- Global Burden Disease. World Development Report 1993: *Investing in Health.*
- *Projet pour le capital humain, un projet pour le monde*, 2020
- *Efficacité perçue et contrôle des gens sur leur propre vie*. Deepa Narayan : Autonomisation et réduction de la pauvreté. 2004
- Sanam Roder-Dewan, Francisca Ayodeji Akala, Jeremy Veillard : *Capital humain et santé,* 10 juin 2019

Jim Yong Kim, président du Groupe de la Banque mondiale. *Conférence sur la couverture santé universelle pour la nouvelle ère du développement : vers la mise en place de systèmes de santé résilients.* Tokyo (Japon), 16 décembre 2015

Cour des comptes, Rapport public annuel 2023 : *Soins de premier recours*, mars 2023

Collège Universitaire de Médecines Intégrative et Complémentaires (CUMIC) : *Réponses du CUMIC au questionnaire du ministère de la Santé et de la Prévention dans le cadre du comité d'appui pour l'encadrement des pratiques non conventionnelles en santé*, septembre 2023

Conseil national de l'Ordre des médecins : *Les pratiques de soins non conventionnelles et leurs dérives état des lieux et propositions d'actions*, 3 février 2023

Conseil de l'Europe, série des Traités européens, n° 164 : *Convention pour la protection des droits de l'homme et de la dignité de l'être humain à l'égard des applications de la biologie et de la médecine :* Convention sur les droits de l'homme et la biomédecine – Oviedo, 4.IV.1997

Conseil de l'Europe : *L'impact de l'intelligence artificielle sur les relations médecin-patient*, 2021

Cornillot P. : *Évaluer les « médecines différentes », un défi ?* La documentation française, 1986

Direction de la recherche, des études, de l'évaluation et des statistiques (DRESS) :

- *Renoncement aux soins : la faible densité médicale est un facteur aggravant pour les personnes pauvres.* Études et résultats, n°1200, Drees juillet 2021
- *État de la population en France*, rapport 2017
- Chantal Case, Dominique Baubeau : *Peut-on quantifier les besoins de santé.* DRESS, Solidarité et santé N°1, 2004
- Aude Lapinte : *La mesure du renoncement aux soins est très sensible à la formulation des questions." Suivi dans le temps et impact de la formulation des questions sur la mesure du renoncement aux soins*. DREES méthode, N.° 10, août 2023

Druais P.L. : *La place et le rôle de la médecine générale dans le système de santé* – rapport à la demande de Madame la ministre des Affaires sociales, de la Santé et des Droits des femmes, remis en mars 2015

Ewald François : *Assurance prévention, prédiction... dans l'univers du Big Data.* Rapport à l'Institut Montparnasse, 2012

France Assos Santé :

- *Dévoile son nouveau plan stratégique*, 12 janvier 2023
- *Réouverture des négociations conventionnelles : le système de santé est-il organisé pour les patients ou pour les médecins* ? 20 octobre 2023

Frontier Model Forum*: Ethics and governance of artificial intelligence for health. Guidance on large multi-modal models*

Haut conseil pour l'avenir de l'assurance maladie :

- Rapport du 11 juillet 2007
- *Contribution à la Stratégie de transformation de notre système de santé* - 28 juin 2018
- *Avis sur la régulation du système de santé* – avril 2021
- *Organisation des Soins de proximité : Garantir l'accès de tous à des soins de qualité*, 7 septembre 2022
- *Quatre scénarios polaires d'évolution de l'articulation entre Sécurité sociale et Assurance maladie complémentaire*, 14 janvier 2022
- *Financement et pilotage de l'investissement dans le secteur de la santé. Portrait du fonctionnement en France*, 15 novembre 2023
- *Une prospective des ressources humaines en santé pour assurer l'équité d'accès aux soins sur tous les territoires*, 29 mars 2024

Haut Conseil de la santé publique : *Contribution à la Stratégie nationale de santé 2018-2022*, 18 septembre 2017

Hubert E. : *Mission de concertation sur la médecine de proximité* – Rapport public remis à la Présidence de la République, 2010

Institute for Health Metrics and Evaluation, Human Development Network, The World Bank. *The Global Burden of Disease: Generating Evidence, Guiding Policy*. Seattle, WA : IHME, 2013.

Inspection générale des affaires sociales : *Situation économique et place dans l'offre de soins de demain*. 2013

Institut national de la santé et de la recherche médicale (INSERM) :

- *Psychothérapie : Trois approches évaluées*. Rapport. Paris : Les éditions INSERM, 2004, XII- 553
- *Évaluation de l'efficacité et de la sécurité de l'acupuncture* (2014)

INSEE : *Emploi et revenu des Indépendants*. Édition 2015

Institut de recherche et documentation en économie de la santé (IRDES) :

- Marsaudon A. (Irdes), Dourgnon P. (Irdes), Rochaix L. (Paris 1, Hospinnomics - APHP et PSE) et Galizzi M.M. (LSE) : *Changer les comportements de santé : les perspectives de l'économie comportementale*. Questions d'économie de la santé n° 287 - Mars 2024
- *Historique du ticket modérateur en France*. Juillet 2022
- Synthèses documentaires par Safon M.O, 2021 :
  Loi Hôpital, Patients, santé, territoires.
  Loi de modernisation de notre système de santé.
  La loi relative à l'organisation et la transformation du système de santé - ma Santé 2022.

Ministère de l'Europe et des Affaires étrangères : *La France, leader historique de la Couverture santé universelle,* octobre 2020

Ministère de la Santé :
- *Quelle réponse des pouvoirs publics à l'engouement pour les médecines non conventionnelles ?* Centre d'analyse stratégique, octobre 2012
- *Mission d'étude sur l'expérimentation par le NHS anglais de nouveaux modèles d'organisation et de financement intégrés.* Solidarité-santé.gouv.fr, juillet 2016
- *Stratégie nationale de santé 2018-2022*
- *Stratégie nationale de santé 2023-2033*
- *Garantir la disponibilité des médicaments et assurer à plus long terme une souveraineté.* Feuille de route 2024-2027

Niboyet (Docteur J.H. E) : *Rapport sur certaines techniques de soins ne faisant pas l'objet d'un enseignement organisé au niveau national. Acupuncture, homéopathie, médecine manuelle.* 1984

Organisation mondiale de la Santé :
- *Report of de international conference on Primary Health Care.* Alma-Ata, URSSR, 1978
- *Promotion de la santé* : Charte d'Ottawa. Organisation mondiale de la Santé. Bureau régional de l'Europe, 21 novembre 1986,
- *Sixième Conférence internationale de Promotion de la Santé*, Bangkok, 2005
- *Integrated Health Services: What and why?* 2008
- *Safety issues in the preparation of homeopathic medicines*, 2009
- *Benchmarks for training in traditional /complementary and alternative medicine: benchmarks for training in naturopathy,* 2010
- *Benchmarks for training in traditional /complementary and alternative medicine: benchmarks for training in osteopathy,* 2010
- *Integrated care models, an overview.* Working document, October 2016
- Consensus de Shanghai : *Les dirigeants mondiaux s'accordent sur la promotion de la santé pour atteindre les objectifs de développement durable. Bonne gouvernance et éducation sanitaire pour améliorer la santé.* Communiqué de presse du 21 novembre 2016
- *Conférence internationale sur les soins de santé primaires : d'Alma-Ata à la couverture sanitaire universelle et aux objectifs de développement durable,* Astana, Kazakhstan, 25 et 26 octobre 2018
- *Global report on traditional and complementary medicine,* 2019
- *Traditional Medicine Strategy* 2014-2023
- *Cadre opérationnel pour les soins de santé primaires,* 2020
- *Soins de santé primaires,* 1er avril 2021
- *Global strategy on digital Health 2020-2025.* Le Groupe tripartite et le PNUE valident la définition du principe « Une seule santé » formulée par l'OHHLEP, 1er décembre 2021

- *Rapport de situation final sur la réalisation des priorités en matière de renforcement des systèmes de santé dans la région européenne pour 2015-2020.* Genève 2021
- *Soins de santé primaires.* 15 novembre 2023
- *Couverture sanitaire universelle.* 5 octobre 2023
- *Traditional Medicine Global Summit 2023* Meeting Report: Gujarat Declaration
- *Ethics and governance of artificial intelligence for health. Guidance on large multi-modal models*: Rapport 2024

Organisation de coopération et de développement économique (OCDE) :
- *L'investissement dans le capital humain*, 1998.
- *Du bien-être des nations : le rôle du capital humain et social*, 2001
- Delamaire, M. et G. Lafortune : *« Les pratiques infirmières avancées : Une description et évaluation des expériences dans 12 pays développés »*, Documents de travail de l'OCDE sur la santé, n° 54, Éditions OCDE, Paris, 2010
- *Realizing* the *Potential* of *Primary Health Care*, 30 mai 2020
- *Renforcer la première ligne : Comment les soins primaires aident les systèmes de santé à s'adapter à la pandémie de COVID-19*, 10 février 2021

Jean Marc Sauvé, Vice-Président du Conseil d'État : *Transparence et efficacité de l'action publique*. Intervention lors de l'Assemblée générale de l'inspection générale de l'administration le 3 juillet 2017

Sénat :
- *Interventions non médicamenteuses (INM) : De la science à la règlementation.* Conférence de consensus scientifique ; Cadre scientifique et éthique standardisé d'évaluation des INM. 6 octobre 2023
- *Financiarisation de l'offre de soin : une OPA sur la santé ?* 25 septembre 2024

World Development Report 1993: *Global Burden Disease, Investing in Health.*

World Organization of National Colleges, Academies and Academic Associations of General Practitioners/Family Physicians : *La définition européenne de la médecine générale - médecine de famille*, 2002

Table des matières

Structures éditoriales du groupe L'Harmattan

L'Harmattan Italie
Via degli Artisti, 15
10124 Torino
harmattan.italia@gmail.com

L'Harmattan Hongrie
Kossuth l. u. 14-16.
1053 Budapest
harmattan@harmattan.hu

L'Harmattan Sénégal
10 VDN SICAP AMITIE 3
BP 45034 Dakar-Fann
direction@senharmattan.com

L'Harmattan Cameroun
Tsinga/Derrière polyclinique FECAFOOT
BP 11486 Yaoundé
Jacques.koukam@harmattan.fr

L'Harmattan Burkina Faso
Villa 281, secteur 23 623, rue 14.32
Ouagadougou
zagbie@outlook.fr

L'Harmattan Guinée
Almamya, rue KA 028 OKB Agency
BP 3470 Conakry
harmattanguinee@yahoo.fr

L'Harmattan RDC
185, avenue Nyangwe
Commune de Lingwala – Kinshasa
matangilamusadila@yahoo.fr

L'Harmattan Congo
219, avenue Nelson Mandela
BP 2874 Brazzaville
deunovmikhael@gmail.com

L'Harmattan Mali
Immeuble Mgr Jean Marie Cissé
Aci Hamadallaye
BP 145 Bamako
syllaka@yahoo.fr

L'Harmattan Togo
Djidjole – Maison Amela
face EPP BATOME
02 BP 20680 Lomé
didieramela11@gmail.com

L'Harmattan Côte d'Ivoire
Résidence Karl – Cité des Arts
Abidjan-Cocody
03 BP 1588 Abidjan
harmattan.ivoire@gmail.com

L'Harmattan Bénin
Rue 604, (Immeuble à l'entrée
de la rue UCAO- Cite de Saint-Jean)
Cotonou
stepcorpus@gmail.com

Nos librairies en France

Librairie internationale
16, rue des Écoles
75005 Paris
librairie.internationale@harmattan.fr
01 40 46 79 11
www.librairieharmattan.com

Librairie des savoirs
21, rue des Écoles
75005 Paris
librairie.sh@harmattan.fr
01 46 34 13 71
www.librairieharmattansh.com

www.ingramcontent.com/pod-product-compliance
Lightning Source LLC
LaVergne TN
LVHW011446061026
849535LV00004BA/970